C. Dahlmann, J. Patzelt
BASICS Augenheilkunde

# BASICS

Cordula Dahlmann, Johannes Patzelt

# BASICS Augenheilkunde

4. Auflage

ELSEVIER

ELSEVIER
Hackerbrücke 6, 80335 München, Deutschland

ISBN Print 978-3-437-42129-7
ISBN e-Book 978-3-437-18016-3


4. Auflage 2017

**Wichtiger Hinweis für den Benutzer**
Die Erkenntnisse in der Medizin unterliegen laufendem Wandel durch Forschung und klinische Erfahrungen. Herausgeber und Autoren dieses Werkes haben große Sorgfalt darauf verwendet, dass die in diesem Werk gemachten therapeutischen Angaben (insbesondere hinsichtlich Indikation, Dosierung und unerwünschter Wirkungen) dem derzeitigen Wissensstand entsprechen. Das entbindet den Nutzer dieses Werkes aber nicht von der Verpflichtung, anhand weiterer schriftlicher Informationsquellen zu überprüfen, ob die dort gemachten Angaben von denen in diesem Werk abweichen und seine Verordnung in eigener Verantwortung zu treffen.

**Für die Vollständigkeit und Auswahl der aufgeführten Medikamente übernimmt der Verlag keine Gewähr.**
Geschützte Warennamen (Warenzeichen) werden in der Regel besonders kenntlich gemacht (®). Aus dem Fehlen eines solchen Hinweises kann jedoch nicht automatisch geschlossen werden, dass es sich um einen freien Warennamen handelt.

**Bibliografische Information der Deutschen Nationalbibliothek**
Die Deutsche Nationalbibliothek verzeichnet diese Publikation in der Deutschen Nationalbibliografie; detaillierte bibliografische Daten sind im Internet über http://www.d-nb.de/ abrufbar.

17 18 19 20 21 5 4 3 2 1



Um den Textfluss nicht zu stören, wurde bei Patienten und Berufsbezeichnungen die grammatikalisch maskuline Form gewählt. Selbstverständlich sind in diesen Fällen immer Frauen und Männer gemeint.

Planung: Dr. Katja Weimann
Gestaltungskonzept: Waltraud Hofbauer, Andrea Mogwitz, Rainald Schwarz
Projektmanagement: Dr. Nikola Schmidt, Alexander Gattnarzik
Redaktion: Dr. Nikola Schmidt
Herstellung: Waltraud Hofbauer, München
Satz: abavo GmbH, Buchloe
Druck und Bindung: Printer Trento, Trient, Italien
Umschlaggestaltung: Waltraud Hofbauer; SpieszDesign, Neu-Ulm
Titelfotografie: © pirke, AdobeStock.com (Skalpell); © by-studio, Fotolia.com (Pillen); © tom, Fotolia.com (Stethoskop)

Aktuelle Informationen finden Sie im Internet unter **www.elsevier.de** und **www.elsevier.com**

# Vorwort

## Vorwort zur 4. Auflage

Er saß in einem dunklen Raum, durch den nur ein schmaler Lichtstrahl fiel. In seinen Fensterladen hatte er ein kleines Loch gebohrt von etwa 1 cm Durchmesser. Vor ihm standen zwei kleine Pyramiden aus Glas. Als er eine der Glaspyramiden hochhob, entdeckte er staunend das „farbige Bild der Sonne", an die gegenüberliegende Wand projiziert. Seiner Eingebung folgend drehte er nun die zweite Glaspyramide auf den Kopf und hielt sie in das farbige Licht: Die bunten Regenbogenfarben verschwanden und weißes Licht entstand.
Der junge Cambridge-Student Isaac Newton erkannte 1666 erstmalig, dass weißes Licht sich aus Wellenlängen des gesamten Spektrums zusammensetzt. Weitere 38 Jahre vergingen, bis er diese bahnbrechende Entdeckung für die Geschichte des Sehens und der Optik zu veröffentlichen wagte. Er fürchtete ausgeprägte Dispute über seine Beobachtung.
Die Neuauflage des BASICS soll ein hilfreicher Begleiter sein durch das komplexe System des Sehens. Es vermittelt die Grundlagen der Augenheilkunde, mögliche Pathologien und aktuelle therapeutische Optionen. Der Sorgfalt von Frau Dr. Nikola Schmidt und der Koordinierung im Verlag durch Frau Dr. Katja Weimann ist die reibungslose Aktualisierung zu verdanken.
Wie Newton die Poesie des Regenbogens durch seine wunderbare Einsicht ergänzte, so erweiterte auch Dr. Hans-Jürgen Neeße meinen Blickwinkel.
Durch seine 30-jährige Erfahrung in der Augenheilkunde erkannte ich dankbar, dass Genauigkeit und Gelassenheit zwei sich harmonisch ergänzende Werte sind. In dieser Tradition möchte ich die Praxis weiterführen und bedanke mich auch herzlich bei der „guten Seele" Frau Heins für ihre zuverlässige Unterstützung.

Die ein oder andere Einsicht wird Sie vielleicht auch beim Studium dieses Buches beschäftigen.

Berlin, im Sommer 2016
*Cordula Dahlmann*

## Vorwort zur 2. Auflage

Liebe Studentinnen und Studenten, vier Jahre sind seit dem Erscheinen der 1. Auflage verstrichen, die positive Aufnahme des Buches in der Leserschaft freut mich sehr.
Der Fokus in der neuen Auflage wurde noch mehr auf das klinisch Relevante gelegt. Auch in der 2. Auflage soll beim Leser das Interesse für die Augenheilkunde geweckt und die „Basics" des Fachs sollen auf verständliche und praxisnahe Art vermittelt werden.
An dieser Stelle möchte ich mich auch für die vielen wertvollen Hinweise aus der Leserschaft bedanken. Gedankt sei außerdem Frau Christina Nußbaum und Frau Uta Lux für die Betreuung vonseiten des Verlags und Frau Maria Ronniger für das Lektorat.
Ich wünsche allen Lesern interessante Stunden mit der Augenheilkunde.

München, im Sommer 2009
*Johannes Patzelt*

# Abkürzungsverzeichnis

| | |
|---|---|
| **A.** | Arteria |
| **Abb.** | Abbildung |
| **AION** | anteriore ischämische Optikusneuropathie |
| **AMD** | altersabhängige Makuladegeneration |
| **art.** | arteriell |
| **BKS** | Blutkörperchensenkungsreaktion |
| **BUT** | Break-Up-Time |
| **bzw.** | beziehungsweise |
| **ca.** | zirka |
| **CDR** | Cup-/Disc-Ratio |
| **chron.** | chronisch |
| **CNV** | chorioidale Neovaskularisation |
| **CRP** | C-reaktives Protein |
| **CT** | Computertomografie |
| **DD** | Differenzialdiagnose |
| **d.h.** | das heißt |
| **dpt** | Dioptrien |
| **ECCE** | extrakapsuläre Kataraktextraktion |
| **EKG** | Elektrokardiografie |
| **EOG** | Elektrookulografie |
| **ERG** | Elektroretinografie |
| **ggf.** | gegebenenfalls |
| **ICCE** | intrakapsuläre Kataraktextraktion |
| **i.d.R.** | in der Regel |
| **IE** | internationale Einheit |
| **Ig** | Immunglobulin |
| **i.m.** | intramuskulär |
| **IRMA** | intraretinale mikrovaskuläre Anomalie |
| **i.v.** | intravenös |
| **klin.** | klinisch |
| **LASIK** | Laser-in-situ-Keratomileusis |
| **Lig.** | Ligamentum |
| **M.** | Morbus, Musculus |
| **MAK** | mikrosomale Antikörper |
| **MdE** | Minderung der Erwerbsfähigkeit |
| **MRT** | Magnetresonanztomografie |
| **N.** | Nervus |
| **NaCl** | Natriumchlorid |
| **Na-EDTA** | Ethylendiamintetraessigsäure-Natriumsalz |
| **NVD** | Neovascularisation of the Disc |
| **NVE** | Neovascularisation Elsewhere |
| **o.Ä.** | oder Ähnliches |
| **OCT** | optische Kohärenztomografie |
| **PCR** | Polymerase-Kettenreaktion |
| **PDT** | photodynamische Therapie |
| **PHPV** | persistierender hyperplastischer primärer Glaskörper |
| **PRK** | photorefraktive Keratektomie |
| **PTK** | phototherapeutische Keratektomie |
| **R.** | Ramus |
| **RPE** | retinales Pigmentepithel |
| **s** | Sekunde |
| **S.** | Seite |
| **s.a.** | siehe auch |
| **SLE** | systemischer Lupus erythematodes |
| **s.o.** | siehe oben |
| **Staph.** | Staphylococcus |
| **s.u.** | siehe unten |
| **Syn.** | Synonym |
| **Tab.** | Tabelle |
| **TRAK** | TSH-Rezeptor-Antikörper |
| **u.a.** | unter anderem |
| **V.** | Vena |
| **v.a.** | vor allem |
| **V.a.** | Verdacht auf |
| **VECP** | visuell evozierte kortikale Potenziale |
| **VEGF** | Vascular Endothelial Growth Factor |
| **VEP** | visuell evozierte Potenziale |
| **z.B.** | zum Beispiel |
| **Z.n.** | Zustand nach |

# Inhaltsverzeichnis

## Allgemeiner Teil



## Spezieller Teil



## Fallbeispiele



## Anhang

# Allgemeiner Teil

BASICS

## Grundlagen



## Diagnostik



## Allgemeine Therapieprinzipien

## Lider (Palpebrae)

Das Augenlid dient v. a. dem Schutz des Augapfels vor Austrocknung und mechanischen Einwirkungen von außen. Anatomisch ist es gegliedert in eine **anteriore** und eine **posteriore Lamelle.** Beide Anteile werden durch die sog. **graue Linie** voneinander getrennt (→ Abb. 1.1).

Die anteriore Lamelle besteht aus der Lidhaut und der quergestreiften Muskulatur des Lidschließers **M. orbicularis oculi** (Innervation: N. facialis) und **M. levator palpebrae superioris** (Innervation: N. oculomotorius), welcher als Öffner des Lids fungiert (→ Abb. 1.1, → Abb. 1.2). Die posteriore Lamelle setzt sich zusammen aus einer knorpeligen Lidplatte, dem **Tarsus,** der fest mit der Bindehaut des Lids verwachsen ist, und dem sympathisch innervierten, glatten **M. tarsalis Müller,** der ebenfalls ein Lidöffner ist (→ Abb. 1.1).

In den Tarsus eingelagert sind die langen Drüsenschläuche der **Meibom-Drüsen** (→ Abb. 1.1). Die Ausführungsgänge dieser Talgdrüsen liegen an der Lidkante. Sie bilden die äußere Lipidschicht des Tränenfilms und setzen somit seine Verdunstung herab. Die Zilien (Wimpern) wachsen aus dem vorderen Teil der Lidkante. Zwischen den Wurzeln der Zilien liegen die **Moll-Drüsen** (modifizierte Schweißdrüsen) und die **Zeis-Drüsen** (Talgdrüsen). Die Lücke zwischen Orbitarand und Tarsus wird durch das **Orbitaseptum** geschlossen. Seine im Alter nachlassende Elastizität führt bisweilen zu einer Vorwölbung des orbitalen Fettgewebes, was im Unterlidbereich gemeinhin fälschlich als „Tränensäcke" bezeichnet wird.

Sensibel wird das Oberlid durch den **N. ophthalmicus** (1. Ast des N. trigeminus), das Unterlid durch die Rr. palpebrales des **N. maxillaris** (2. Ast des Trigeminus) innerviert.

Die arterielle Versorgung des Augenlids erfolgt sowohl über die **A. carotis interna** als auch über ein von der **A. carotis externa** gespeistes Geflecht. Der Lymphabfluss erfolgt in die **präaurikulären** (Oberlid) und **submandibulären** (Unterlid) **Lymphknoten.**

## Bindehaut (Konjunktiva)

Die Bindehaut bedeckt als durchsichtige Schleimhautschicht die Vorderseite des Augapfels bis zum Rand der Hornhaut **(Limbus corneae).** Hier ist sie mit dem Bulbus verwachsen, unter dem Ober- und Unterlid bildet sie sackartige Ausstülpungen (**Fornix conjunctivae** superior et inferior) (→ Abb. 1.1) und geht dann in die Bindehaut der Lidinnenseite über (Conjunctiva tarsi). Die Bindehaut besteht aus Bindegewebe und mehrschichtigem Zylinderepithel, in das zahlreiche **Becherzellen** eingelagert sind. Der abgesonderte Schleim (Muzinschicht) bewirkt eine Haftung des Tränenfilms auf der Hornhautoberfläche.

**Akzessorische Tränendrüsen** in den Fornices (Krause-Drüsen) produzieren zusätzlich zur Glandula lacrimalis Tränenflüssigkeit.

Die Bindehaut ermöglicht reibungsarme Bewegungen des Bulbus und sorgt für eine glatte Lidinnenseite zum Schutz der Hornhaut. Sie spielt außerdem eine wichtige Rolle bei der Abwehr von Mikroorganismen **(„Lymphknoten des Auges").**

Sensibel innerviert wird die Bindehaut über den **N. ophthalImicus.**

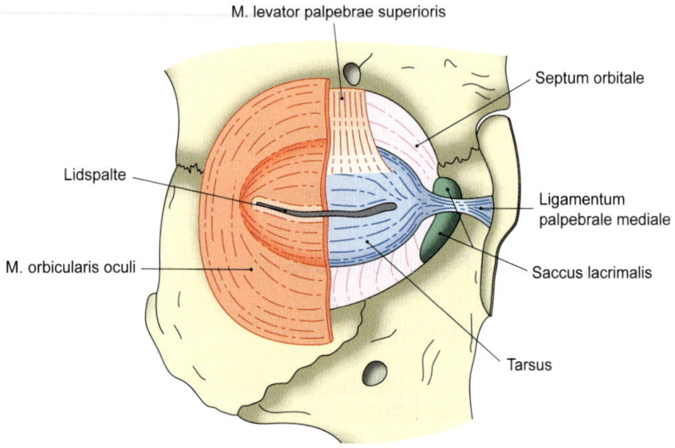


**Abb. 1.2** Lidstrukturen von vorne [L141]

## Hornhaut (Cornea) und Lederhaut (Sklera)

Hornhaut und Sklera bilden zusammen die äußere Schale des Augapfels und geben ihm seine sphärische Form. Die **Sklera** ist ca. 1 mm dick, besteht aus nahezu zellfreiem Bindegewebe und enthält nur wenige Gefäße und Nerven. Sie ist zwar ähnlich aufgebaut wie die Hornhaut, aber wegen der anderen Anordnung der Kollagenfasern und des höheren Wassergehalts undurchsichtig. Durch die

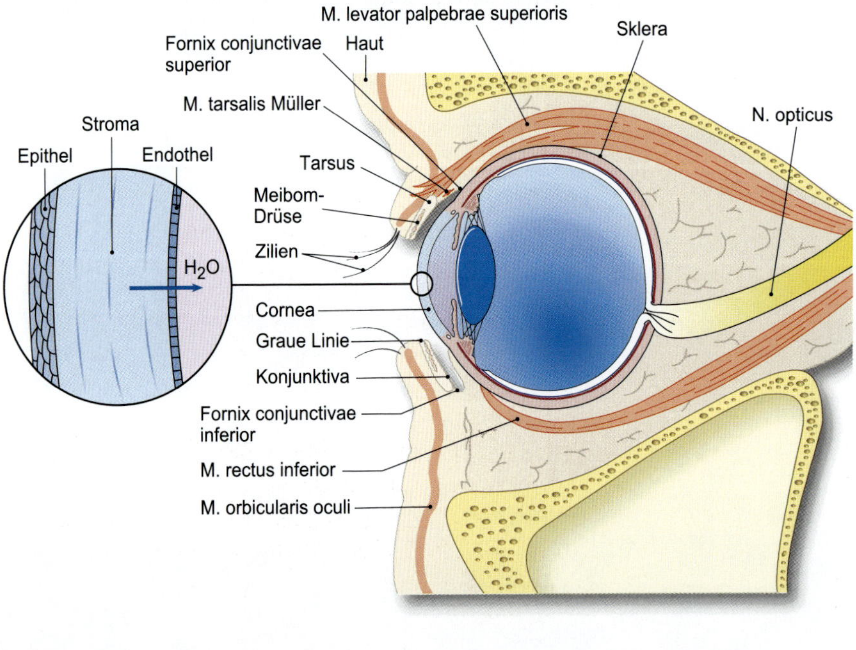


**Abb. 1.1** Sagittalschnitt durch Augapfel und Lider [L141]

Sklera treten von hinten der N. opticus, sensorische und motorische Nerven sowie Blutgefäße in den Bulbus ein. An der Durchtrittsstelle des N. opticus ist die Sklera siebartig perforiert, diese Stelle wird als **Lamina cribrosa** bezeichnet. Die stärker gewölbte Hornhaut ist in den kugelförmigen Bulbus eingelassen wie ein Uhrglas. Sie ist im Zentrum 550 µm, am Rand 700 µm dick. Am **Limbus corneae** geht die Sklera in die Hornhaut über.
Die Transparenz der Hornhaut kommt durch ihren besonderen Aufbau zustande. Sie lässt sich von außen nach innen in drei Schichten gliedern:
***Mehrschichtiges, nicht verhornendes Plattenepithel*** Die Basalzellen dieses Epithels sind fest in einer verdickten Basalmembran, der sog. **Bowman-Membran (= Lamina limitans anterior)**, verankert. Die Regeneration des Epithels nach Verletzung erfolgt innerhalb von Stunden bis Tagen von den **Basalzellen** her, bzw. bei deren Schädigung langsamer durch **Stammzellen,** die am Limbus lokalisiert sind. Die Schädigung dieser Stammzellen führt zu schweren Heilungsstörungen mit Funktionsbeeinträchtigung der Hornhaut.
***Hornhautstroma*** Es besteht aus regelmäßig geschichteten Kollagenfibrillen (= Hornhautlamellen). Diese regelmäßige Anordnung der Hornhautlamellen und ihr relativ dehydrierter Zustand gewährleisten die Transparenz der Hornhaut. Das Hornhautstroma enthält keine Blutgefäße.
***Einschichtiges Endothel*** Dieses sitzt zum Hornhautstroma hin auf einer widerstandsfähigen Basallamina aus elastischen Fasern, der sog. **Descemet-Membran (= Lamina limitans posterior).** Das Endothel ist nicht regenerationsfähig. Defekte können nur durch Vergrößerung der verbleibenden Endothelzellen geschlossen werden, was mit einer Funktionseinschränkung (Abnahme der Ionenpumpendichte, s. u.) einhergeht und unterhalb einer gewissen Endothelzelldichte zur Dekompensation der Hornhaut führt.
Durch ihre Krümmung und die Lichtbrechung an der Grenzschicht Luft – Hornhaut trägt die Hornhaut mit ca. 43 dpt den größten Anteil zur Gesamtbrechkraft des Auges (ca. 62 dpt) bei.
Die Ernährung der avaskulären Hornhaut erfolgt über Kammerwasser, Tränenflüssigkeit und über das Randschlingennetz der Bindehautgefäße. In diesem Zusammenhang kommt dem Hornhautendothel eine besondere Bedeutung zu: Es ist durchlässig für Stoffe zur Ernährung der Hornhaut und hält gleichzeitig durch den aktiven Transport von Ionen **(Ionenpumpe)** aus dem Stroma in das Kammerwasser die Hornhaut in einem dehydrierten und damit durchsichtigen Zustand.

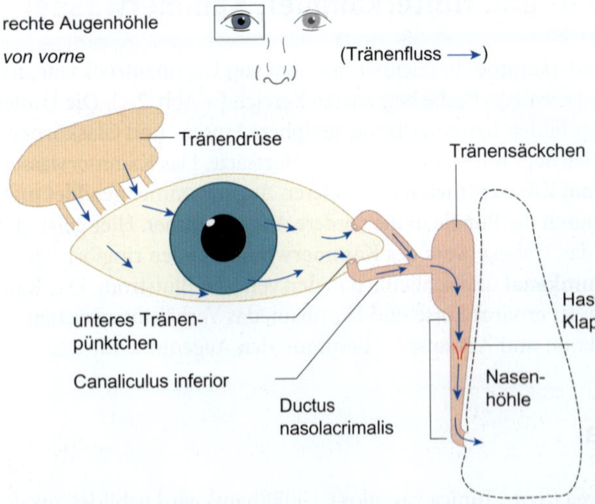


**Abb. 1.3** Anatomie des Tränenwegsystems [E431]

Die Hornhaut besitzt aufgrund ihrer großen Bedeutung für das Sehen eine äußerst sensible Innervation durch zahlreiche frei endigende Nervenfasern des **N. ophthalmicus.**

## Tränenorgane

Die Tränendrüse (Glandula lacrimalis) befindet sich unter dem supratemporalen knöchernen Orbitarand. Ihr palpebraler Anteil kann im hypertrophen Zustand bei ektropioniertem Oberlid in der oberen Umschlagfalte sichtbar sein. Die Tränendrüse produziert den Hauptteil der wässrigen Phase des Tränenfilms. Sie wird sekretorisch von **parasympathischen Fasern** (N. petrosus major aus dem N. facialis) innerviert.
Die Tränen fließen von der lateralen Augenoberfläche entlang des oberen und unteren Lidrands zum medialen Augenwinkel und werden dort vom unteren (zu 70 %) und oberen (zu 30 %) **Tränenpünktchen** aufgenommen. Der Aufbau des Tränenwegsystems ist → Abb. 1.3 zu entnehmen. Mit jedem Lidschlag werden die Tränen über das Tränenwegsystem abtransportiert, da sich der Tränensack mit jedem Lidschlag weitet und verengt und so eine **Sogwirkung** entsteht.
Der **Tränennasengang** mündet unterhalb der unteren Nasenmuschel in die Nasenhöhle.

### Zusammenfassung

- Lider: Lidschluss durch Kontraktion des M. orbicularis oculi (N. facialis), Lidöffnung durch M. levator palpebrae superioris (N. oculomotorius) und M. tarsalis Müller (Sympathikus).
- Bindehaut: bedeckt als Schleimhaut die Sklera auf der Vorderseite des Auges und ist wichtig für die Infektabwehr („Lymphknoten des Auges").
- Hornhaut: bewirkt Hauptbrechkraft des Auges; Dehydrations- und Ernährungsfunktion des Endothels.
- Tränen: dreischichtiger Aufbau des Tränenfilms, von außen nach innen: Lipidschicht, wässrige Phase, Muzinschicht.

## Vorder- und Hinterkammer, Kammerwasser

Als Vorderkammer bezeichnet man den von Hornhautrückseite, Iris und Linsenvorderfläche begrenzten Bereich (→ Abb. 2.1). Die Hinterkammer bilden Irishinterfläche, periphere Linsen- und Glaskörpervorderfläche, Zonulafasern und Ziliarfortsätze. Das Kammerwasser wird vom **Ziliarepithel** in der hinteren Augenkammer gebildet und fließt durch die Pupille in die vordere Augenkammer. Hier gelangt es durch das Trabekelwerk des **Kammerwinkels** in den ringförmigen **Schlemmkanal** und schließlich in den venösen Blutstrom. Das Kammerwasser ernährt Linse und Hornhaut, das Verhältnis zwischen Produktion und Abtransport bestimmt den Augeninnendruck.

## Uvea

Die Uvea (Syn.: Tunica vasculosa, Gefäßhaut) wird gebildet aus der Regenbogenhaut (Iris), dem Ziliarkörper (Corpus ciliare) und der Aderhaut (Chorioidea).

## Iris

Die Iris (Regenbogenhaut) besteht aus Bindegewebe, das Blutgefäße und vereinzelte Chromatophoren (Pigmentzellen) enthält. Auf der Hinterseite ist sie vom sog. **Pigmentblatt** bedeckt, welches die Iris undurchsichtig macht. Die Menge der Chromatophoren bestimmt die Augenfarbe: Braune Augen haben am meisten Pigment, blaue am wenigsten. In der Mitte besitzt die Iris ein Loch, die Pupille. Die Öffnung der Pupille kann durch den ringförmig um die Pupille herum verlaufenden **M. sphincter pupillae** (Innervation: Parasympathikus) verengt (Miosis) und durch seinen Gegenspieler, den radiär verlaufenden **M. dilatator pupillae** (Innervation: Sympathikus), erweitert (Mydriasis) werden.

## Ziliarkörper

Der Ziliarkörper (Corpus ciliare) enthält den Ziliarmuskel (Innervation: Parasympathikus), der sowohl meridional als auch ringförmig verlaufende Faserzüge enthält. Bei Kontraktion rückt der Ziliarmuskel nach innen, wodurch sich die Zonulafasern entspannen. Aufgrund ihrer Eigenelastizität wölbt sich die Linse dann stärker und es kommt zur **Akkommodation** (Scharfstellen des Auges auf naheliegende Objekte). Die Ziliarfortsätze aus zweischichtigem Ziliarepithel produzieren das Kammerwasser.

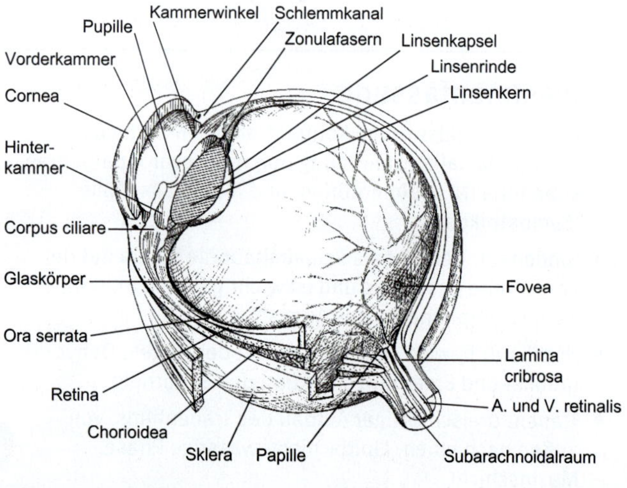


**Abb. 2.1** Transversalschnitt durch das Auge [S148]

## Aderhaut

Die Aderhaut (Chorioidea) befindet sich zwischen Netzhaut und Sklera. Sie besteht aus einem schwammartigen Gefäßgeflecht. Zur Sklera hin finden sich größere Gefäße, zur Netzhaut hin mittlere und kleine Gefäße. Dieser Blutreichtum verleiht dem Fundus seine rote Farbe. Die Aderhaut dient der **Ernährung der Photorezeptoren** der Netzhaut und hält die Temperatur des Auges konstant. Ihr dichtes Nervengeflecht enthält keine sensiblen Fasern.

## Linse

Die Linse (Lens) wird unterteilt in einen härteren **Kern (Nucleus)** und eine weichere **Rinde (Cortex)** aus Linsenproteinen und wird insgesamt von einer **Kapsel (Capsula)** umhüllt. Die Linse hat altersabhängig einen Durchmesser von 8–10 mm und eine Dicke von 2–5 mm. Sie ist bikonvex, wobei die Hinterseite stärker gekrümmt ist als die Vorderseite. Ein Aufhängeapparat, die Zonulafasern (Zonula Zinni), befestigt die Linse am Ziliarkörper. Für die Akkommodation muss die Linse elastisch sein, ihre Elastizität nimmt jedoch im Alter ab, was zur Alterssichtigkeit (Presbyopie) führt.

## Glaskörper

Der Glaskörper (Corpus vitreum) hat eine gelartige Konsistenz, er besteht zu 99 % aus Wasser, das an Hyaluronsäure gebunden ist und durch Kollagenfibrillen stabilisiert wird. Er grenzt vorne an die Linsenrückseite, vorn seitlich an den Ziliarkörper und zur Seite und nach hinten an die Netzhaut und wird von der **Membrana hyaloidea** umhüllt. An der Papille (Martegiani-Ring), an der Ora serrata und an peripheren Gefäßen haftet er vermehrt an der Netzhaut. Bei Degeneration des Glaskörpers kann er mit der Netzhaut verwachsen. Durch Zug an diesen Stellen kann ein Riss in der Netzhaut und in der Folge eine Netzhautablösung entstehen.

## Netzhaut

Die Netzhaut (Retina) wandelt das einfallende Licht in Nervenimpulse um. Sie lässt sich histologisch in gut abgrenzbare Schichten untergliedern: Außen sitzt das **retinale Pigmentepithel,** die inneren Schichten werden als **neurosensorische Netzhaut** bezeichnet. Das Licht fällt durch drei hintereinander geschaltete Reihen von Neuronen: **Ganglienzellen, Bipolarzellen** und schließlich die eigentlichen **Fotorezeptoren** (→ Abb. 2.2).
Bei den Fotorezeptoren lassen sich die für das Farbsehen verantwortlichen **Zapfen** und die für das Dämmerungssehen zuständigen **Stäbchen** unterscheiden. In der **Makula,** die ca. 3,5 mm lateral der Papille liegt und einen Durchmesser von ca. 5 mm hat, kommen die Zapfen in hoher Dichte vor. In der Mitte der Makula befindet sich eine kleine Grube mit 1,5 mm Durchmesser, die **Fovea,** in der sich keine Netzhautgefäße finden. Auf ihrem Grund wiederum sitzt die nur ca. 0,25 mm durchmessende **Foveola** (→ Abb. 2.1) – hier finden sich ausschließlich Zapfen. Außerdem sind die nachgeschalteten Neurone zur Seite verlagert, sodass das Licht durch keine dazwischenliegenden Zellen gestreut wird. Die höchste Stäbchendichte findet sich paramakulär.

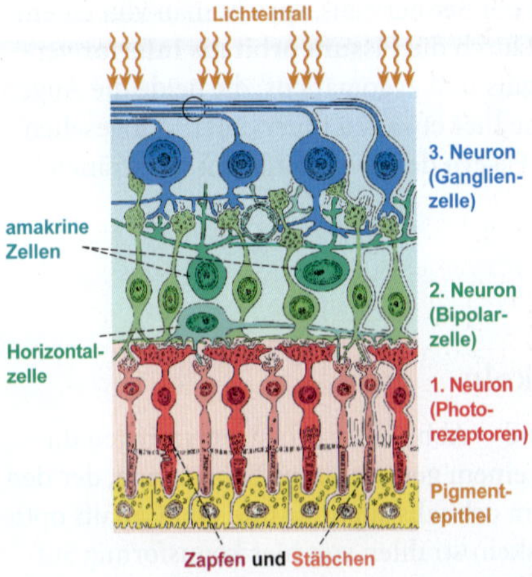


**Abb. 2.2** Aufbau der Netzhaut [L106]

Die elektrischen Impulse der Fotorezeptoren werden über die **Bipolarzellen an die Ganglienzellen** weitergegeben, deren Axone an der Netzhautoberfläche zur Sehnervenpapille ziehen. Für die Informationsverarbeitung in horizontaler Richtung sind Interneurone, die Horizontalzellen und amakrinen Zellen, verantwortlich (→ Abb. 2.2). Da in der Fovea jeder Zapfen mit nur einer bipolaren Zelle und einer Ganglienzelle verschaltet ist, resultiert hier eine maximale Sehschärfe. In der Netzhautperipherie hingegen konvergieren viele Rezeptoren auf eine Ganglienzelle. Jedes Auge besitzt ungefähr 110 Millionen Stäbchen und 6 Millionen Zapfen, die auf 1 Million Ganglienzellen konvergieren.

Die Netzhaut enthält keine Schmerzfasern. Sie ist funktionell und entwicklungsgeschichtlich ein vorgelagerter Gehirnteil.

Pigmentepithel und Fotorezeptoren werden durch das Kapillargeflecht der Aderhaut mit Blut versorgt, die inneren Schichten der Netzhaut über die **A. centralis retinae.** Diese entspringt aus der A. ophthalmica und tritt mit dem Sehnerv in das Auge ein. Ihre Äste verzweigen sich in der innersten Netzhautschicht und ergeben zusammen mit den retinalen Venen das in der Fundoskopie sichtbare typische Gefäßbild (→ Abb. 2.3). Die Endothelzellen der Blutgefäße sind durch Zonulae occludentes verschlossen, was es nur sehr kleinen Molekülen erlaubt, in die Netzhaut zu diffundieren. Dies wird als **innere Blut-Retina-Schranke** bezeichnet. Analog dazu bilden die mit Zonulae occludentes verbundenen Pigmentepithelzellen die **äußere Blut-Retina-Schranke.**

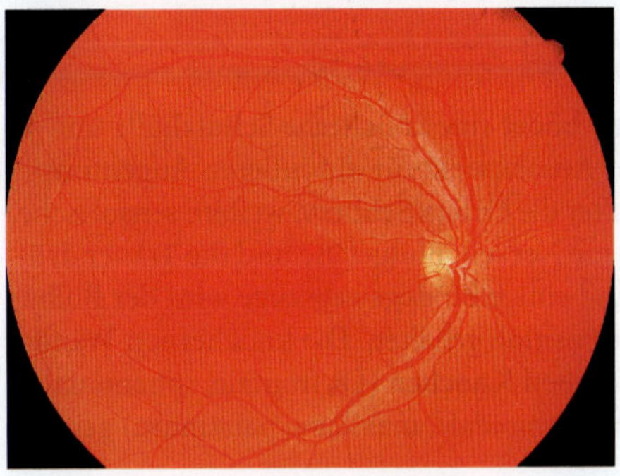

**Abb. 2.3** Fundusfoto, rechtes Auge [G039]

## Sehnerv

Auch der Sehnerv (N. opticus) ist ein vorgeschobener Hirnnerv und ist als solcher von den Hirnhäuten umgeben, die als Optikusscheide bezeichnet werden. Der Subarachnoidalraum enthält Liquor cerebrospinalis. Deshalb wird ein erhöhter Liquordruck auf die Sehnervenpapille (s. u.) übertragen, die dann als Stauungspapille imponiert. Der N. opticus wird aus den ca. 1 Million Axonen der retinalen Ganglienzellen gebildet, die den Bulbus durch die Lamina cribrosa der Sklera verlassen. Diese Stelle imponiert in der Fundoskopie als Sehnervenpapille (meist mit einer zentralen physiologischen Exkavation), die keine Fotorezeptoren besitzt und den physiologischen **blinden Fleck** ausmacht.

### Zusammenfassung

- Kammerwasser: Produktion durch Ziliarepithel in der Hinterkammer, Abfluss in der Vorderkammer durch das Trabekelwerk des Kammerwinkels.
- Iris: Blende des optischen Systems; Miosis → Parasympathikus, Mydriasis → Sympathikus.
- Ziliarkörper: Bildung des Kammerwassers; Akkommodation → Parasympathikus.
- Linse: Unterteilung in Kern, Rinde, Kapsel, wird von den Zonulafasern am Ziliarkörper befestigt.
- Netzhaut:
  - Untergliederung in Pigmentepithel und neurosensorische Netzhaut.
  - Zapfen sind für das Farbsehen zuständig, Stäbchen für das Dämmerungssehen.
  - Die Zapfen sind vor allem in der Makula lokalisiert, in der Foveola sind sie die alleinigen Rezeptoren.

## Augenhöhle

Die Augenhöhle (Orbita) bildet eine knöcherne Schutzhülle um den Augapfel. Sie ist der Ansatzpunkt für die äußeren Augenmuskeln. Außerdem beinhaltet die Orbita Sehnerv, weitere sensorische, motorische und autonome Nerven, Blutgefäße und die Tränendrüse. Durch Fettgewebe und einige Bindegewebszüge wird der Bulbus gepolstert und in seiner Position gehalten. Die knöchernen Wände der Orbita werden von **sieben Knochen** (Os frontale, sphenoidale, zygomaticum, lacrimale, ethmoidale, maxillare, palatinum) gebildet (→ Abb. 3.1).
Nach unten und medial (Lamina papyracea) sind die Knochen sehr dünn (< 0,5 mm). Wird der Bulbus durch Gewalteinwirkung von außen in die Orbita gepresst, kann es hier zu einer Fraktur und damit zur Entlastung des Bulbus kommen. Andererseits können sich Prozesse im Sinus maxillaris oder in den Sinus ethmoidales durch diese dünne Begrenzung leicht in die Orbita ausbreiten.
An der Spitze des Orbitaltrichters befinden sich drei Öffnungen (→ Abb. 3.2): Durch den **Canalis opticus** gelangen der **Sehnerv** und die **A. ophthalmica** in die Augenhöhle. Die V. ophthalmica leitet das Blut aus Orbita und Auge in den **Sinus cavernosus.** Dies hat klinische Bedeutung, da es bei Infektionen der Orbita so zu einer Sinus-cavernosus-Thrombose kommen kann. Lateral des Canalis opticus befindet sich die **Fissura orbitalis superior,** durch welche die V. ophthalmica und die Hirnnerven III (N. oculomotorius), IV (N. trochlearis) und VI (N. abducens) sowie die drei Äste des 1. Trigeminusastes (N. frontalis, N. lacrimalis, N. nasociliaris) ziehen.

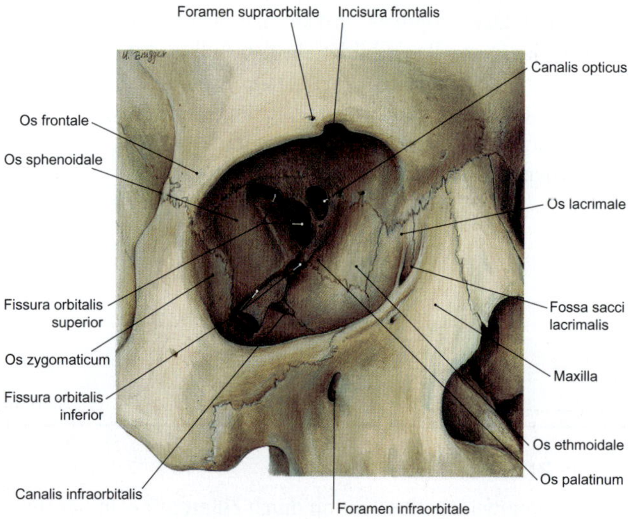


**Abb. 3.1** Anatomie der Orbita [S007–22]

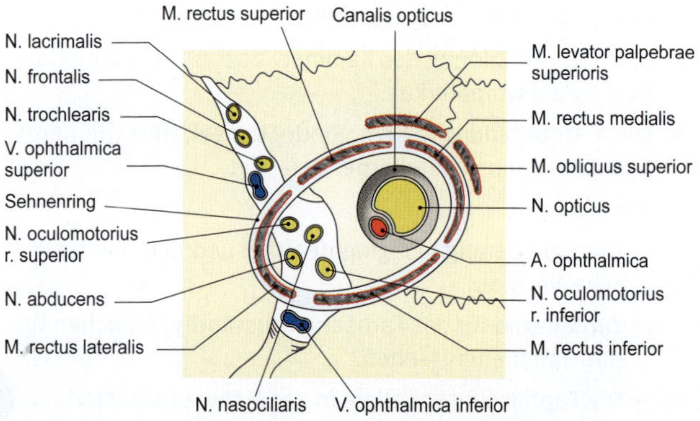


**Abb. 3.2** Fissura orbitalis superior und Canalis opticus rechts [L141]

Fallen diese Nerven und der Sehnerv aus, spricht man von einem Orbitaspitzensyndrom. Durch die **Fissura orbitalis inferior** verlaufen die Nn. infraorbitalis und zygomaticus, die beide die Augenhöhle nur passieren, ohne hier etwas zu innervieren – abgesehen von parasympathischen Fasern des N. zygomaticus zur Tränendrüse.

## Augenmuskeln

### Äußere Augenmuskeln

Wie in den → Abb. 3.2 und → Abb. 3.3 zu sehen, entspringen die vier Rektusmuskeln von einem gemeinsamen Sehnenring, der den unteren Anteil der Fissura orbitalis superior und den Canalis opticus umschließt. Die Muskeln strahlen von hier konusförmig auf den Bulbus aus. Innerhalb dieses Konus verlaufen die in → Abb. 3.3 eingezeichneten Nerven, insbesondere auch jene, die für die Sensibilität des Bulbus verantwortlich sind (s. u.). Für eine komplette Lokalanästhesie des Auges muss also das Anästhetikum in diesen intrakonalen Raum injiziert werden oder dorthin diffundieren.
Die Funktion der extraokulären Muskeln hängt auch von der Bulbusposition zum Zeitpunkt der Muskelkontraktion ab. Man unterscheidet zwischen Hauptfunktion eines Muskels, sprich der Bewegungsrichtung des Bulbus, die er am stärksten beeinflusst, und zwischen Nebenfunktion, also zusätzlichen Effekten auf die Augenposition. Im Einzelnen:

- **M. rectus lateralis** (N. abducens): Er bewegt das Auge nach lateral, sodass eine Lähmung eine Abweichung nach innen zur Folge hat.
- **M. rectus medialis** (N. oculomotorius): Er bewegt das Auge nach nasal.
- **M. rectus superior und M. rectus inferior** (N. oculomotorius): Diese beiden Muskeln haben neben ihrer Hauptfunktion, der Blickhebung und -senkung, noch Nebenfunktionen als Adduktoren und Rotatoren.
- **M. obliquus superior** (N. trochlearis): Er entspringt superomedial des Foramen opticum, wird durch die Trochlea im Winkel zwischen der superioren und medialen Orbitawand umgelenkt und inseriert oben am hinteren lateralen Quadranten des Bulbus. Der Muskel ist ein Einwärtsrotator des Auges und fungiert auch als Senker und Abduktor.
- **M. obliquus inferior** (N. oculomotorius): Er entspringt am Orbitaboden, seitlich des Canalis nasolacrimalis, und inseriert im hinteren unteren temporalen Quadraten des Bulbus. Er ist ein Auswärtsrotator des Auges und hat als Nebenfunktionen die Hebung und Abduktion.

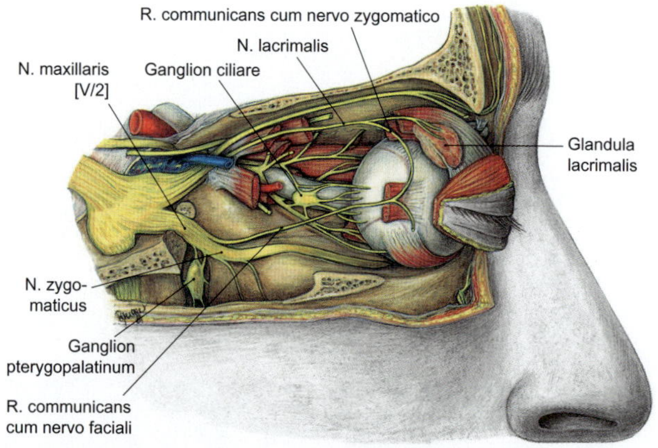


**Abb. 3.3** Nerven und Muskeln der Orbita [S007-3-23]

### M. levator palpebrae superioris

Die Sehnenfasern des Muskels setzen am Tarsus an und strahlen auch in die Lidhaut ein. Dadurch entsteht die Deckfalte des Oberlids. Der Muskel hebt das Oberlid. Er wird durch den **N. oculomotorius** innerviert.

## Nerven der Orbita

Neben den oben genannten motorischen Nerven und dem N. opticus enthält die Orbita auch noch solche zur sensiblen und parasympathischen Versorgung des Auges. Äste des **ersten Trigeminusastes (N. ophthalmicus)** versorgen die Orbita (Konjunktiven, Hornhaut, Iris, Corpus ciliare), aber auch die Haut von Stirn, Oberlid und Nase sensibel. Eine Herpes-Zoster-Infektion der Nasenspitze muss deshalb auch immer an eine intraokulare Beteiligung denken lassen. **Parasympathische Fasern** für M. sphincter pupillae und M. ciliaris verlaufen mit dem N. oculomotorius und werden im Ganglion ciliare umgeschaltet. Dieses liegt etwa 15 mm hinter dem Bulbus lateral des N. opticus.

Die parasympathischen Fasern für die Tränendrüse verlaufen zuerst mit dem N. facialis und dann mit dem N. maxillaris und N. zygomaticus.
Die sensorischen, parasympathischen und sympathischen Fasern erreichen den Bulbus als Nn. ciliares longi und breves, die die Sklera von hinten durchdringen.
Vom **Sympathikus** versorgt werden der M. dilatator pupillae, der M. tarsalis und der M. orbitalis, eine dünne Schicht glatter Muskulatur über der Fissura orbitalis inferior. Die postganglionären sympathischen Fasern kommen aus dem Ganglion cervicale superior, von dem aus sie mit der A. carotis interna in den Schädel, durch den Sinus cavernosus und schließlich zum Ganglion ciliare ziehen. Eine maximale Weitstellung der Pupille (Mydriasis) kann durch die topische Applikation eines Parasympatholytikums (z. B. Tropicamid) und eines Sympathomimetikums (z. B. Phenylephrin) erreicht werden.

### Zusammenfassung

- Die mediale und inferiore Wand der Orbita sind sehr dünn.
- Canalis opticus: Durch ihn ziehen Sehnerv und A. ophthalmica.
- Fissura orbitalis superior: Hier ziehen die V. ophthalmica und die Hirnnerven III–VI durch – vom V. Hirnnerv allerdings nur die drei Äste des N. ophthalmicus.
- Fissura orbitalis inferior: Durchtritt von N. infraorbitalis und N. zygomaticus.
- Der III. Hirnnerv versorgt die Mm. recti superior, inferior und medialis sowie M. obliquus inferior und M. levator palpebrae superioris. Der IV. Hirnnerv versorgt den M. obliquus superior. Der VI. Hirnnerv versorgt den M. rectus lateralis.
- Die Funktion der äußeren Augenmuskeln hängt auch von der Bulbusposition ab. Man unterscheidet zwischen Hauptfunktion und Nebenfunktionen.

## Die Entstehung des Bildes

Zapfen und Stäbchen, die in der Retina enthaltenen Fotorezeptoren, wandeln einfallendes Licht in elektrische Impulse um. Die drei verschiedenen Zapfentypen – **Rot-** (570 nm), **Grün-** (540 nm) und **Blauzapfen** (440 nm) – sind für das Farbensehen und das fotopische Helligkeitssehen zuständig. Die Stäbchen, die nur mit einem Sehpigment, dem Stäbchenpigment, ausgestattet sind, arbeiten nur beim Dämmerungssehen und sind bei Helligkeit nicht aktiv. Alle Fotorezeptoren enthalten **Rhodopsin** (Sehpurpur), ein zusammengesetztes Protein aus **Opsin** (Proteinanteil) und **11-cis-Retinal** (prosthetische Gruppe). Einfallendes Licht bewirkt eine reversible sterische Umlagerung von 11-cis-Retinal zu All-trans-Retinal. Dies führt zu einem elektrischen Impuls, der vom Axon der Fotorezeptorzelle weitergeleitet wird. Die Dunkeladaptation erfordert eine Regeneration des Sehpurpurs, wobei sich das Gleichgewicht zwischen 11-cis-Retinal und All-trans-Retinal weit auf die Seite des lichtempfindlichen 11-cis-Retinals verschiebt. Dieser Prozess dauert 30–50 min. 11-cis-Retinal ist der Aldehyd des Vitamins $A_1$. Durch diesen Zusammenhang lässt sich die durch Vitamin-A-Mangel bedingte Nachtblindheit erklären. Schon in der Netzhaut erfolgt eine erste Verarbeitung der Impulse durch amakrine Zellen, Bipolar- und Horizontalzellen, bevor die Ganglienzellen die Impulse an das Gehirn weiterleiten. Eine weitergehende Bildverarbeitung erfolgt im Corpus geniculatum laterale und im visuellen Kortex.

## Sehbahn

Die beiden **Sehnerven** vereinen sich oberhalb der Hypophyse im **Chiasma opticum.** Hier kreuzen die Fasern der medialen Netzhauthälften (temporale Gesichtsfeldhälften), während die Fasern der lateralen Netzhauthälften ungekreuzt verlaufen (→ Abb. 4.1). Eine Verletzung des Chiasma, z. B. durch einen Hypophysentumor, führt deshalb zu einer bitemporalen Hemianopsie. Im **Tractus opticus** ziehen Fasern der temporalen Netzhauthälfte des ipsilateralen Auges mit solchen der nasalen Netzhauthälfte des kontralateralen Auges. Die Verletzung des Tractus opticus auf einer Seite führt so zu einer homonymen Hemianopsie zur Gegenseite. Der Tractus opticus zieht beidseits vom Chiasma opticum zum **Corpus geniculatum laterale,** wo eine Umschaltung der Nervenfasern stattfindet. Von dort erstreckt sich schließlich das zentrale Neuron in der **Sehstrahlung (Radiatio optica)** zur primären Sehrinde im Bereich des Okzipitalpols. Die räumliche Gestalt der Reizeinwirkung auf der Netzhaut bleibt über die ganze Sehbahn hinweg bestehen **(Retinotopie).** Es kommt nicht zu einer zufälligen Vermischung von Nervenfasern. Die Projektion der Netzhautabbildung in höhere Hirnzentren ist jedoch nicht flächentreu. Die Makula ist kortikal aufgrund ihrer großen Ganglienzelldichte durch ein größeres Gebiet repräsentiert, als es ihrer geringen Ausdehnung auf der Netzhaut entspricht. Eine fokale Schädigung der Sehbahn hat eine fokale Beeinträchtigung des Gesichtsfelds, je nach Zahl der geschädigten Nervenfasern, zur Folge.

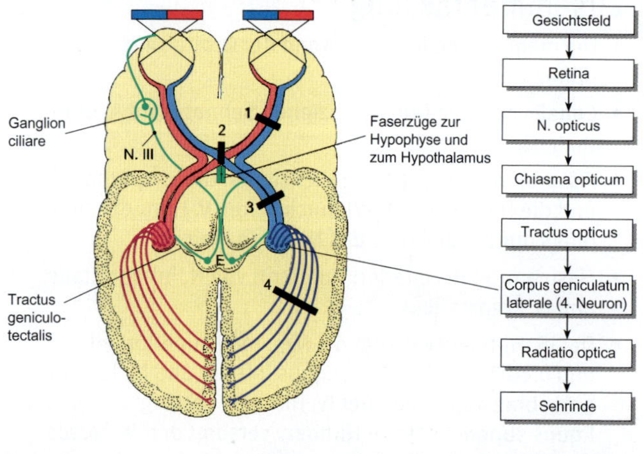


**Abb. 4.1** Schematische Darstellung der Sehbahn. E = Edinger-Westphal-Kern; N III = Parasympathischer Anteil des N. oculomotorius. Eingezeichnet sind vier mögliche Läsionen im Verlauf der Sehbahn: 1) Durchtrennung des Sehnervs mit einseitiger Amaurosis; 2) Chiasma-Läsion mit bitemporaler Hemianopsie („Scheuklappenblindheit"); 3) Schädigung des Tractus opticus mit homonymer Hemianopsie der Gegenseite; 4) Schädigung der Sehstrahlung mit homonymer Hemianopsie der Gegenseite [L106]

## Sehschärfe

Die Sehschärfe oder der Visus wird bestimmt durch den kleinsten Winkel, unter dem zwei Punkte noch getrennt wahrgenommen werden können. Der Visus hängt neben der optischen Güte des lichtbrechenden Apparats vom Abstand der Fotorezeptoren auf der Netzhaut ab. Zwei Objektpunkte können dann getrennt wahrgenommen werden, wenn sie zwei Zapfen erregen, denen ein nicht erregter Zapfen zwischengelagert ist. Der Abstand der Zapfen beträgt in der Fovea centralis ca. 2,5 µm, das Auflösungsvermögen der Netzhaut entspricht also der Trennung von Punkten mit einem retinalen Abstand von 5 µm. Nach dem Strahlensatz kann die Netzhaut dann zwei Punkte trennen, die unter einem Sehwinkel von einer Winkelminute (Bogenminute) erscheinen. Der Visus ist definiert als der Kehrwert des Sehwinkels, der gerade noch aufgelöst werden kann.

$$V = \frac{1}{\alpha\ (\textbf{Winkelminuten} = \textbf{Bogenminuten})}$$

Somit ergibt sich für den Normalvisus der Wert 1. Dies entspricht unter standardisierten Testbedingungen dem Normalvisus einer Durchschnittspopulation. Es gibt jedoch auch Menschen, die einen Visus von 1,25 oder 1,6 erreichen.

Da auf der Netzhaut mit zunehmendem Abstand von der Fovea centralis auch der Abstand der Zapfen voneinander zunimmt und die Signale mehrerer Zapfen auf eine Ganglienzelle verschaltet werden (Zunahme der Größe der rezeptiven Felder, → Kap. 2), nimmt die Sehschärfe hier ab. 10° außerhalb der Fovea beträgt die Sehschärfe nur noch 0,1–0,2. Gleiches gilt für das skotopische Sehen, da die Stäbchen größere Abstände zueinander haben und die rezeptiven Felder größer sind.

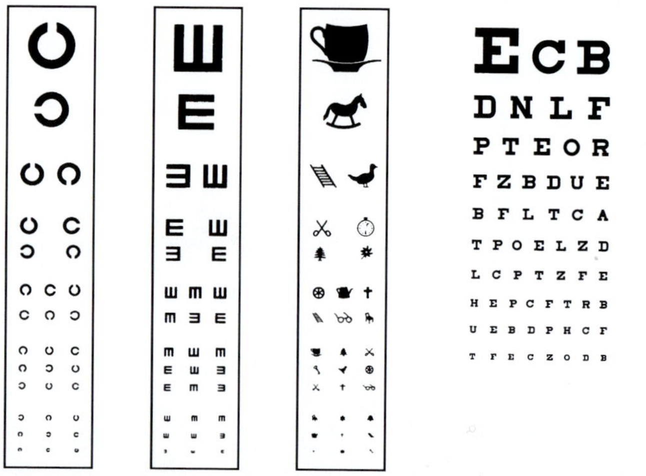


**Abb. 4.2** Beispiele für Sehprobentafeln: Landolt-Ringe, Snellen-Haken, Kinderbilder, Buchstaben. Verkleinerte Abbildung [V554]

Die verschiedenen Testobjekte zur Visusbestimmung (Snellen-Haken, Landolt-Ringe, → Abb. 4.2) sind so gezeichnet, dass sie bei Betrachten aus einer definierten Entfernung (meist 5 m) unter einer Winkelminute (Bogenminute) bzw. einem Vielfachen davon erscheinen. Neben jeder Sehprobenzeile steht die Entfernung, aus der ein Normalsichtiger sie gerade noch lesen könnte. Der Visus eines Probanden wird als Bruch angegeben. Hierbei steht im Zähler seine tatsächliche Entfernung von der Tafel und im Nenner die Sollentfernung. Erkennt der Proband z. B. aus 5 m Entfernung gerade noch die Zeile, die aus 50 m Entfernung zu lesen sein sollte, beträgt sein Visus 5/50 = 0,1.

## Räumliches Sehen

Die dreidimensionale Wahrnehmung wird durch die räumliche Trennung beider Augen möglich. Dadurch sieht jedes Auge den betrachteten Gegenstand aus einem leicht unterschiedlichen Blickwinkel. Die **Fusion** der entstehenden Bilder im visuellen Kortex erzeugt die räumliche Tiefenwahrnehmung. Dies ist nur innerhalb eines bestimmten Abstands von beiden Augen möglich, dem **Panum-Fusionsgebiet.** Fixiert man einen Gegenstand, so wird dieser in beiden Augen auf der Foveola abgebildet. Diese Abbildungspunkte haben in beiden Augen den gleichen Ortswert, man spricht von **korrespondierenden Netzhautarealen.** Alle Gegenstände, die auf korrespondierenden Netzhautarealen abgebildet werden, liegen auf dem **Horopter,** einer geometrischen Figur im Raum, die durch den Fixationspunkt und die optischen Knotenpunkte beider Augen läuft. Das Gehirn berechnet aus der **Querdisparation,** also der horizontalen Abweichung des Netzhautbildes eines Gegenstands in beiden Augen, die Tiefenwahrnehmung. Auch mit einem Auge allein können in eingeschränktem Maß Informationen über die Lage von Objekten zueinander gewonnen werden. Hierbei werden Informationen wie perspektivische Verkürzungen, Licht-Schatten-Effekte, Verdeckung entfernter Gegenstände durch näher gelegene Dinge, Relativ-Bewegungen der Gegenstände bei Kopfbewegungen des Betrachters u. Ä. verwendet. Trotzdem kann es lange dauern, bis der Verlust eines Auges kompensiert werden kann.

## Okulomotorik

Die Bewegung der Augen ist willkürlich steuerbar, sie unterliegt aber auch reflexgesteuerten Einflüssen. Als höhere Zentren sind das frontale Augenfeld, das für die willkürlichen Augenbewegungen

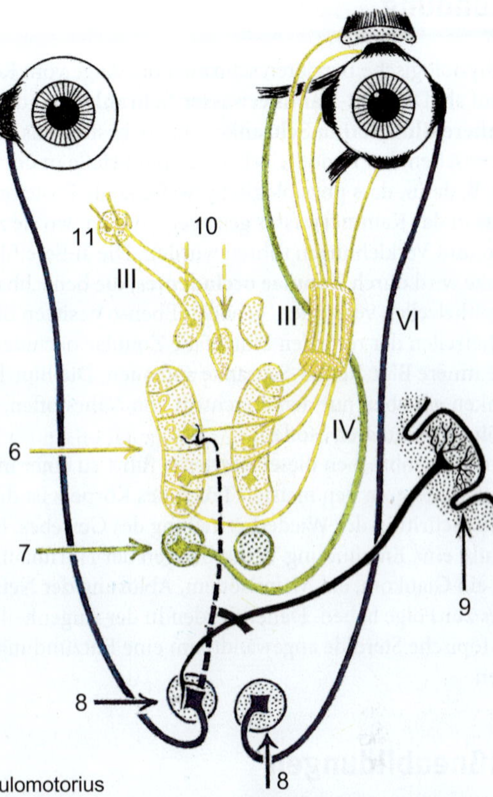


III N. oculomotorius
IV N. trochlearis
VI N. abducens
6 = 1–5 Nucleus nervi oculomotorii
7 Nucleus nervi trochlearis
8 Nucleus nervi abducentis
9 Gyrus precentralis
10 Nuclei accessorii nervi oculomotorii
11 Ganglion ciliare

**Abb. 4.3** Steuerung der Augenmuskeln [S147]

zuständig ist, und der parietale Kortex, der für Blickfolgebewegungen verantwortlich ist, zu nennen. Das Zentrum für die Steuerung der **vertikalen Augenbewegungen** sitzt in der **mesenzephalen Formatio reticularis** – jenes für die Steuerung der **horizontalen Augenbewegungen** in der **paramedianen pontinen Formatio reticularis.** Es existieren Verbindungen zwischen diesen Blickzentren und den Kerngebieten der Hirnnerven III, IV und VI (→ Abb. 4.3). Weiterhin werden die Augenbewegungen auch durch Einflüsse aus dem auditiven und dem vestibulären System sowie durch Steuerimpulse aus dem Kleinhirn beeinflusst.

### Zusammenfassung

- Es gibt drei verschiedene Zapfentypen.
- Die Nervenfasern der medialen Netzhauthälften kreuzen im Chiasma opticum.
- Die Sehschärfe nimmt außerhalb der Fovea centralis deutlich ab.
- Die Tiefenwahrnehmung wird vom Gehirn aus der Querdisparation berechnet.
- Unterschiedliche Teile des Gehirns nehmen Einfluss auf die willkürlich und unwillkürlich gesteuerten Augenbewegungen.

## Entzündung

Drei physiologische Barrieren schirmen das Auge vom Körperkreislauf ab: Die **Blut-Kammerwasser-Schranke** und die **äußere und innere Blut-Retina-Schranke.** Erstere besteht aus **Tight Junctions** zwischen den Endothelzellen der Blutgefäße in der Iris. Sie sorgt z. B. dafür, dass physiologischerweise keine Proteine des Blutplasmas in das Kammerwasser gelangen können, wo sie zu Trübungen und Verklebungen führen würden. Die äußere Blut-Retina-Schranke wird durch **Zonulae occludentes,** die benachbarte Pigmentepithelzellen verbinden, gebildet. Ebenso besitzen die Endothelzellen der retinalen Blutgefäße Zonulae occludentes, welche die innere Blut-Retina-Schranke aufbauen. Die Blut-Retina-Schranken erlauben nur den Durchtritt von Nährstoffen, nicht aber von höhermolekularen Stoffen.

Das Zusammenbrechen dieser Barrieren führt zu einer intraokulären Entzündung. In den meisten Teilen des Körpers ist die Entzündung ein Schritt in der Wiederherstellung des Gewebes. Im Auge aber kann eine Entzündung Vernarbungen der Hornhaut, eine Katarakt, ein Glaukom, ein Makulaödem, Ablösung der Netzhaut und anderes zur Folge haben. Daher werden in der Augenheilkunde häufig topische Steroide angewandt, um eine Entzündung zu unterdrücken.

## Gefäßneubildungen

Die Gefäßversorgung des Auges ist so gestaltet, dass sie nicht die optische Qualität des Auges stört. Hornhaut, Linse und Glaskörper sind frei von Blutgefäßen, die Gefäße der Netzhaut liegen so, dass sie die Bildentstehung auf der Netzhaut nicht beeinträchtigen.

Einige Erkrankungen (z. B. Entzündungen) können jedoch zu pathologischen Gefäßneubildungen am Auge führen. Die neuen Blutgefäße sind von ihrer Wandstruktur her minderwertig, sodass es zum Austritt von Blutbestandteilen ins Gewebe kommen kann. An der Hornhaut können sie so zu einer **Trübung** führen (→ Abb. 5.1). Durch das Einwachsen von Blutgefäßen in die Hornhaut ist auch die sonst hier vorhandene **Immuntoleranz** gegenüber fremdem Antigen beeinträchtigt, sodass z. B. nach einer Hornhaut-Transplantation das Abstoßungsrisiko erhöht ist. Am Übergang von Glaskörper zu Netzhaut können die neuen Gefäße bluten und sich kontrahieren, was eine **Netzhautablösung** verursachen kann. Neu gebildete Gefäße und der konsekutive Austritt von Blutbestandteilen im Bereich der Makula führen z. B. im Rahmen der altersabhängigen Makuladegeneration zu starken Sehminderungen.

## Infektion

Infektionen wirken sich am Auge durch die nachfolgende Entzündungsreaktion wie oben beschrieben besonders nachteilig aus. Während bei anderen Organen Vernarbungen nicht unbedingt negative Folgen haben, droht beim Auge der Funktionsverlust.

## Erkrankungen der Netzhaut

Das Pigmentepithel der Netzhaut ernährt die Fotorezeptoren und phagozytiert die von ihnen abgestoßenen Teile, erhält also ein physiologisches Milieu aufrecht. Bei Erkrankungen von Ader- und Netzhaut teilen sich die Zellen des Pigmentepithels und wandern. In der Fundoskopie sind Hypo- und Hyperpigmentierungen als Zeichen dieses Prozesses zu sehen.

## Systemische Krankheiten und Immunprozesse

Beim Auge hat man mit der Fundoskopie die einmalige Möglichkeit, Blutgefäße noninvasiv direkt zu betrachten. So können die Auswirkungen vieler systemischer Erkrankungen, die das Blutgefäßsystem mit betreffen (z. B. Diabetes und Bluthochdruck), am Auge erkannt werden.

Auch Autoimmunkrankheiten können sich am Auge bemerkbar machen. Der Hauptmanifestationsort der autoimmunologisch bedingten Entzündungsreaktion ist die **Uvea** (Aderhaut, Ziliarkörper und Iris). Im vorderen Augenabschnitt macht sich das als Iritis bemerkbar, im hinteren Augenabschnitt kommt es zu einer Entzündung der Aderhaut.

Maligne Lymphome, Bronchial-, Mamma- und Nierenkarzinome metastasieren relativ häufig in Orbita und Auge.

## Histopathologie

### Lider

#### Entzündungen

Ein Sekretstau der Meibom-Drüsen mit einer chronisch-granulomatösen Entzündung (→ Abb. 5.2) führt zu einer tumorartigen schmerzfreien Schwellung, dem sog. **Hagelkorn (Chalazion).** Als **Gerstenkorn (Hordeolum)** wird eine akute Infektion der Lidranddrüsen mit schmerzhafter entzündlicher Schwellung bezeichnet.

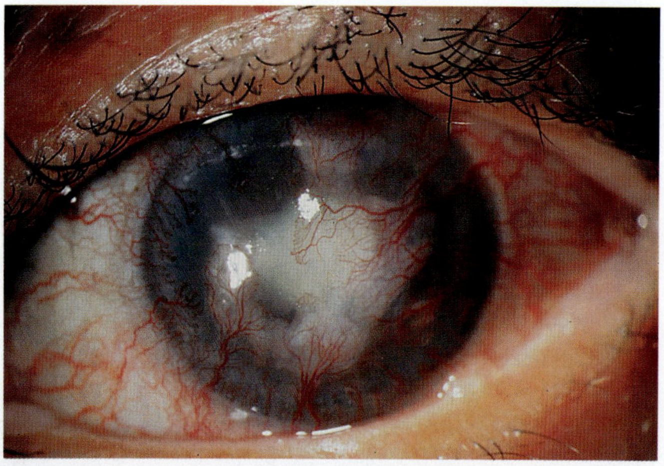

**Abb. 5.1** Vaskularisation der Hornhaut [E282]

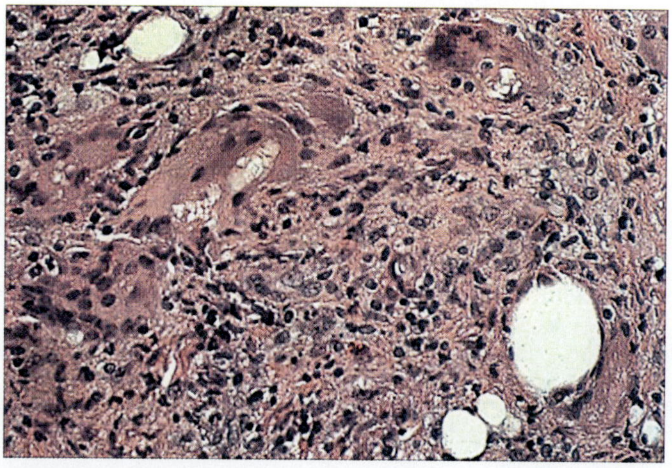

**Abb. 5.2** Histologischer Schnitt durch ein Chalazion (granulomatöse histiozytäre Entzündung) [E428]

Ein Sekretstau der Meibomdrüsen mit Meibomdrüsendysfunktion und ggf. **Blepharitis** ist eine häufige Ursache für das trockene Auge **(Sicca-Syndrom),** wobei eine vermehrte Verdunstung der wässrigen Schicht des Tränenfilms stattfindet durch einen gestörten Lipidfilm auf der Cornea.

### Tumoren

Alle Tumorarten der Haut sind auch im Lidbereich zu finden.

## Orbita

### Entzündungen

Bakterielle Entzündungen aus den Nasennebenhöhlen können in die Orbita durchbrechen und zum Bild einer **Orbitaphlegmone** führen. Histologisch findet man eine eitrige Entzündung. Eine Entzündung der Augenmuskeln wird **Myositis** genannt. Verschiedene Ursachen können zugrunde liegen, häufig kommt eine Myositis bei einer **endokrinen Orbitopathie** beim Morbus Basedow vor. Histologisch findet man umschriebene lymphozytäre Infiltrationen, meist der geraden Augenmuskeln. Die Tränendrüse kann akut oder chronisch im Rahmen einer **Dakryoadenitis** entzündet sein und häufiger als sog. „Paragrafenform" des Oberlids imponieren. Die akute Form wird durch Bakterien ausgelöst, die chronische Form tritt häufig bei einer Sarkoidose oder einem Sjögren-Syndrom auf. Histologisch handelt es sich um eine eitrige oder eine lymphoplasmazelluläre Entzündung.

### Tumoren

Tumoren der Orbita sind selten. Am häufigsten kommen unter ihnen Hämangiome, Lymphome, Neurofibrome, Gliome des N. opticus, Meningeome, Dermoidzysten und Metastasen vor.

## Bulbus

### Tumoren

Das **Melanom der Aderhaut** (→ Abb. 5.3) ist mit einer Inzidenz von 1–7 : 1 Mio. der häufigste Tumor des Augeninneren des Erwachsenen. Es geht von den neuroektodermalen Melanozyten in der Aderhaut aus. Es gibt verschiedene histologische Typen, welche die Dignität des Tumors bestimmen. Bis zu 50 % der Patienten versterben im Verlauf an Metastasen.

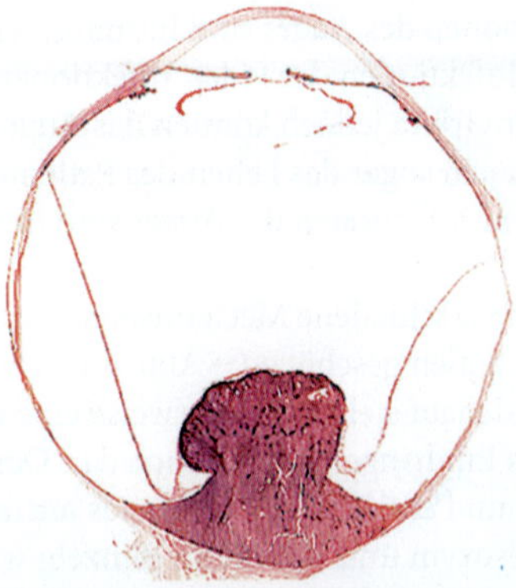

**Abb. 5.3** Schnitt durch einen Bulbus mit Aderhautmelanom [E361]

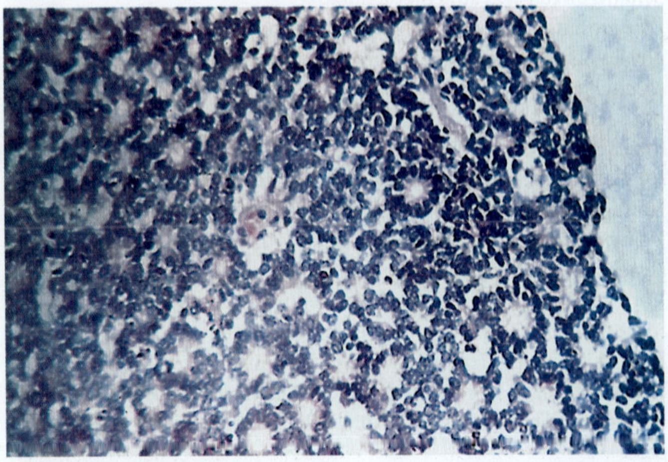

**Abb. 5.4** Histologisches Bild eines gut differenzierten Retinoblastoms mit vielen Wintersteiner-Rosetten [E282]

Das **Retinoblastom** ist mit einer Inzidenz von etwa 1 : 20 000 der häufigste Augentumor im Kindesalter und nach dem Aderhautmelanom der zweithäufigste primäre Augentumor. Beim Retinoblastom handelt es sich um einen malignen Netzhauttumor, der aus undifferenzierten Netzhautzellen hervorgeht. Gut differenzierte Retinoblastome sind histologisch an den sog. Wintersteiner-Rosetten (→ Abb. 5.4) zu erkennen und haben eine wesentlich bessere Prognose als schlecht differenzierte Tumore.

### Zusammenfassung

- Reparaturprozesse des Körpers im Rahmen von Entzündungen führen am Auge häufig zu Funktionseinbußen.
- Gefäßneubildungen an der Hornhaut führen zu Trübungen und zum Verlust der Immuntoleranz.
- Viele systemische Krankheiten zeigen Symptome am Auge, hier lassen sich Blutgefäße bei der Fundoskopie direkt betrachten.

# Mikrobiologie des Auges

Die meisten Infektionen des Auges sind harmlos, wie z. B. Konjunktivitiden und Infektionen der Lider. Infektionen der Hornhaut, des Bulbus und der Orbita jedoch können das Augenlicht und bei weiterem Fortschreiten sogar das Leben des Patienten gefährden. Komplikationen von Infektionen des Auges sind in → Tab. 6.1 aufgelistet.

Das Auge ist durch verschiedene Mechanismen vor schädlichen Einwirkungen von außen geschützt (→ Abb. 6.1). Das Epithel von Hornhaut und Bindehaut stellt normalerweise eine **mechanische Barriere** gegen das Eindringen von Keimen dar. Der Tränenfilm wäscht Keime weg und enthält darüber hinaus **antimikrobielle Substanzen** wie Lysozym und IgA. Beim Blinzeln wird mit jedem Lidschlag ein neuer Tränenfilm vor dem Auge hochgezogen. Außerdem wird das Auge durch den Blinzelreflex vor mechanischen Schädigungen von außen geschützt.

Während das Augeninnere steril ist, kommt eine Reihe von Keimen physiologischerweise auf Lidern und Bindehaut vor, z. B. *Staphylococcus epidermidis, Propionibacterium acnes,* eine Reihe von Pilzen oder selten *Staphylococcus aureus.* Auf den Konjunktiven gehören folgende Keime zur physiologischen Flora: *Corynebacterium xerosis,* Neisserien, Moraxellen, Staphylokokken und Streptokokken. Handelt es sich um einen pathogenen Keim, so spielen Anzahl und Virulenz der Keime eine Rolle dabei, ob die Mikroorganismen abgewehrt werden können oder ob es zu einer Infektion kommt. Bei Vorliegen prädisponierender Faktoren wie hämatogener Infektion, Immundefekt, Beschädigung der Epithelbarriere oder chronischer Beeinträchtigung der Augenoberfläche können auch physiologische Keime pathogen werden und eine schwere Infektion auslösen. *Neisseria gonorrhoeae* kann sogar intaktes Hornhautepithel durchdringen.

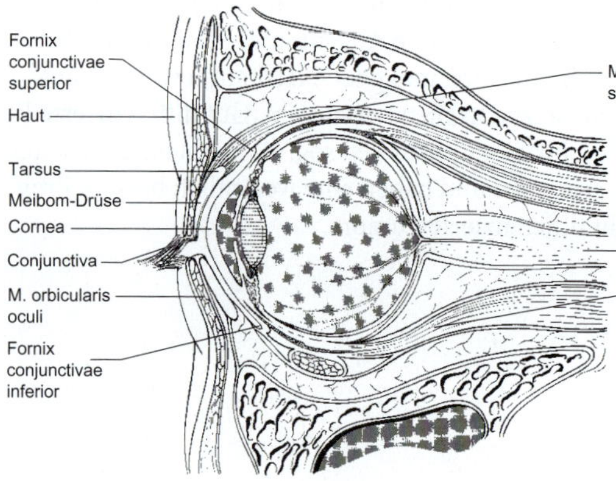


**Abb. 6.1** Schutzmechanismen des Auges [S148]

**Tab. 6.1** Komplikationen bei Entzündungen des Auges

| Betroffene Struktur | Komplikation |
|---|---|
| **Bindehaut** | Verlust von Becherzellen |
| | Schrumpfung |
| **Hornhaut** | Trübung |
| | Ulkus, bis hin zur Perforation |
| **Intraokulär** | Katarakt |
| | Glaukom |
| | Schäden an der Netzhaut |
| | Erblindung und Phthisis bulbi (Schrumpfung des Bulbus) |

## Methoden zur Gewinnung von mikrobiologischem Untersuchungsmaterial

→ Abb. 6.2

### Bindehautabstrich

Das Unterlid wird ektropioniert und der Fornix conjunctivae wird mit einem sterilen Wattestäbchen ausgewischt (→ Abb. 6.3). Dabei muss darauf geachtet werden, dass man nicht den Lidrand und die Wimpern berührt. Mit dem Wattestäbchen wird dann ein Kulturmedium beimpft.

### Kratzbiopsie der Bindehaut

Nach Lokalanästhesie mittels Augentropfen wird das Oberlid ektropioniert und man schabt mit einem sterilen Spatel auf der Bindehaut des Lids. Das gewonnene Material wird auf einem Objektträger verteilt und dann zur weiteren Beurteilung gefärbt.

### Kratzbiopsie der Hornhaut

Sie wird bei Hornhautulzera angewandt. Es wird eine Lokalanästhesie mit Augentropfen durchgeführt. Wenn nötig, hält eine Lidklemme die Lider auseinander. Dann entnimmt man unter Spaltlampen-Kontrolle mit einem Hockey-Messer (speziell geformtes Skalpell) eine Probe aus dem Grund des Hornhautulkus.

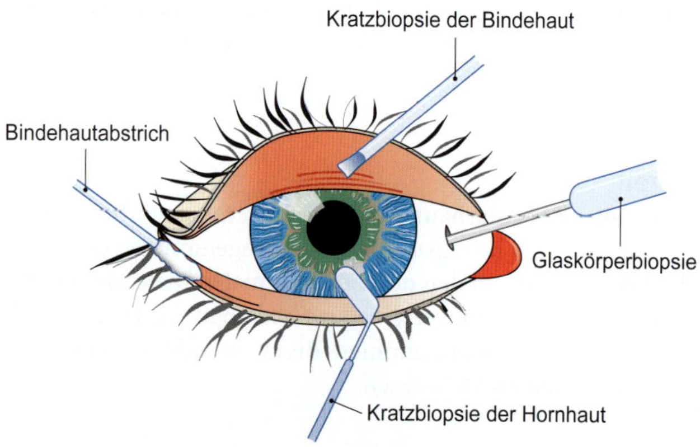


**Abb. 6.2** Synopsis der verschiedenen Methoden zur mikrobiologischen Probengewinnung [L141]

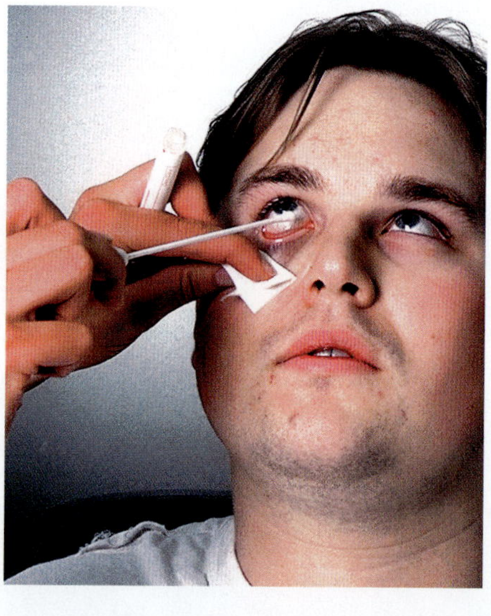

**Abb. 6.3** Technik des Bindehautabstrichs [K183]

## Glaskörperbiopsie

Die sicherste Methode zur Keimbestimmung bei einer Endophthalmitis ist die Entnahme einer Glaskörperprobe. Dieser Eingriff wird im Operationssaal, meist im Rahmen einer Vitrektomie (operative Glaskörperentfernung), durchgeführt.

## Serologie

Bei den meisten ophthalmologischen Entzündungen ist eine serologische Blutuntersuchung nicht hilfreich. Die Diagnose wird meist klinisch bzw. mithilfe von lokal gewonnenen Erregern gestellt. Bei systemischen Infektionen mit Manifestation am Auge, z. B. Lyme-Borreliose, Lues, virale Infektionen, kann die zugrunde liegende Erkrankung durch einen Anstieg des Antikörpertiters erkannt werden. Blutkulturen (Fieber!) sind u. U. dann indiziert, wenn eine hämatogene Infektion (z. B. Endophthalmitis) zu vermuten ist.

# Antimikrobielle Therapie

Hier gelten in der Augenheilkunde dieselben Grundsätze wie in anderen Disziplinen auch. Vor Beginn der antimikrobiellen Behandlung sollte Kulturmaterial gewonnen werden, um bei Vorliegen eines Antibiogramms die Therapie entsprechend korrigieren zu können. Eine Ausnahme bildet hier die unkomplizierte bakterielle und virale Konjunktivitis des Erwachsenen. Hier wird ein Breitbandantibiotikum kalkuliert verschrieben.
Nach Operationen am Auge und nach Verletzungen werden prophylaktisch Antibiotika gegeben, um die Komplikation einer schwer behandelbaren Endophthalmitis zu vermeiden.
Antibiotika und Virustatika sind als Augentropfen oder -salben verfügbar. Sie können auch subkonjunktival, peri- oder bei schweren Endophthalmitiden intraokulär injiziert werden. Systemisch werden sie bei reinen Infektionen des Auges selten angewandt, weil meist keine ausreichend hohen Konzentrationen erzielt werden (Ausnahme: bedingte Penetration bei Zusammenbruch der Blut-Retina-Schranke, z. B. im Rahmen von intraokulären Entzündungen).

### Zusammenfassung

- Schutzmechanismen vor Krankheitserregern:
  - Unspezifisch: Wimpern, Lider, Tränenfilm, Epithelbarriere
  - Spezifisch: antimikrobielle Wirkung der Tränen, Immunität
- Die Haut der Lider und die Konjunktiven sind von einer physiologischen Flora besiedelt. Bei Schwächung der Schutzmechanismen des Auges können diese Keime Krankheiten verursachen.
- Verschiedene Techniken erlauben die Gewinnung von mikrobiologischem Material am Auge.
- Infektionen des Augeninneren haben häufiger schwere Komplikationen und sind schwieriger zu behandeln als Infektionen der Augenoberfläche.

# → 7 Ophthalmologische Anamnese

Das breite Spektrum der ophthalmologischen Diagnosen verbirgt sich in der Praxis meist hinter einer kleinen Anzahl von Leitsymptomen. Häufige charakteristische Beschwerden sind eine **Sehverschlechterung** oder eine **Rötung** eines oder beider Augen. In → Abb. 7.1 bis → Abb. 7.5 ist aufgelistet, woran man bei den am häufigsten geäußerten Beschwerden denken muss. Nicht jede Diagnose muss zwangsläufig zu einer maximalen Therapie führen, z. B. haben viele ältere Menschen eine Katarakt, aber eine Operation wird nicht immer nötig sein. Bei der Entscheidung ist es wichtig, sich ein Bild davon zu machen, wie stark der Patient durch seine Erkrankung im alltäglichen Leben eingeschränkt ist. Fragen nach der Fähigkeit zu lesen, die Straße zu überqueren, einzukaufen etc. erleichtern die Beurteilung.

Bei Fällen mit einer allmählichen Verschlechterung des Sehens sollte die bestkorrigierte Sehschärfe bestimmt werden, um eine unkorrigierte Refraktionsanomalie auszuschließen. Die Refraktion des Auges kann mit speziellen Pathologien vergesellschaftet sein:

- Myopie mit einer frühzeitigen Glaskörperdegeneration und Glaskörpertrübungen bis hin zu Netzhautablösungen
- Hypermetropie mit einem akuten Winkelblockglaukom oder Pseudopapillenödem

Es sollte nach einer bestehenden Amblyopie (Sehschwäche) gefragt werden. Folgeschäden eines Traumas können Katarakt, Glaukom oder Netzhautablösung sein.

Einige seltene Erkrankungen haben ein einfaches Vererbungsmuster, andere wiederum haben eine unschärfer definierte familiäre Disposition, wie z. B. die präsenile Katarakt und das primäre Offenwinkelglaukom. Ihre Inzidenz ist bei nahen Verwandten höher als in der Durchschnittsbevölkerung. Eine **Familienanamnese** muss daher stets erhoben werden.

Die **Eigenanamnese** wird je nach Grund der Konsultation kurz oder ausführlich sein. Bei Patienten mit akuter Verschlechterung des Sehens ist eine Anamnese bezüglich Herz- und Gefäßkrankheiten notwendig. Fragen nach kardialen und pulmonalen Erkrankungen sind vor einer Glaukomtherapie wichtig: Topische Betablocker sollten bei Asthma gar nicht, bei Herzproblemen nur vorsichtig verschrieben werden.

Viele topisch angewandte Medikamente, insbesondere solche mit Konservierungsstoffen, können eine allergische Reaktion auslösen, woran man bei Patienten mit chronisch rotem Auge denken muss. Interaktionen zwischen systemisch verabreichten Medikamenten und topischen Augenpharmaka sind eher selten. Die **Medikamentenanamnese** lässt auf Krankheiten schließen, die der Patient vorher vielleicht zu erwähnen vergaß (z. B. Asthma). Rauchen und Alkoholkonsum sind mit vielen Krankheitsbildern vergesellschaftet, auch im ophthalmologischen Fachbereich. Die Kenntnis des sozialen Umfelds des Patienten ist wichtig für die Beurteilung der Versorgung von sehbehinderten Patienten und die postoperative Betreuung.

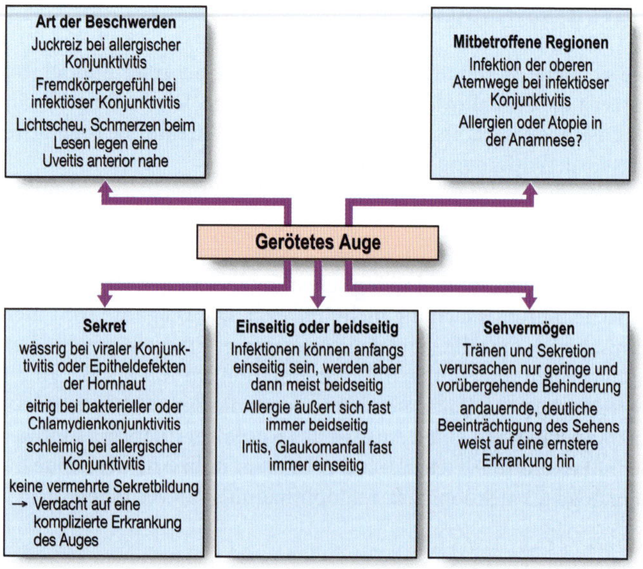


**Abb. 7.1** Gerötetes Auge [M651]

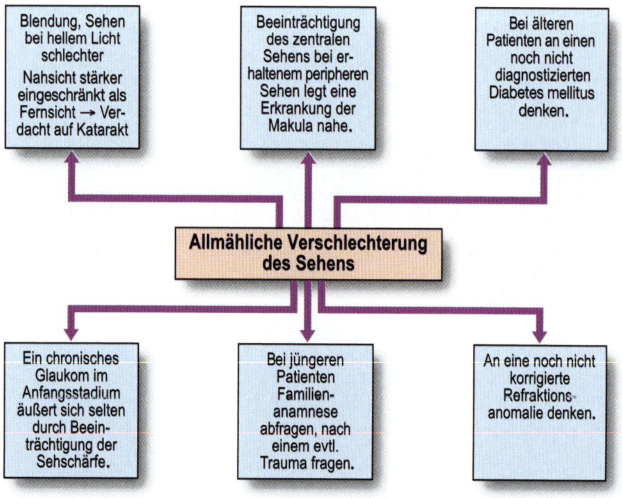


**Abb. 7.2** Allmähliche Sehverschlechterung [M651]

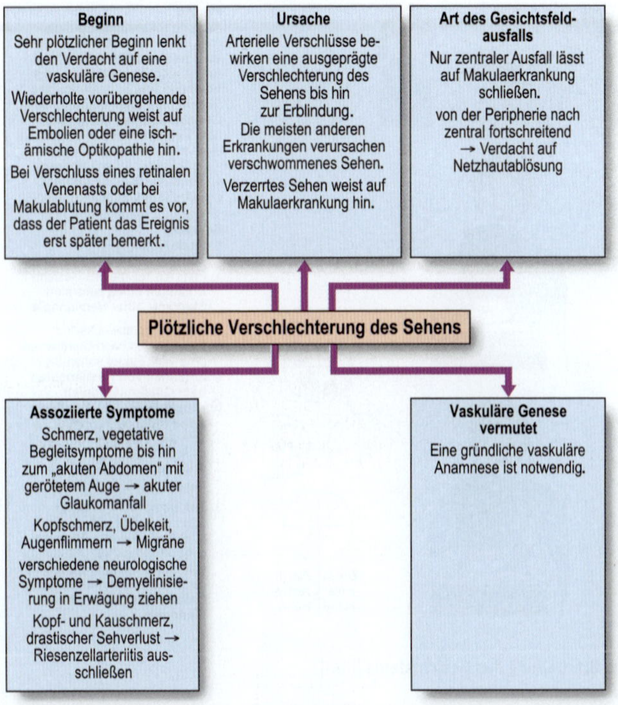


**Abb. 7.3** Plötzliche Sehverschlechterung [M651]

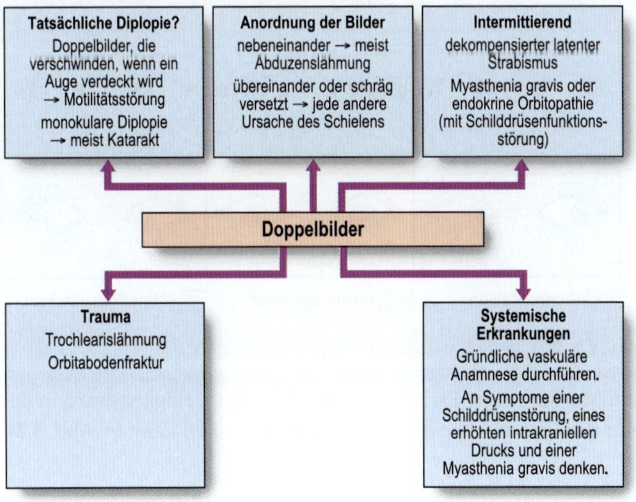


**Abb. 7.4** Doppelbilder [M651]

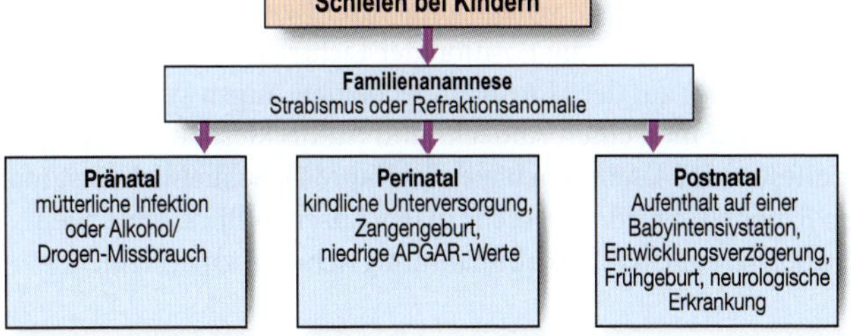


**Abb. 7.5** Schielen bei Kindern [M651]

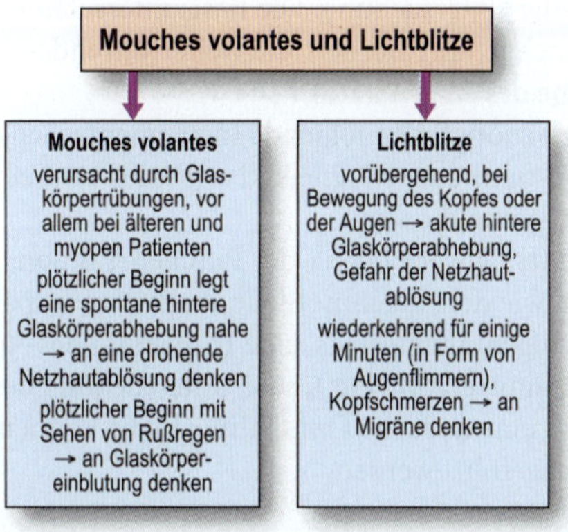


**Abb. 7.6** Mouches volantes und Lichtblitze [M651]

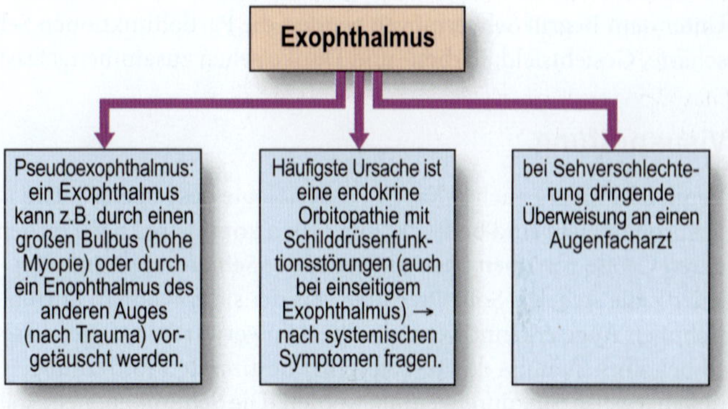


**Abb. 7.7** Exophthalmus [M651]

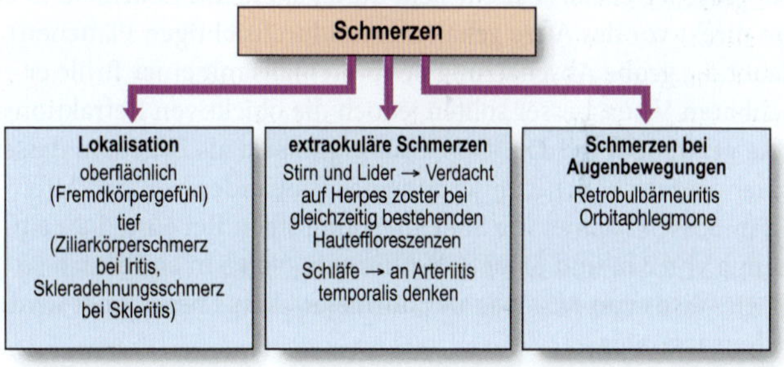


**Abb. 7.8** Schmerzen [M651]

# 8 Ophthalmologische Untersuchung

Auf die Anamnese folgt die Untersuchung. Die Basisuntersuchung kann von jedem Arzt durchgeführt werden, die weiterführende Untersuchung ist Aufgabe des Augenarztes.
Zur **Basisuntersuchung** benötigt man folgende Instrumente: Sehprobentafeln zur Visusbestimmung, Diagnostiklampe, Fluoreszein-Augentropfen, direktes Ophthalmoskop.
Sie umfasst die Prüfung des Sehvermögens, der Pupillenreaktion, -form und -symmetrie sowie der Augenmotilität. Auch eine palpatorische Schätzung des Augeninnendrucks, eine Inspektion des Auges (z. B. Rötung, Hornhautulzeration etc.), eine Untersuchung des roten Fundusreflexes und eine einfache Ophthalmoskopie können vom Allgemeinarzt durchgeführt werden.

## Prüfung des Sehvermögens

Unter dem Begriff Sehvermögen werden die Partialfunktionen Sehschärfe, Gesichtsfeld, Farben- und Dunkelsehen zusammengefasst.

### Visusprüfung

Vergleiche hierzu auch → Kap. 4 („Physiologie des Sehens"). Die Sehprobentafeln sind bedruckt mit Zeilen kontrastreicher Zeichen, deren Größe von oben nach unten auf der Sehtafel abnimmt. Bei jeder Zeile steht die Sollentfernung, aus der sie von einem normalsichtigen Auge erkannt werden sollte. Um verwertbare Ergebnisse zu bekommen, muss der Test aus einer bestimmten Entfernung, üblicherweise 5 m, durchgeführt werden. Die Sehprobentafeln sollten gleichmäßig beleuchtet sein. Der Visus wird zuerst mit Brille (sofern vorhanden), dann mit der stenopäischen Lücke bzw. den objektiv gemessenen Refraktionswerten geprüft. Die Sehschärfe mit stenopäischer Lücke (Patient sieht durch ein kleines Löchlein in einem direkt vor das Auge gehaltenen undurchsichtigen Plättchen) erlaubt die grobe Abschätzung des bestenfalls mit einer Brille erreichbaren Visus, besser sollten jedoch die objektiven Refraktionswerte verwendet werden. Der Visus ergibt sich als Bruch, in dessen Zähler die tatsächliche Entfernung des Probanden von der Tafel und in dessen Nenner die Sollentfernung steht. Bei einer Leseentfernung von 3 m und einer Sollentfernung von 5 m ergibt sich so z. B. ein Visus von 3/5. Was als „normaler" Visus bezeichnet wird, ist altersabhängig:

- ≥ 0,9 für junge Probanden
- ≥ 0,7 für ältere Probanden

Außerdem sollte immer auch die Sehschärfe jedes Auges in Leseentfernung geprüft werden. Hierfür gibt es spezielle Lesetafeln **(Birkhäuser-Tafel).**
**Beurteilung:** Die Sehschärfe in der Ferne erlaubt die Beurteilung der Funktion der Fovea, wenn die brechenden Medien klar und Refraktionsfehler ausgeglichen sind. Ist die Sehschärfe in der Nähe bei wenig beeinträchtigtem Fernvisus eingeschränkt, ist dies ein Hinweis auf eine beginnende Alterssichtigkeit. Auch eine beginnende Katarakt kann die Lesefähigkeit einschränken.

### Prüfung des Gesichtsfelds

Eine einfache Überprüfung des Gesichtsfelds lässt sich mit der in → Abb. 8.1 beschriebenen Technik durchführen.

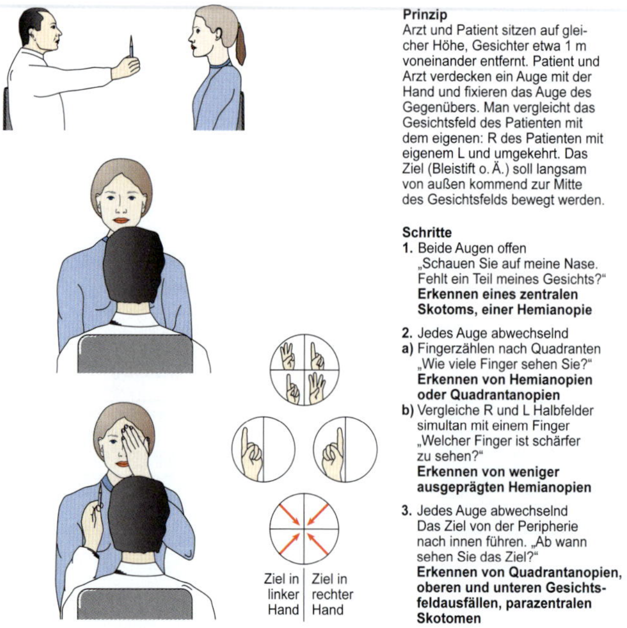

**Abb. 8.1** Prüfung des Gesichtsfelds [L141]

### Prüfung des Farbensehens

Für die orientierende Untersuchung benötigt man die pseudoisochromatischen Farbtafeln nach **Ishihara.** Diese Farbtafeln zeigen ein Muster bunter Farbflecken mit gleichem Helligkeitswert, in dem nur der Farbtüchtige die richtige Zahl erkennen kann (→ Abb. 8.2).

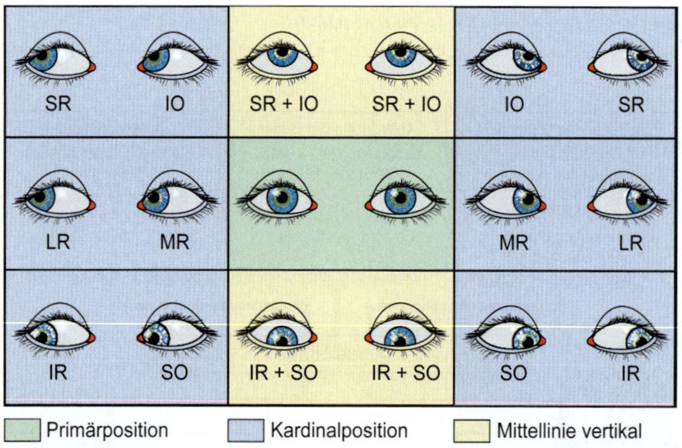

**Abb. 8.2** Pseudoisochromatische Ishihara-Tafeln [E431]

## Motilitätsprüfung

Die Klage eines Patienten über Doppelbilder oder der Verdacht auf Schielen bei einem Kind macht eine Beurteilung der Stellung der beiden Augen und der Synchronität ihrer Bewegungen notwendig. Zuerst prüft man, ob die Position der Lichtreflexe (z. B. der Diagnostiklampe) auf der Hornhaut bei beiden Augen symmetrisch ist. Dann macht man einen Abdeck- und Aufdecktest zur Prüfung auf manifestes und latentes Schielen (→ Kap. 34). Schließlich lässt man den Patienten in jede der sechs diagnostischen Blickrichtungen (→ Abb. 8.3) blicken, um ein Lähmungsschielen zu erkennen.

## Inspektion des vorderen Augenabschnitts

Für eine zweckmäßige Beleuchtung sorgen eine Diagnostikleuchte oder das direkte Ophthalmoskop. Bei der Untersuchung folgt man am besten der anatomischen Reihenfolge Lider – Bindehaut – Hornhaut – Vorderkammer – Pupille und beurteilt:

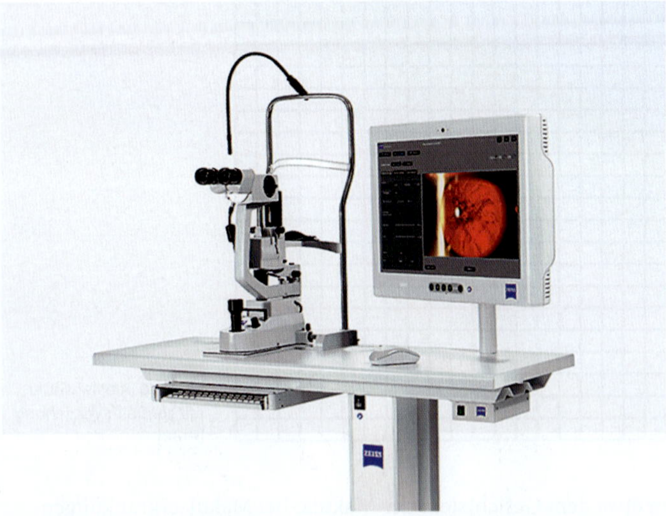

**Abb. 8.3** Diagnostische Blickpositionen und Augenmuskeln, die damit überprüft werden [L141]

- Stellung der Lider
- Entzündungen und deren Lokalisation, Sekretion
- Rötung der Bindehaut, Tumoren
- Trübungen der Hornhaut, Hornhautulzerationen
- Blut- oder Eiteransammlungen in der Vorderkammer, Beurteilung der Tiefe der Vorderkammer (bei flacher Vorderkammer entsteht bei Beleuchtung von temporal ein Schatten nasal an der Iris)

**Fluoreszein-Tropfen** sind bei der Beurteilung von Hornhautverletzungen sehr hilfreich. Fluoreszein löst sich im Tränenfilm und sammelt sich im Bereich einer Epithelverletzung an. Dies lässt sich am besten in blauem Licht erkennen.
Die normale Pupille verengt sich bei Beleuchtung des Auges: **direkte Lichtreaktion.** Außerdem verengt sich auch die Pupille des anderen, unbeleuchteten Auges: **konsensuelle/indirekte Lichtreaktion.** Zur Beurteilung des afferenten Schenkels der Pupillenbahn ist der Wechselbelichtungstest (Swinging-flashlight-Test, → Kap. 36) sehr aufschlussreich. Ein Defekt des afferenten Schenkels zeigt meist einen Schaden des N. opticus an – ein Defekt des efferenten Schenkels einen des N. oculomotorius.

## Untersuchung des hinteren Augenabschnitts

Zuerst wird der rote Fundusreflex beurteilt. Er entsteht durch die Reflexion des einfallenden Lichts durch die blutreiche und somit rötliche Aderhaut. Alles, was den Lichtdurchtritt behindert, vermindert den Reflex; die häufigste Ursache ist die Katarakt.
Für die bestmögliche Untersuchung des Fundus sollte die Pupille – nach Ausschluss einer flachen Vorderkammer (Gefahr eines Glaukomanfalls) – dilatiert werden. Man lässt den Patienten einen Gegenstand etwas oberhalb seiner Sichtlinie fixieren, um spontane Augenbewegungen zu reduzieren. Man sucht die Sehnervenpapille auf, indem man den von ihr ausgehenden Gefäßen folgt. Die Makula lässt sich temporal der Papille lokalisieren.

## Interpretation der Befunde

Für manche Fragestellungen sind **speziellere Untersuchungstechniken** notwendig, die dann vom Facharzt durchgeführt werden. In → Tab. 8.1 kann nur eine Auswahl vorgestellt werden.

**Tab. 8.1** Interpretation der ophthalmologischen Befunde

| Befund | Interpretation |
|---|---|
| **Visus geringer als erwartet** | |
| Verbesserung mit der stenop. Lücke? | ja → neue Brille ist notwendig |
| Normaler roter Fundusreflex? | nein → an Katarakt denken |
| | ja → an Erkrankung der Retina denken |
| **Entzündung** | |
| gesamte Bindehaut (Bulbus und Lid) | Konjunktivitis (infektiös, allergisch) |
| beschränkt auf den Bulbus | Untersuchung der Cornea; an Hornhautulkus, Iritis, Episkleritis oder Glaukomanfall denken |
| **Pupillen-Asymmetrie** | |
| Direkte und konsensuelle Reaktion normal? | ja → wahrscheinlich eine nicht pathologische Asymmetrie |
| konsensuelle Lichtreaktion gestört | Störung des efferenten Schenkels; eine Lähmung des N. oculomotorius muss ausgeschlossen werden. |
| klein und/oder irregulär | Iritis, vorangegangene OP |
| **Färbung der Cornea durch Fluoreszein** | zeigt Epitheldefekt/Ulzeration an; nach Infiltraten, die auf Infektion hinweisen, suchen |
| **Verringerter roter Fundusreflex** | Meist Linsentrübung (Katarakt); Hornhauttrübung lässt Iris und Pupille unscharf werden; Glaskörpertrübungen verändern sich bei Augenbewegungen in ihrer Lage. |
| **Pathologische Netzhautveränderung** | Lokalisation der Veränderung bestimmen; Aussehen beschreiben – Pigmentierung, Atrophie, Blutung, Exsudat, beidseitiges Auftreten? |

## Spaltlampe

Bei der Spaltlampe (→ Abb. 8.4) handelt es sich um ein binokulares Auflichtmikroskop. Der Strahlengang der verstellbaren Lichtquelle kann zu einem Spalt verengt werden, daher der Name. So erhält man bei leicht seitlichem Lichteinfall einen optischen Schnitt durch die brechenden Medien des Auges, die sich so besonders gut betrachten lassen. Die Spaltlampe dient zur genaueren Beurteilung von Hornhaut, Vorderkammer, Iris und Linse. Mit einer Reihe von Vorsatzlinsen und Kontaktgläsern können auch Glaskörper und Netzhaut sehr gut beurteilt werden.

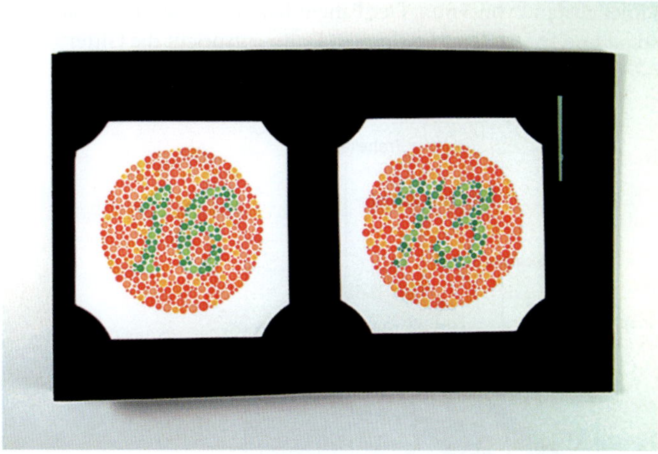

**Abb. 8.4** Spaltlampe. Der Untersucher sitzt rechts und blickt durch das binokulare Mikroskop, der Patient links. [V555, T632]

## Tonometrie

Neben der nur groben Palpation des Augeninnendrucks ist eine präzisere Bestimmung mittels Tonometrie möglich. Es gibt verschiedene Ausführungen von Tonometern. Die meisten imprimieren in irgendeiner Weise die Hornhaut (Applanationstonometrie), sodass eine Lokalanästhesie notwendig ist. Die berührungslosen Luftstoßtonometer liefern weniger genaue Messwerte.

## Perimetrie

Das Gesichtsfeld wird immer für jedes Auge getrennt bestimmt. Eine genauere Überprüfung des Gesichtsfelds als mit der im vorigen Kapitel dargestellten Methode erlaubt das Perimeter (z. B. Kugelperimeter nach Goldmann). Dabei fixiert der Patient einen in der Mitte der Halbkugel des Perimeters gelegenen Punkt. Nun kann das Gesichtsfeld auf zwei Weisen bestimmt werden: Bei der **kinetischen Perimetrie** (Isopterenperimetrie) werden überschwellige Lichtreize von peripher nach zentral bewegt und der Patient gibt an, wann er die Lichtmarke wahrnimmt. Die Linie, die alle Orte verbindet, an denen ein Lichtreiz bestimmter Intensität zum ersten Mal wahrgenommen wurde, heißt Isoptere. Bei der **statischen Perimetrie** (Profilperimetrie) wird an einem Punkt des Gesichtsfelds die Lichtintensität so lange gesteigert, bis der Patient den Reiz wahrnimmt.

## Gonioskopie

Zur Beurteilung des Kammerwinkels kann mittels **Gonioskop** (z. B. Spiegelkontaktglas nach Goldmann), das auf die anästhesierte Hornhaut gesetzt wird, der Kammerwinkel beurteilt werden. Aufgrund der unterschiedlichen Färbung der anatomischen Strukturen (Schwalbe-Linie, Trabekelband, Skleralsporn, Ziliarkörperband; → Abb. 8.5) kann die Kammerwinkelweite beurteilt werden, je nachdem, bis wohin Einblick besteht (Gefahr eines Winkelblocks?). Dies hat Relevanz bei der Differenzierung zwischen Weit- und Engwinkelglaukom sowie der weiteren Differenzierung beispielsweise hinsichtlich Vorhandensein von Pigment (Pigmentdispersionsglaukom) oder Neovaskularissationen im Kammerwinkel (Neovaskularisationsglaukom).

## Amsler-Gitter

Das Amsler-Gitter ist ein 10 × 10 cm großes Gitternetz mit einem Linienabstand von 5 mm. Der Patient hält das Gitter in Leseabstand und fixiert den Mittelpunkt. Dann entspricht die Gitterfläche in etwa dem Gesichtsfeld der Makula. Bei Makulaerkrankungen kann der Patient eine Verziehung oder Fehlen von Teilen des Gitters bemerken (→ Abb. 8.6).

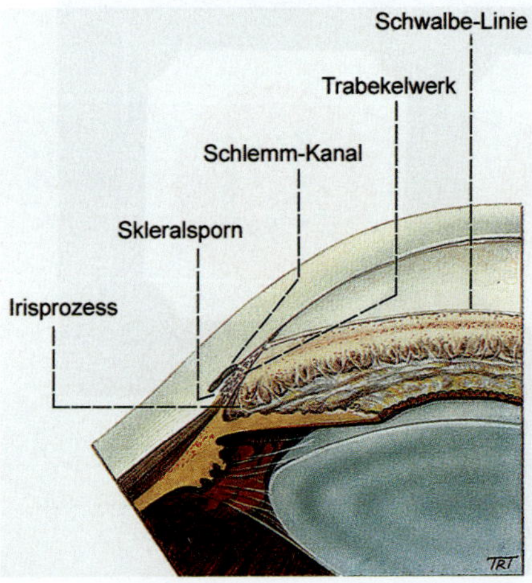


**Abb. 8.5** Kammerwinkelstrukturen [E430]

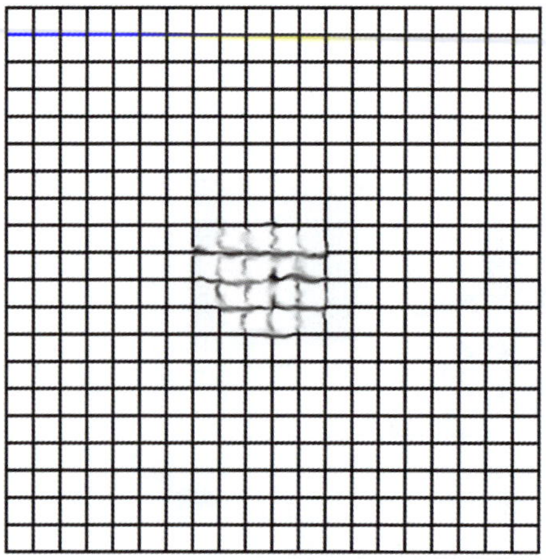

**Abb. 8.6** Amsler-Gitter mit zentraler Verziehung [P164]

## Überprüfung des Farbensehens

Eine genauere Beurteilung als mit den Farbtafeln nach Ishihara (→ Abb. 8.2) ist mit dem **Anomaloskop nach Nagel** möglich. Hier muss der Patient durch Mischung von rotem und grünem Licht einen Farbton einstellen, der einem gelben Vergleichslicht entspricht. Je nach den Einstellungen lassen sich Rot- und Grünschwächen quantifizieren.

## Refraktionsbestimmung

Eine objektive Methode zur Bestimmung der Brechkraft des Auges ist die **Refraktometrie.** Dabei wird eine Strichfigur durch die Pupille des nicht akkommodierten Auges auf die Netzhaut projiziert, die dann durch Vorschalten von Linsen scharf gestellt wird. Dies erfolgt je nach Gerät von Hand oder durch einen Computer. Diese Methode ersetzt jedoch nicht den subjektiven Feinabgleich, bei dem der Patient angibt, mit welcher Vorsatzlinse er am besten sieht.

## Untersuchung der Hornhautwölbung und Brechkraft

Die Oberfläche der Hornhaut lässt sich mit der **Placido-Scheibe** beurteilen. Dies ist eine Scheibe mit einem zentralen Loch, auf die konzentrische schwarze und weiße Ringe aufgemalt sind. Sie wird nah vor das Auge des Patienten gehalten, durch das Loch kann man dann das Reflexbild der Ringe auf der Hornhaut betrachten. Computergesteuerte Hornhauttopografie-Systeme erzeugen ein Reflexbild auf der gesamten Hornhautoberfläche, um dann die Brechungswerte der einzelnen Hornhautabschnitte zu berechnen. Dieses Verfahren wird für Planung und Nachsorge von refraktiven operativen Eingriffen angewandt.

## Orthoptik

Die Orthoptik ist ein eigenständiger medizinischer Beruf. Sie beschäftigt sich mit der Untersuchung und Behandlung des binokularen Sehens, v. a. der Untersuchung und Behandlung des Schielens bei Kindern. Angewandte Techniken sind z. B. die Messung der Deviation eines Auges, Ab- und Aufdecktests und Tests für das räumliche Sehvermögen.

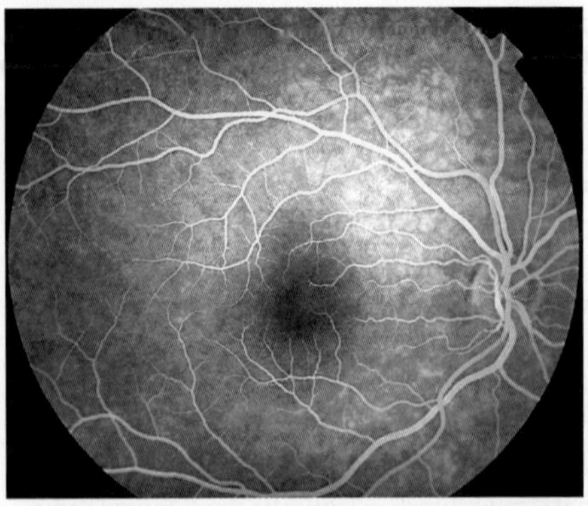

**Abb. 8.7** Unauffällige Fluoreszenzangiografie des Fundus [G041]

## Fluoreszenzangiografie des Fundus

Hierbei wird Fluoreszein intravenös injiziert, das dann in den Gefäßen zirkuliert, am Auge zuerst in den Aderhaut-, später in den Netzhautgefäßen. Durch Beleuchtung mit blauem Licht wird das Fluoreszein zur Fluoreszenz angeregt, es emittiert gelbgrünes Licht, das nach Passage eines Gelbgrünfilters alleinig die Kamera erreicht (→ Abb. 8.7). Der Vorteil der Methode besteht in der starken Kontrasterhöhung, sodass die Kapillargefäße der makulären Netzhaut sichtbar gemacht werden können. Schäden an Endothelzellen und Gefäßneubildungen lassen sich durch Austritt des Farbstoffs aus den Gefäßen erkennen, auch Mikroaneurysmen und Veränderungen des Pigmentepithels kommen zur Darstellung.

## Elektrophysiologische Untersuchungen

Unter diesem Überbegriff werden **Elektroretinografie (ERG), Elektrookulografie (EOG)** und die Ableitung **visuell evozierter Potenziale (VEP)** zusammengefasst. Das Prinzip ist die Ableitung von elektrischen Potenzialen. Bei der **ERG** lässt sich die Funktion der inneren Netzhautschichten überprüfen. Die **EOG** zeigt Schäden des Pigmentepithels und der Fotorezeptoren an und mit den **VEPs** lassen sich Sehnerv und Sehbahn untersuchen.

## Ultraschalluntersuchung, CT, MRT

Bei der Ultraschalluntersuchung unterscheidet man A-Bild-Echografie und B-Bild-Echografie. Bei der A-Bild-Echografie sind die Echosignale eindimensional als Ausschläge von der Nulllinie dargestellt. Dieser Modus eignet sich zur Unterscheidung zwischen Glaskörperabhebungen und Netzhautablösungen und zur Achsenlängenbestimmung des Auges. Bei der B-Bild-Echografie (→ Abb. 8.8) werden die Echosignale zu einem zweidimensionalen Bild verarbeitet. Dieser Modus eignet sich zur Darstellung des hinteren Augenabschnitts, wenn ein Einblick auf den Fundus wegen Trübung der brechenden Medien nicht möglich ist. So können z. B. Glaskörperblutungen und Netzhautablösungen dargestellt werden. Es kann auch der vordere Teil der Orbita mit Augenmuskeln und Sehnerv dargestellt werden. Allerdings lässt sich die Orbita im Gegensatz zum Bulbus am besten mit CT (für die knöchernen Strukturen) und mit MRT (für die Weichteile) beurteilen.

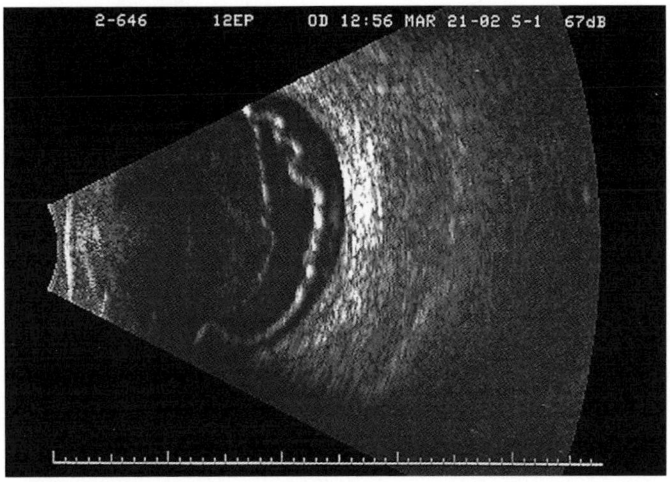


**Abb. 8.8** Exsudative Netzhautablösung in der B-Bild-Echografie [G043]

## Optische Kohärenztomografie (OCT)

Es handelt sich um ein Schnittbildverfahren, das analog der B-Bild-Echografie arbeitet, aber Licht mit geringer Kohärenzlänge kombiniert mit einem Interferometer anstelle von Schallwellen verwendet. Man erhält so hochauflösende Querschnittsbilder der Netzhaut, auf denen sich Veränderungen unterschiedlicher Netzhautstrukturen erkennen lassen (→ Abb. 8.9). Ebenso lässt sich der Sehnerv mit seiner Sehnervenfaserschicht besonders gut darstellen (→ Abb. 8.10). Auch die Darstellung des vorderen Augenabschnitts ist möglich.

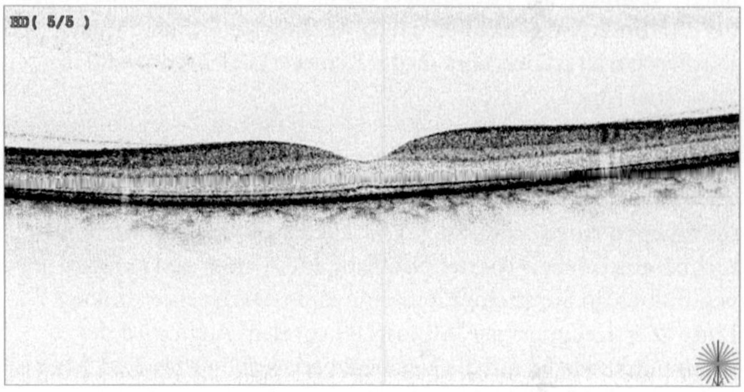

**Abb. 8.9** OCT Normalbefund Makula. Zentrale Senke = Makulabereich; alle Netzhautschichten regelmäßig, vgl. pathologischer Befund, z.B. → Kap. 8.8 [P164]

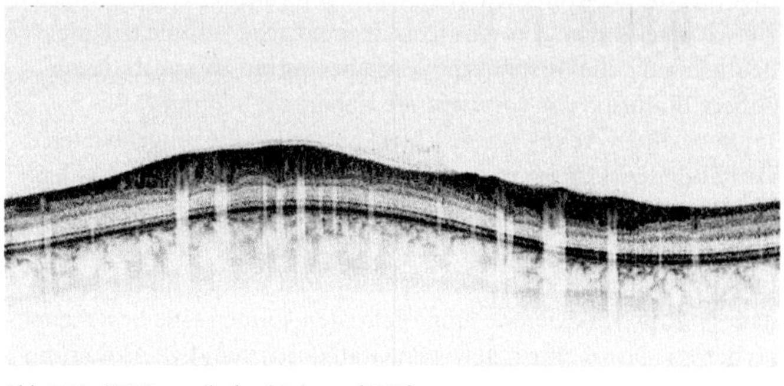

**Abb. 8.10** OCT Normalbefund Sehnerv [P164]

### Zusammenfassung

- Die ophthalmologische Basisuntersuchung beinhaltet: Prüfung des Sehvermögens, Pupillenreaktion, -form und -symmetrie, Augenmotilität, palpatorische Schätzung des Augeninnendrucks, Inspektion des Auges, Untersuchung des roten Fundusreflexes und Ophthalmoskopie.
- Spezielle Untersuchungen, die nur vom Facharzt durchgeführt werden, sind z. B.: Spaltlampenuntersuchung, Fluoreszenzangiografie, optische Kohärenztomografie, Perimetrie, orthoptische und elektrophysiologische Untersuchungsverfahren.

## Normale Refraktion

Ein Auge ist **emmetrop,** also normalsichtig, wenn ein ausgeglichenes Verhältnis zwischen seiner Achsenlänge und seiner Brechkraft besteht. Die Brechkraft des Auges setzt sich im Wesentlichen aus derjenigen der Hornhaut und derjenigen der Linse zusammen. Emmetropie ist nicht gleichbedeutend mit voller Sehschärfe. Diese hängt neben der Emmetropie auch von der Klarheit der brechenden Medien und der Funktionstüchtigkeit von Netzhaut, Sehbahn und zentraler Verarbeitung ab!
Parallele Lichtstrahlen, also solche von entfernten Gegenständen, werden durch die nicht akkommodierte (Ziliarmuskel entspannt) Linse im Brennpunkt auf der Netzhaut vereinigt. Divergent verlaufende Lichtstrahlen, also solche von nahen Gegenständen, treffen sich nur dann auf der Netzhaut, wenn die Linse an Brechkraft zunimmt, also akkommodiert (Ziliarmuskel angespannt) (→ Abb. 9.1).

## Refraktionsanomalien

Sind Achsenlänge und Brechkraft des Auges nicht gut aufeinander abgestimmt, dann spricht man von **Ametropie,** Fehlsichtigkeit. Bei der **Achsenametropie** ist die Brechkraft normal, aber die Achsenlänge verändert. Sie tritt häufiger auf als die **Brechungsametropie,** bei der die Achsenlänge normal bei veränderter Brechkraft ist.
Die Brechkraft ist definiert als der Kehrwert der Brennweite in Dioptrien (dpt):

$$D = \frac{1}{f}$$

Im **myopen Auge** (= kurzsichtig) treffen sich parallel einfallende Lichtstrahlen schon vor der Netzhaut, meist aufgrund eines zu langen Bulbus im Sinne einer Achsenmyopie. Durch eine konkave Linse (Zerstreuungslinse, Minusglas) vor dem Auge wird der Brennpunkt wieder auf die Netzhaut verlagert (→ Abb. 9.2). Man unterscheidet **einfache Myopie** (Beginn mit zehn bis 12 Jahren, meist kein Fortschreiten nach dem 25. Lebensjahr) und **maligne Myopie,** die als Krankheit unaufhaltsam fortschreitet. Die Anlagen zur Myopie sind angeboren (je nach genetischer Ethnie tritt sie häufiger auf), die Ausprägung wird aber vermutlich auch durch äußere Einflüsse, wie vorwiegende Naharbeit, bedingt.
Im **hyperopen Auge** (= weitsichtig) herrschen die umgekehrten Verhältnisse wie beim myopen: Parallel einfallende Lichtstrahlen treffen sich hinter der Netzhaut, meist weil der Bulbus zu kurz ist (Achsenhyperopie). Durch den Vorsatz einer konvexen Linse (Sammellinse, Plusglas) gelangt der Schnittpunkt wieder auf die Netzhaut (→ Abb. 9.3). Gerade junge Patienten können eine bestehende Hyperopie bis zu einem gewissen Grad durch ständige Akkommodation ausgleichen. Bei der Korrektur der Hyperopie führt dieser Akkommodationsspasmus dazu, dass ein Teil der Hyperopie zunächst unerkannt (latent) bleibt. Der sofort durch ein Brillenglas zu korrigierende Anteil der Hyperopie wird als manifeste Hyperopie bezeichnet. Beide Anteile zusammen ergeben die totale Hyperopie. Zur Abschätzung der totalen Hyperopie wird nach Zykloplegie (reversible Akkommodationslähmung z. B. durch Zyklopentolat-Augentropfen) eine objektive Refraktion durchgeführt.
Durch eine von der sphärischen Form abweichende Oberflächenkrümmung der brechenden Medien wird ein punktförmiges Objekt strich- bzw. stabförmig auf der Netzhaut abgebildet. Dies bezeichnet man als **Astigmatismus** oder **Stabsichtigkeit.** Beim regulären Astigmatismus besteht unterschiedliche Brechkraft in zwei aufeinander senkrecht stehenden Ebenen. Beim irregulären Astigmatismus ist die Brechkraft durch vollkommen unregelmäßige Oberflächenwölbung von Punkt zu Punkt unterschiedlich. Korrigiert wird der regelmäßige Astigmatismus durch astigmatische Gläser (Zylindergläser). Dies sind Gläser, die das Licht in einer Ebene stärker brechen (→ Abb. 9.4). Ein irregulärer Hornhautastigmatismus ist durch eine Brille nicht korrigierbar, hier sind harte Kontaktlinsen indiziert.
**Im Alter** nimmt die Elastizität der Linse ab, sodass die Fähigkeit zur Akkommodation mehr und mehr verloren geht und der Nahpunkt des Auges immer weiter in die Ferne rückt. Es kommt zur physiologischen **Presbyopie.** Im Alter von 60 Jahren ist eine Akkommodation kaum noch möglich. Abhilfe schafft hier eine Lesebrille mit Sammellinse. Eine Katarakt kann zu einer Dichtezunahme des Linsenkerns und damit zu einer Brechkrafterhöhung führen. Die Folge ist eine Myopisierung des Auges.

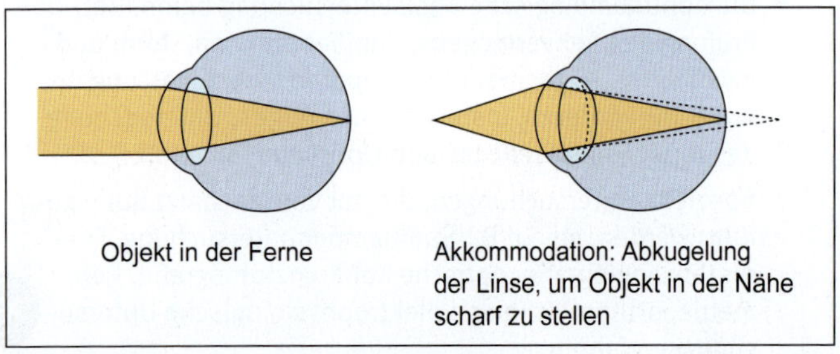

**Abb. 9.1** Refraktionsverhältnisse bei Emmetropie [L141]

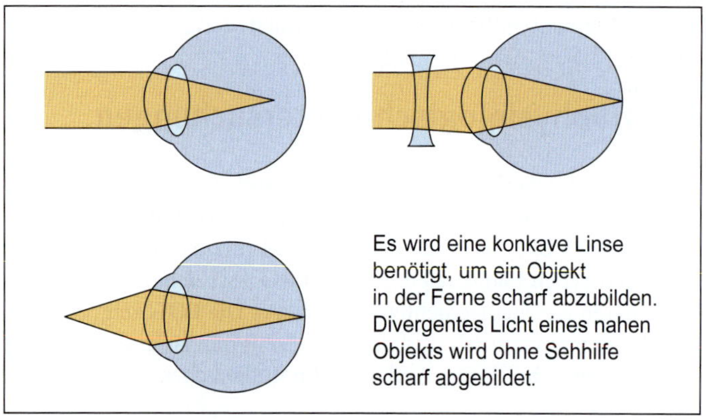

**Abb. 9.2** Refraktionsverhältnisse bei Myopie [L141]

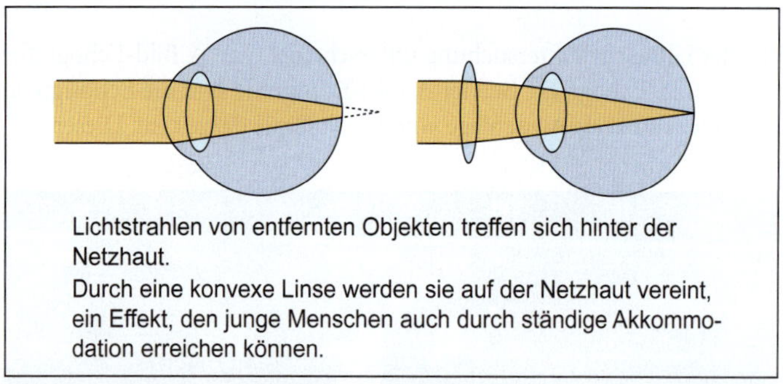

**Abb. 9.3** Refraktionsverhältnisse bei Hyperopie [L141]

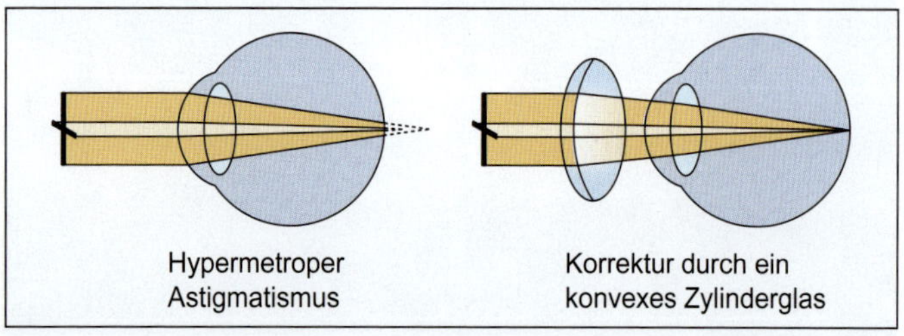

**Abb. 9.4** Refraktionsverhältnisse bei Astigmatismus [L141]

## Korrekturoptionen bei Refraktionsanomalien

Die meisten Refraktionsanomalien lassen sich gut mit einer Brille korrigieren. Kontaktlinsen und refraktive Operationen werden meist aus kosmetischen Gründen angewandt.

### Brille

Niedrigere Grade von Ametropien können gut mit einer Brille korrigiert werden (Ausnahme: irregulärer Astigmatismus, s. dort). In Bifokalgläsern sind Bereiche für Nah- und Fernsicht kombiniert, bei Gleitsichtgläsern ist ein kontinuierlicher Übergang von Nah- zu Fernbereich geschaffen. Für höhere Grade von Ametropie (6 dpt und mehr) sind Brillen weniger geeignet, da ihre **Nachteile** dann immer stärker zum Tragen kommen:

- Konvexe Gläser vergrößern, konkave verkleinern sowohl das Netzhautbild als auch das Auge des Brillenträgers.
- Verzerrung von Objekten am Rand des Gesichtsfelds
- Gewicht

### Kontaktlinsen

Kontaktlinsen bilden in natürlicher Größe ab, außerdem folgen sie dem Blick, sodass es keine seitliche Einschränkung des Blickfelds gibt. Es gibt harte und weiche Kontaktlinsen. Die harten Kontaktlinsen schwimmen auf dem Tränenfilm und erlauben so eine Versorgung der Hornhaut durch ihn. Weiche Kontaktlinsen sind etwas größer als harte und haften direkt an der Hornhaut. Sie müssen deshalb sauerstoffdurchlässig sein. Harte Kontaktlinsen sind widerstandsfähiger, die Pflege ist einfacher und ein Hornhautastigmatismus ist nur mit ihnen ausgleichbar. Weiche Kontaktlinsen haben einen höheren Tragekomfort, allerdings ist die Pflege aufwendiger und die Komplikationsrate höher. Solche **Komplikationen** sind z. B. Epithelerosionen, Vaskularisation der Hornhaut, Riesenpapillenkonjunktivitis oder Allergien auf die Spüllösungen.

### Refraktive Chirurgie und Laserbehandlung

Die häufigsten heute angewandten Methoden zur Änderung der Refraktion des Auges sind die **PRK** (photorefraktive Keratektomie) und die **LASIK** (Laser-in-situ-Keratomileusis). Bei der PRK wird die Oberfläche der Hornhaut durch schichtweises Abtragen mit dem Excimer-Laser bis zum Erreichen der gewünschten Brechkraft modelliert. So sind Myopien bis –6 dpt (bei LASIK bis –12 dpt) und Hyperopien bis +3 dpt korrigierbar. Eine Hornhautverkrümmung ist mittels PRK bis zu 3 dpt und mittels LASIK bis zu 5 dpt korrigierbar. Nachteile sind die mögliche Bildung von leichten Hornhautnarben (Haze) und Schmerzen durch freiliegende Hornhautnerven, bis sich das Epithel wieder regeneriert hat, sowie das trockene Auge, das u. a. durch defekte Hornhautnerven entstehen kann. Bei der LASIK wird vor dem Abtragen der Hornhaut zuerst eine sehr dünne Hornhautlamelle zurückgeklappt, die nachher wieder über den Defekt gedeckt wird. So hat der Patient nach der OP keine Schmerzen. Trotzdem ist die LASIK das invasivere Verfahren. Die gewünschten refraktiven Effekte können sich bei beiden Verfahren mit der Zeit wieder zurückbilden. Andere Verfahren zur Refraktionsänderung wie die radiäre Keratotomie werden heute weitgehend nicht mehr angewandt.

### Zusammenfassung

- Bei der Myopie ist der Bulbus zu lang → Zerstreuungslinse.
- Bei der Hyperopie ist der Bulbus zu kurz → Sammellinse.
- Im Alter geht die Elastizität der Linse verloren → Presbyopie.
- Reguläre Astigmatismen können durch Zylindergläser korrigiert werden.
- Kontaktlinsen sind aus kosmetischen Gründen und zur Erreichung des bestmöglichen Visus bei hochgradigen Refraktionsanomalien sinnvoll, müssen allerdings zur Vermeidung von Komplikationen sorgfältig gepflegt und angewandt werden.
- Eine operative Korrektur der Refraktion ist möglich, aber nicht risikolos.

# Medikamentöse Therapie

Das Auge ist topischer Medikamentengabe gut zugänglich, aufgrund der Blut-Retina-Schranke ist es für systemisch verabreichte Medikamente hingegen schwer zu erreichen.

## Formen der Medikamentenapplikation

Die **topische Anwendung** ist die in der Augenheilkunde am häufigsten angewandte Art der Medikamentengabe. Die meisten Medikamente durchdringen bei topischer Gabe die Hornhaut und erreichen die Vorderkammer. Hierzu müssen die Medikamente fettlöslich sein. Allerdings erreichen topische Gaben den Glaskörper meist nicht. Weitere Nachteile können verschwommenes Sehen, Brennen und systemische Nebenwirkungen nach der Gabe sein. In Augentropfen können sich Mikroorganismen vermehren, die meist enthaltenen Konservierungsmittel können Allergien auslösen. In weichen Kontaktlinsen können sich die Medikamente anreichern, deshalb müssen sie vor der Medikamentengabe aus dem Auge genommen werden. Als topische Zubereitungen von Medikamenten stehen **Augentropfen** und **Augensalben** zur Verfügung (→ Tab. 10.1).
Wegen der Blut-Retina-Schranke sind **systemische Medikamentengaben** beim Auge schwierig und selten. Die meisten Antibiotika erreichen bei systemischer Gabe im Auge keine ausreichend hohen Wirkspiegel (Ausnahme: bedingte Penetration bei Zusammenbruch der Blut-Retina-Schranke, z. B. bei intraokulären Entzündungen). Damit ein systemisches Medikament ins Auge eindringen kann, muss es fettlöslich sein und ein niedriges Molekulargewicht haben.
Medikamente können in das Gewebe um den Augapfel oder unter bestimmten Voraussetzungen auch direkt in den Bulbus selbst injiziert werden **(periokuläre/okuläre Injektion).** Neuerdings finden neben periokulären Injektionen von Lokalanästhetika vermehrt auch intraokuläre Injektionen mit Depotsteroiden (z. B. Triamcinolon) oder Angioneogenese-Inhibitoren (z. B. Bevacizumab) Anwendung. Bei Infektionen des Augeninneren sind oft intraokuläre Injektionen von Antibiotika nötig, weil mit den anderen Applikationsformen kein ausreichender Wirkspiegel im Auge zu erreichen ist.

## Nebenwirkungen systemischer Medikamente am Auge

Nebenwirkungen systemisch verabreichter Medikamente können sich auch am Auge äußern. Hier ist die durch **Steroide verursachte Katarakt** ein wichtiges Beispiel. In → Tab. 10.2 sind einige Medikamente mit Nebenwirkungen am Auge aufgelistet.

## Wichtige Medikamente in der Augenheilkunde

In → Tab. 10.3 sind wichtige in der Augenheilkunde verwendete Medikamente aufgeführt.

**Tab. 10.1** Unterschiede zwischen Augentropfen und -salbe

| | Augentropfen | Augensalbe |
|---|---|---|
| **Einschränkung des Sehens** | gering | verschwommenes Sehen |
| **Wirkungsdauer im Auge** | kurz | lang |
| **Erreichbare Tränenkonzentration** | hoch | niedrig |
| **Tragen von Kontaktlinsen** | Weiche Linsen entfernen | nicht möglich |
| **Anwendbarkeit für Patienten** | hängt vom Fläschchen ab | kann schwierig sein |

**Tab. 10.2** Nebenwirkungen von systemischen Medikamenten am Auge

| Medikament | Nebenwirkungen am Auge |
|---|---|
| Acetylsalicylsäure | Netzhautblutungen |
| Amiodaron | braune Hornhauteinlagerungen (Vortexkeratopathie) |
| Benzodiazepine | Augenbewegungsstörungen |
| Chloroquin | ringförmige Störung des Pigmentepithels der Makula (Schießscheibenmakula), Hornhautablagerungen |
| Digitalis | reversibles Gelbsehen |
| Ethambutol | Optikusneuritis |
| Kortikosteroide | Katarakt, Glaukom |
| Östrogene | Keratoconjunctivitis sicca |
| Phenothiazine | Pseudoretinopathia pigmentosa, gelbliche Einlagerungen in Hornhaut und Linse |
| Streptomycin | Optikusatrophie, Farbsehstörung |
| Sulfonamide | Stevens-Johnson-Syndrom |
| Tamoxifen | Optikusneuritis, Retinopathie |

**Tab. 10.3** Wichtige Medikamente in der Augenheilkunde

| Anwendungsgebiete/ Anmerkungen | Häufig angewandte Präparate | Art der Applikation | Wirkung | Nebenwirkungen |
|---|---|---|---|---|
| Antiinfektiöse Medikamente (v. a. Antibiotika und Virustatika; Antimykotika und antiparasitäre Mittel kommen selten zum Einsatz) | Antibiotika: Ofloxacin, Gentamycin, Neomycin | topisch, intraokulär, systemisch, je nach Kinetik | abhängig vom Wirkstoff | abhängig vom Wirkstoff; am Auge häufig: Allergie, Hornhauttoxizität Systemische Nebenwirkungen nur bei systemischer Gabe |
| | Virustatika: Aciclovir | topisch, intraokulär, systemisch | hemmt die DNA-Synthese des Herpes-Virus | am Auge: verschwommenes Sehen, Hornhauttoxizität |
| Benetzungsmittel/künstliche Tränen | Carbomer, Polyvinylalkohol, Hyaluronsäure, Zellulose, Dexpanthenol, Lipide, Vitamin A | topisch | hängt vom Wirkstoff ab | am Auge: Allergie gegen die Konservierungsmittel (konservierungsmittelfreie Präparate erhältlich), verschwommenes Sehen |
| Entzündungshemmende Medikamente. Hier sind v. a. die Kortikosteroide zu nennen, die in der Augenheilkunde topisch häufig angewandt werden. | Antihistaminika | topisch: Levocabastin Systemisch: Terfenadin, Cetirizin | Blockade der H1-Rezeptoren | Anwendung am Auge: Reizung Systemische Anwendung: Müdigkeit |
| | Kortikosteroide: Prednisolon, Betamethason, Dexamethason | topisch, peribulbäre Injektion, systemisch | Hemmung der Entzündungsreaktion | am Auge: Glaukom (v. a. bei topischer Anwendung), Katarakt (v. a. bei längerer systemischer Anwendung), Verschlimmerung von Infektionen (Herpes simplex) Systemisch: bei lokaler Anwendung keine systemischen Nebenwirkungen |
| | Kortikosteroid: Triamcinolon | intraokulär | | |
| | Mastzellstabilisatoren: Cromoglicinsäure, Nedocromil | topisch | Stabilisierung der Mastzellmembran | am Auge: Reizung |
| | Nicht steroidale Antiphlogistika: Indometacin, Diclofenac | topisch, systemisch | Modulation der Prostaglandinsynthese | eingeschränkte lokale Verträglichkeit Systemische Anwendung: peptische Ulzera, Asthma |
| Glaukombehandlung | Betablocker: Timolol, Carteolol, Betaxolol, Levobunolol | topisch | Reduktion der Kammerwasserproduktion durch inhibitorische Wirkung an den $\beta_2$-Rezeptoren des Ziliarkörperepithels | am Auge: Reizung systemisch: Bronchospasmus, Bradykardie **Bei Asthma bronchiale kontraindiziert!** |
| | Parasympathomimetika: Pilocarpin, Carbachol, Neostigmin | topisch | durch Ziliarmuskelkontraktion Entfaltung des Trabekelwerks mit besserem Abfluss des Kammerwassers | am Auge: Miosis, Akkommodationsspasmus systemisch: Bradykardie, Schwitzen, gastrointestinale Beschwerden |
| | Sympathomimetika: Clonidin, Brimonidin, Apraclonidin | topisch | Reduktion der Kammerwasserproduktion im Ziliarkörper durch α-Stimulation; Uveoskleraler Abfluss ↑ durch β-Stimulation | am Auge: Allergie, Mydriasis systemisch: trockener Mund, Hypotension |
| | Carboanhydrasehemmer | systemisch: Acetazolamid topisch: Dorzolamid | Hemmung der Kammerwasserproduktion | Anwendung am Auge: Brennen, Rötung Systemisch: Azidose, Hypokaliämie (Kaliumsubstitution während der Therapie!), Parästhesien; langfristig: Blutbildveränderungen |
| | Prostaglandinderivate: Latanoprost, Travoprost | topisch | uveoskleraler Abfluss ↑ | am Auge: Braunfärbung der Iris, vermehrtes Wimpernwachstum systemisch: Kopfschmerzen, Hypotonie bei Travoprost, Asthma bei Latanoprost |
| Lokalanästhetika | Oxybuprocain, Proxymetacain, Tetracain | topisch, peri-/retrobulbäre Injektion | Blockade der Leitung am Nerven | topische Anwendung: Reizung, Inhibition der Abheilung von Hornhautwunden bis hin zu **Hornhautulkus/-perforation bei längerer Anwendung!** |
| Mydriatika und Zykloplegika | Parasympatholytika: Atropin, Tropicamid, Cyclopentolat | topisch | Blockade von muskarinischen Rezeptoren → Lähmung von M. sphincter pupillae und M. ciliaris | am Auge: verschwommenes Sehen, **können ein Winkelblockglaukom auslösen!** systemisch: Tachykardie, trockener Mund, Halluzinationen |
| | Sympathomimetika:Phenylephrin | topisch | Stimulation des M. dilatator pupillae; kein zykloplegischer Effekt | am Auge: s. Parasympatholytika systemisch: Hypertension |

# Operationen am Auge

Die häufigsten Operationen am Auge sind neben der Kataraktoperation operative Eingriffe an der Netzhaut, die operative Behandlung des Glaukoms und die Korrektur von Strabismus und Lidanomalien.

## Anästhesie

In der Augenheilkunde werden häufig Operationen in Lokalanästhesie durchgeführt (→ Abb. 11.1). Allgemeinanästhesie ist bei Kindern und sehr ängstlichen oder unkooperativen erwachsenen Patienten nötig.

Die einfachste Methode zur Lokalanästhesie sind schnell wirkende **Augentropfen,** wie z. B. Tetracain. Dabei wird eine gute Oberflächenanästhesie von Binde- und Hornhaut erreicht. Wirken die Augentropfen länger ein, penetrieren sie die Hornhaut und gelangen in die Vorderkammer. So können sogar Kataraktoperationen unter Tropfanästhesie durchgeführt werden.

Durch die retro- bzw. peribulbäre Injektion eines Lokalanästhetikums wird Schmerzlosigkeit und Bewegungsunfähigkeit des Bulbus erreicht. Bei der **Retrobulbär-Anästhesie** wird eine Nadel in den Muskelkonus hinter dem Bulbus vorgeschoben und das Anästhetikum in der Nähe des Ganglion ciliare deponiert. Risiken sind hierbei die Verletzung von Muskeln und Nerven sowie die Bulbusperforation. Mit der risikoärmeren **Peribulbär-Anästhesie** wird der gleiche anästhetische Effekt erzielt, allerdings ist die Zeit bis zum Eintritt der Wirkung länger. Es wird dabei eine größere Menge des Lokalanästhetikums um den Konus herum injiziert.

## Kataraktoperation

Zwei Operationstechniken kommen heute zum Einsatz: die **extrakapsuläre Kataraktextraktion (ECCE)** und die **intrakapsuläre Kataraktextraktion (ICCE),** wobei Letztere aufgrund der höheren Komplikationsraten in Europa nur noch selten angewandt wird.

Bei der ECCE wird die Linsenkapsel im Auge belassen und nur Linsenkern und -rinde werden entfernt. Dazu wird in die Vorderseite der Linsenkapsel ein Loch gerissen, durch welches dann mithilfe von Ultraschall der Linsenkern verflüssigt und abgesaugt wird (Phakoemulsifikation). Die weiche Rinde kann in einem Saug-Spül-Verfahren abgesaugt werden. In den verbleibenden Kapselsack wird eine Hinterkammerlinse (→ Abb. 11.2) implantiert. Bei der Phakoemulsifikation sind die nötigen Schnitte klein, sodass der entstehende postoperative Astigmatismus gering ausgeprägt ist. Kommt es zu einer Ruptur der hinteren Kapsel mit Vorfall des Glaskörpers, muss dieser abgetragen werden.

Neuerdings ist auch eine etwas schonendere Operation mittels Femtosekundenlaser möglich. Damit kann eine definitiv kreisrunde Öffnung der vorderen Linsenkapsel erfolgen und dann die Linse mittels Laser zertrümmert werden.

Bei der ICCE wird über einen breiteren korneoskleralen Schnitt die Linse mit einer Kryosonde angefroren und aus dem Auge gezogen.

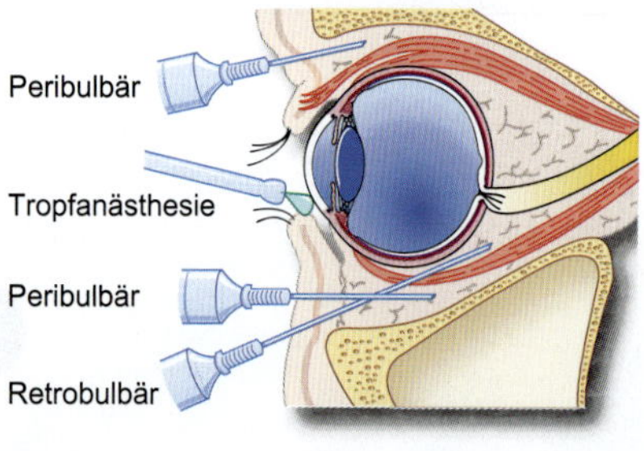


**Abb. 11.1** Möglichkeiten der Lokalanästhesie in der Augenheilkunde [L141]

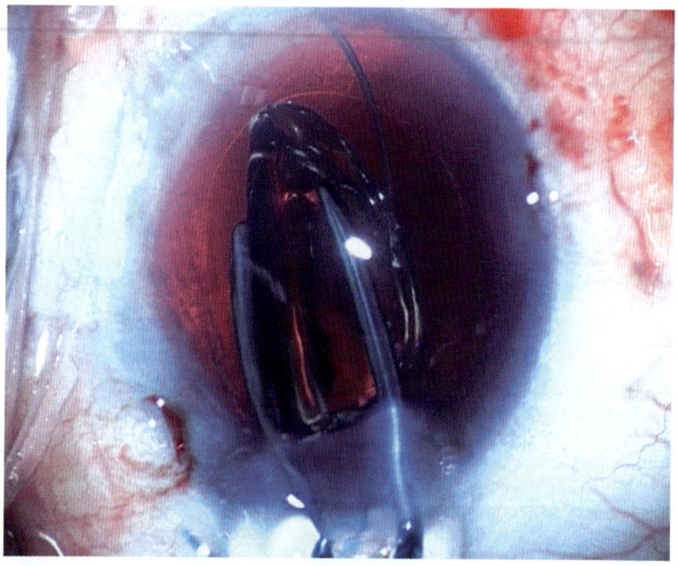

**Abb. 11.2** ECCE. Implantation der zusammengefalteten Hinterkammerlinse in den Kapselsack [E943]

Dabei wird der Halteapparat der Linse zerstört, der so nicht mehr für die Implantation einer Hinterkammerlinse zur Verfügung steht; meist wird eine Vorderkammerlinse eingesetzt. Komplikationen dieses Verfahrens sind Austritt des Glaskörpers und expulsive Netz- und Aderhautblutungen.

Bei beiden Verfahren besteht nur ein sehr geringes Risiko einer postoperativen Infektion. Durch Trübungen der Hinterkapsel kann sich in 20–30 % der Fälle nach ECCE ein sog. **Nachstar** bilden – Therapie siehe → Kap. 12.

### Postoperativer Refraktionsausgleich

Die früher nötigen Starbrillen mit Sammellinsen von etwa +11 dpt werden heute nur noch in Ausnahmefällen angewandt, nämlich dann, wenn eine Implantation einer Kunstlinse (Intraokularlinse) nicht möglich ist. Diese Linsen werden aus Plexiglas oder Silikonkautschuk hergestellt, faltbare Linsen aus Acryl-Copolymeren. Meist wird anstelle der entnommenen Linse eine **Hinterkammerlinse** in den Kapselsack implantiert. Ist dies nicht möglich, kommt eine **Vorderkammerlinse** (→ Abb. 11.3) zum Einsatz, die sich mit ihren Bügeln im Kammerwinkel abstützt. Da akkommodierfähige Kunstlinsen noch nicht zur Verfügung stehen, benötigt der Patient bei Emmetropie nach Kunstlinsenimplantation eine Lesebrille. Es stehen Multifokallinsen zur Implantation zur Verfügung, doch sind diese im Intermediärbereich oftmals nicht ausreichend gut, weshalb einige Operateure anstreben, diesen Mangel mittels einer anschließenden LASIK-OP auszugleichen.

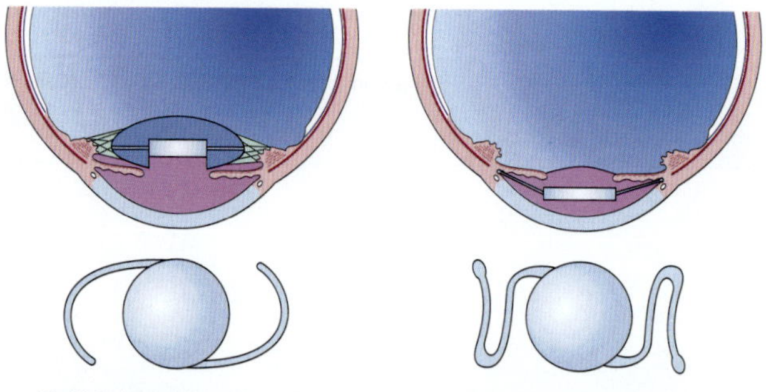


**Abb. 11.3** Vorder- und Hinterkammerlinse [L141]

## Operation von Netzhautablösungen

Die meisten Netzhautablösungen entstehen durch einen Netzhautriss infolge eines Zugs des Glaskörpers an der Netzhaut. Es gelangt Flüssigkeit durch den Riss unter die Netzhaut, die so von ihrer Unterlage abgehoben wird. Durch das Aufnähen einer Silikonplombe zur Eindellung der Bulbuswand und durch eine operative Entfernung des Glaskörpers **(Vitrektomie)** kann die Netzhaut vom Zug entlastet werden. Durch das Auffüllen des Bulbus mit Silikonöl oder Gas (innere Tamponade) kann die Netzhaut wieder an die Aderhaut angelegt werden. Mittels transskleraler **Kryokoagulation (Vereisung mit Kältesonde)** lässt sich eine narbige Verwachsung von Netzhaut und Aderhaut erreichen (→ Kap. 30).

## Glaukombehandlung

Meist entsteht ein erhöhter Augeninnendruck dadurch, dass der Abfluss des Kammerwassers über das Trabekelwerk des Kammerwinkels behindert ist. Sind medikamentöse Therapie und Laserbehandlung nicht erfolgreich, ist die Operation indiziert. Dabei wird im Bereich des Trabekelwerks eine Öffnung in die Vorderkammer angelegt, die nach schrägem Verlauf durch die Sklera unter die Bindehaut drainiert, wo das austretende Kammerwasser resorbiert wird. Eine Implantation von Mikrostents oder Mikropumpensystemen wird ebenso durchgeführt (→ Kap. 31).

## Operative Behandlung des Schielens

Bei der Behandlung des Strabismus concomitans bei Kleinkindern wird zuerst eine Okklusionsbehandlung durchgeführt, um die Sehschärfe des schwächeren Auges zu bessern. Daran schließt sich noch im Vorschulalter die Operation an. Dabei wird der zu stark wirkende Muskel geschwächt, indem sein Ansatz rückverlagert wird. Der zu schwache Muskel wird durch Teilresektion oder Faltung verkürzt. Eine weniger invasive und reversible Operationsmethode ist die Fadenoperation nach Cüppers, wobei die Abrollstrecke verändert wird durch künstliche Fixierung des Muskelansatzes an der Sklera und damit verringerte Kraftwirkung des Muskels.

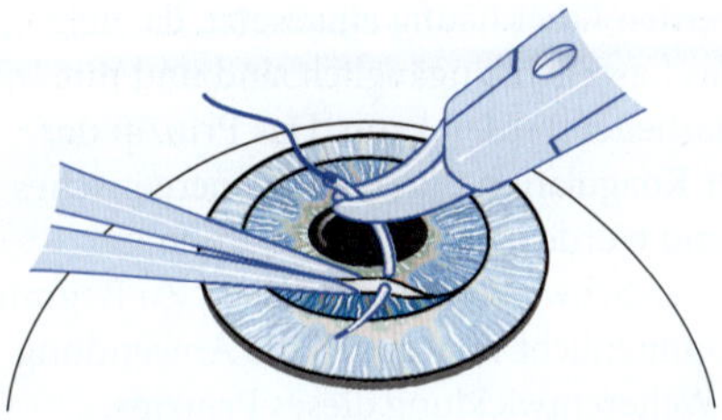

**Abb. 11.4** Hornhauttransplantation. Einnähen des Transplantats [L141]

## Hornhauttransplantation

Die Hornhauttransplantation (perforierende Keratoplastik) ist mit etwa 4000 Eingriffen pro Jahr die häufigste Transplantation überhaupt. Mit einem Trepan wird eine Scheibe aus der Spenderhornhaut herausgeschnitten und in die Empfängerhornhaut, aus der ein gleich großes Stück entfernt wurde, eingenäht (→ Abb. 11.4). Da die Hornhaut nicht vaskularisiert ist, sind die Abstoßungsreaktionen gering. Zu ihrer gänzlichen Unterdrückung werden postoperativ lokal und systemisch Kortikosteroide gegeben.
Auch ein Teilersatz der Hornhaut ist möglich (lamelläre Keratoplastik), wobei die oberflächliche Hornhautschicht, das Stroma oder innere Hornhautanteile ersetzt werden, je nach Lokalisation der jeweiligen Hornhauterkrankung. Bei Erkrankungen der Hornhautoberfläche kann eine Oberflächenabtragung mittels Excimer-Laser erfolgen (phototherapeutische Keratektomie = PTK).

## Lidchirurgie

Chirurgische Eingriffe an den Lidern werden nötig bei Verletzungen, Fehlstellungen und Tumoren. Dabei ist es wichtig, nicht nur ein kosmetisch befriedigendes Ergebnis zu erreichen, sondern v. a. funktionelle Defekte zu vermeiden. Eine exakte Rekonstruktion von Lidkante und Tränenwegen ist unabdingbar, weil sonst die entstehenden Schäden an der Hornhaut zum Verlust des Augenlichts führen können.

### Zusammenfassung

- Anästhesie: häufig Lokalanästhesie mittels Tropfen oder Retro- bzw. Peribulbäranästhesie.
- Kataraktoperation: in Europa meist im ECCE-Verfahren mit Implantation einer Hinterkammerlinse.
- Die Hornhauttransplantation ist die am häufigsten durchgeführte Transplantation überhaupt.

# Laser in der Augenheilkunde

In der Augenheilkunde werden Laser häufig eingesetzt, da viele Strukturen im Auge für das Laserlicht zugänglich sind und mit dem Laser sehr präzise gearbeitet werden kann. Das Prinzip der **Fotokoagulation,** also der Koagulation durch hoch energetisches Licht, am Augenhintergrund wurde in den 1950er-Jahren in Deutschland von Prof. Meyer-Schwickerath entwickelt. Zu Beginn wurde noch gebündeltes Sonnenlicht verwendet, die Anwendung von Lasern heute ist eine Weiterentwicklung dieses Prinzips.

## Physikalische Grundlagen von Lasern

Die Bezeichnung „Laser" leitet sich aus der Abkürzung für *engl.* „**l**ight **a**mplification by **s**timulated **e**mission of **r**adiation" ab. Ein Atom in angeregtem Zustand ist in der Lage, ein Photon bestimmter Energie abzustrahlen, wenn es von einem Photon eben dieser Energie getroffen wird (stimulierte Emission). Man hat also auf einmal zwei Photonen dieser Energie (Verstärkungseffekt). In einer Laserröhre wird ein Material (Gasgemisch, Feststoff) elektrisch angeregt, sodass sich in ihm viele Atome in angeregtem Zustand befinden und so nach dem oben beschriebenen Mechanismus Photonen einer bestimmten Energie verstärkt werden. An den Enden der Röhre sind zwei Spiegel angebracht, die die entstehenden Photonen in die Röhre zurückwerfen. Die Photonen „laufen" in der Röhre hin und her, es entsteht eine Kettenreaktion. Einer der Spiegel ist nicht komplett verspiegelt, dadurch kann ein Teil des Laserlichts abgeleitet und genutzt werden. Das Laserlicht hat gegenüber normalem Licht besondere Eigenschaften: Es ist **monochromatisch** – besitzt eine genau definierte Wellenlänge – und **kohärent,** d. h., alle Photonen schwingen phasengleich. Außerdem ist das Laserlicht **vollständig linear polarisiert** und weist eine **minimale Divergenz** auf.

## Klinisch angewandte Laser

Abhängig vom Material, welches das Laserlicht emittiert, hat dieses unterschiedliche Eigenschaften. Je nach Wellenlänge wird es von unterschiedlichen Geweben absorbiert und entfaltet abhängig von der transportierten Energie unterschiedliche Wirkungen. Laser werden sowohl zu diagnostischen als auch zu therapeutischen Zwecken angewandt. → Tab. 12.1 gibt eine Zusammenfassung der heute verwendeten therapeutischen Laser.

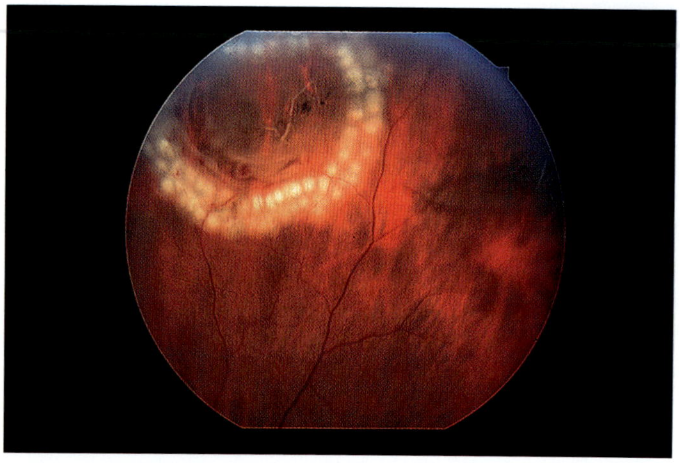

**Abb. 12.1** Netzhautriss umgeben von Laserkoagulationen [E282]

## Anwendung in der Diagnostik

Mit Lasern kann z. B. die Netzhautoberfläche genauer dargestellt (z. B. Analyse der Dicke des Nervenfaserpolsters bei Glaukom) oder ein Schnittbild der Netzhaut erstellt werden (optische Kohärenztomografie). Auch kann das Auflösungsvermögen der Netzhaut bei Trübung der brechenden Medien bestimmt werden (Retinometer). Hierbei wird durch Laserlicht ein Interferenzmuster auf der Netzhaut erzeugt, welches der Proband wahrnimmt.

## Anwendung in der Therapie

Am häufigsten wird die Lasertherapie bei der Koagulation der Netzhaut angewandt, in den letzten Jahren findet allerdings die Behandlung von Refraktionsanomalien mittels Excimer-Laser immer weitere Verbreitung (→ Kap. 9).

### Netzhautrisse und periphere Netzhautdegenerationen

Netzhautrisse ohne Ablösung der Netzhaut und periphere Netzhautdegenerationen, die zu einem Riss führen könnten, werden mit mehreren Reihen von Koagulationspunkten umgeben, um so eine Netzhautablösung zu verhindern (→ Abb. 12.1).

**Tab. 12.1** Verschiedene Laser und ihre Anwendung

| Art des Lasers | Wirkung | Anwendung |
|---|---|---|
| Argonionen-Laser | Photonen werden vom Gewebe absorbiert und in Wärme umgewandelt. | Laserkoagulation der Netzhaut |
| Dioden-Laser | Photonen werden vom Gewebe absorbiert und in Wärme umgewandelt. | Koagulation der Netzhaut<br>Transsklerale Zyklophotokoagulation<br>Makulaödem<br>Thermotherapie von Aderhauttumoren |
| Nd:YAG*-Laser | Durch sehr hohe Pulsenergie wird das Gewebe ionisiert und verdampft. | Kapsulotomie<br>Iridotomie<br>Durchtrennen von Glaskörpersträngen |
| Excimer-Laser | Bricht die Verbindungen zwischen den Gewebemolekülen auf | Abtragen (PRK, LASIK, PTK) und Schneiden der Hornhaut |
| Femtosekunden-Laser | Photodisruption von Gewebe | Teilschritte der Kataraktoperation, z. B. Öffnung der Linsenkapsel |
| Erbium-YAG-Laser | Ähnlich wie Excimer-Laser, Abtragen von Gewebe | ästhetische Lidchirurgie und Entfernung von kleinen Hauttumoren |
| $CO_2$-Laser | Schneiden von Gewebe wie mit einem Skalpell, gleichzeitige Blutstillung | ästhetische Chirurgie |

* Neodymium-Yttrium-Aluminium-Garnat

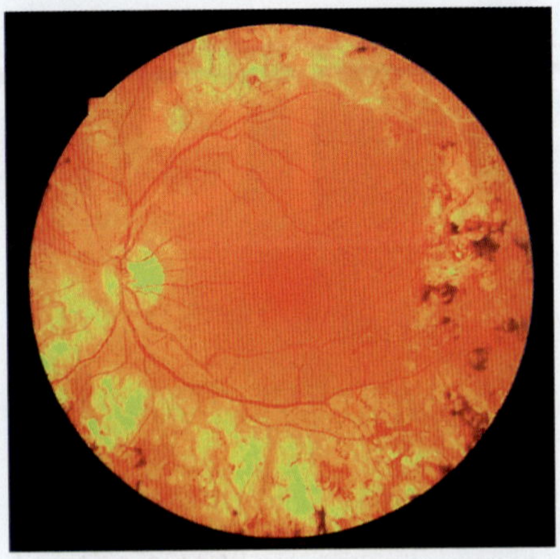

**Abb. 12.2** Panretinale Laserkoagulation [E811]

## Diabetische Retinopathie

Durch die diabetische Stoffwechsellage kommt es zu Veränderungen der retinalen Gefäßwände mit Zusammenbruch der Blut-Retina-Schranke und Ausbildung eines diabetischen Makulaödems. In ausgewählten Fällen wird dann eine fokale oder gitterförmige Laserkoagulation durchgeführt. Es können sich auch Neovaskularisationen bilden (proliferative diabetische Retinopathie), die durch Glaskörperblutungen zu einer hinteren Glaskörperabhebung und in der Folge zu einer traktionsbedingten Netzhautablösung führen. Therapie der Wahl bei proliferativer diabetischer Retinopathie ist die **panretinale Laserkoagulation** (ca. 1 500 Koagulationspunkte) unter Aussparung der Makula und der großen Gefäße. Hierdurch kann häufig eine Rückbildung der Gefäßproliferate erreicht werden durch Senkung des Sauerstoffbedarfs der koagulierten Netzhautareale (→ Abb. 12.2).

Bei diabetischem Makulaödem können intravitreale Anti-VEGF-Injektionen und Kortikosteroide hilfreich sein.

## Altersbedingte Makuladegeneration

Pathologische Blutgefäße, die von der Chorioidea durch das geschädigte Pigmentepithel in den subretinalen Raum wachsen, sind Ursache für die feuchte Makuladegeneration. Diese Gefäße können mit einem Laser oder durch eine fotodynamische Therapie (PDT) – hier wird vor der nicht thermischen Laserbehandlung ein fotosensibilisierender Farbstoff intravenös appliziert – verödet werden, allerdings können die Gefäße nachwachsen. Bei der reinen Laserkoagulation werden auch die darüberliegenden Netzhautschichten zerstört, weshalb sie nicht in der Fovea angewandt werden kann, wo die Neovaskularisation leider häufig liegt. Die PDT kann auch bei subfovealen Neovaskularisationen angewandt werden. Heute wird meist mit intravitrealen Injektionen von VEGF-Hemmern therapiert.

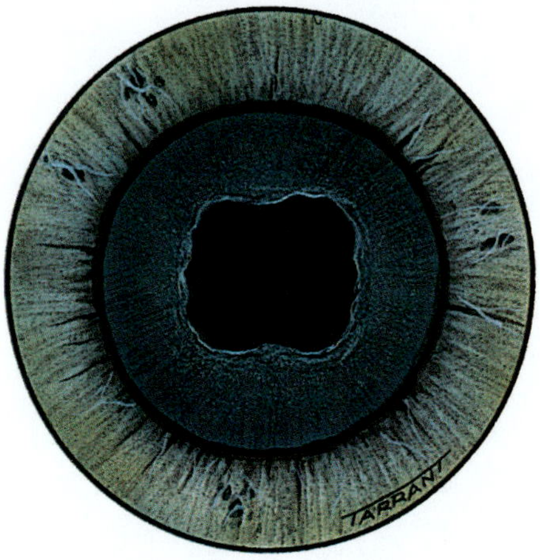


**Abb. 12.3** Kapsulotomie [E282]

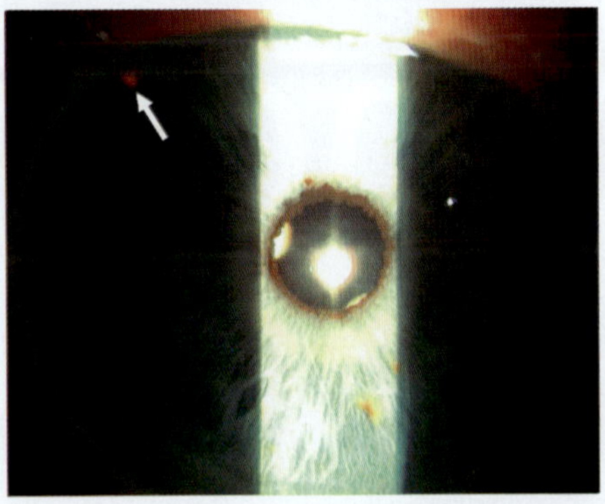

**Abb. 12.4** Laser-Iridotomie. Weißer Pfeil: Laser-Iridotomie-Öffnung; der Rotreflex des Fundus leuchtet durch die Iridotomie-Öffnung [P164]

Bei der trockenen Makuladegeneration kommen keine Laser zum Einsatz.

## Nachstar

Nach einer extrakapsulären Kataraktextraktion kommt es in ca. 20–30 % der Fälle zur Bildung eines sog. Nachstars, d. h. einer Trübung der hinteren Linsenkapsel. Mit dem Nd:YAG-Laser kann man einige Wochen oder Monate nach der OP ein Loch in die Kapsel „schneiden" **(Kapsulotomie),** sodass der optische Strahlengang wieder frei ist, ohne dass sich dadurch die Kunstlinse lockert (→ Abb. 12.3).

## Glaukom

Drei Verfahren stehen zur Glaukombehandlung zur Verfügung. Bei der sog. **Laser-Trabekuloplastik** werden ca. 90 Laserkoagulationen auf das Trabekelwerk im Kammerwinkel appliziert. Dadurch verbessert sich der Abfluss des Kammerwassers und der Augeninnendruck sinkt um etwa 3–10 mmHg. Diese Wirkung hält allerdings nur wenige Jahre an.

Zur Therapie und Prophylaxe eines Winkelblockglaukoms kann eine **Laser-Iridotomie** durchgeführt werden. Dabei wird nahe bei 12 Uhr mit dem Laser ein Loch in der peripheren Iris erzeugt, durch welches das hinter der Iris gestaute Kammerwasser abfließen kann (→ Abb. 12.4).

Bei fortgeschrittenem therapieresistenten Glaukom kann mit dem Nd:YAG-Laser oder dem Dioden-Laser durch die Sklera hindurch der Ziliarkörper vernarbt und dadurch die Produktion des Kammerwassers reduziert werden **(Zyklofotokoagulation).**

## Refraktionsanomalien und Hornhautoberflächenstörungen

Zur Korrektur von Refraktionsanomalien mit dem Excimer-Laser → Kap. 9.

Bei oberflächlichen Hornhauterkrankungen, wie stromalen Hornhautdystrophien, bandförmiger Hornhautdegeneration oder rezidivierenden Hornhauterosionen kann mittels Excimer-Laser eine oberflächliche Abtragung der Hornhaut erfolgen (phototherapeutische Keratektomie).

### Zusammenfassung

- Laser emittieren monochromatisches, kohärentes, linear polarisiertes Licht hoher Energiedichte und minimaler Divergenz.
- In der Ophthalmologie kommen unterschiedliche Laser für Diagnostik und Behandlung zum Einsatz, am häufigsten werden Laser zur Koagulation der Netzhaut und zur Korrektur von Refraktionsanomalien verwendet.

# Spezieller Teil

BASICS

## Erkrankungen des äußeren Auges



## Erkrankungen des inneren Auges



## Orthoptik



## Traumatologie in der Augenheilkunde



## Spezielle Themen

## Entzündungen der Lider

### Entzündungen der Lidhaut

#### Zoster ophthalmicus

***Definition und Ätiologie*** Die Reaktivierung des nach zurückliegender Windpockenerkrankung in den sensorischen Ganglien der Hirnnerven und in den dorsalen Nervenwurzeln ruhenden **Varicella-Zoster-Virus** kann bei Befall des **Ganglion trigeminale** und des Versorgungsgebiets des **N. ophthalmicus** zum Zoster ophthalmicus (Gesichtsrose) führen.

***Klinik*** Einseitige starke Schmerzen im Versorgungsbereich des N. ophthalmicus. Nach Tagen dann Hauterythem in diesem Bereich (→ Abb. 13.1) und pralle, gruppiert stehende Bläschen mit klarer Flüssigkeit. Der Inhalt trübt gelblich ein, trocknet aus und hinterlässt gelbliche Krusten.

***Therapie und Komplikationen*** Spontane Abheilung innerhalb von 3 Wochen; Narben können bleiben. Therapie mit Aciclovir systemisch und konsequente Schmerzbekämpfung. Lokal mit virostatischen Salben. Topische Kortikoide sind zwar wirksam, sollten aber restriktiv gehandhabt werden, da durch sie die Heilung verzögert und die Rezidivrate erhöht werden kann. Besonders bei Effloreszenzen an der Nasenspitze (**Hutchinson-Zeichen,** beweist Befall des N. nasociliaris) kann auch das Augeninnere befallen sein. Damit diese Komplikation nicht übersehen wird, sollte der Patient bei einem Augenarzt vorstellig werden.

#### Lidherpes

***Definition und Ätiologie*** Bei einer Infektion mit **Herpes-simplex-Viren** kann es zu Effloreszenzen auf dem Augenlid kommen.

***Klinik und Therapie*** Typisch sind gruppenförmig angeordnete, schmerzende Bläschen mit umschriebener Rötung und Schwellung. Die Entzündung heilt ohne Narben ab, Therapie ist meist nicht nötig. Eventuell kann Aciclovir lokal und/oder systemisch eingesetzt werden.

#### Pediculosis

***Definition und Ätiologie*** Befall der Wimpern mit Filzläusen (Phthiriasis palpebrarum).

***Klinik und Therapie*** Die Nissen haften als kohlenstaubartige Körnchen an den Wimpern, die Läuse saugen zwischen den Wimpern an der Lidkante. Zur Behandlung wird Pilokarpin-Öl eingesetzt (**Cave:** Pupillenverengung), das die Filzläuse durch Hemmung ihrer Atmung tötet.

#### Lidekzem

***Klinik und Ätiologie*** Es besteht mäßiger Juckreiz, Rötung und Schwellung, gefolgt von Bläschenbildung und Schuppung des Lids. Als Ursachen sind differenzialdiagnostisch zu erwägen: allergisches Kontaktekzem, Liderysipel, Dermatomyositis, atopisches und seborrhoisches Ekzem.

### Entzündungen des Lidrands

#### Blepharitis squamosa

***Definition*** Diese schuppende Lidrandentzündung tritt bei seborrhoischem (vermehrte Talgproduktion) bzw. atopischem Hauttyp auf.

***Klinik*** Die fettigen Beläge verursachen einen Sekretstau in den Meibom-Drüsen mit Hordeolosis (s. u.), die Talgüberproduktion der Lidranddrüsen lässt die Wimpern verkleben. Die Schuppen bilden den Nährboden für Staphylokokken, deren Toxine die Entzündung zusätzlich befeuern können (Blepharitis ulcerosa s. u.). Es kann zu schleichendem Wimpernausfall kommen.

***Therapie und Prognose*** Wichtig ist die Lidrandhygiene mit Ausmassieren der Meibom-Drüsen und Reinigen ihrer Ausführungsgänge. Es werden antibiotische Augensalben eingesetzt, bei Befall mit der Haarbalgmilbe (*Demodex folliculorum*) wird mit Pilocarpin-Öl lokal behandelt. Die Prognose ist gut, die Erkrankung kann aber hartnäckig sein.

#### Blepharitis ulcerosa

***Definition und Ätiologie*** Es handelt sich hierbei um einen schweren Verlauf der Blepharitis squamosa. Es liegt eine bakterielle Entzündung des Lidrands (meist durch Staphylokokken, Streptokokken, Hämophilus) auf Basis der Funktionsstörung der Meibom-Drüsen vor.

***Klinik*** Es kommt zu einer entzündlichen Schwellung der Lider, zahlreichen Abszessen und Ulzerationen, deren Sekretionen gelbe Krusten entstehen lassen.

***Therapie und Prognose*** Zur Behandlung werden antibiotische Salben eingesetzt. Die Prognose bei rechtzeitiger Therapie ist gut; sonst kann es durch Zerstörung der Haarbälge zu Wimpernausfall und Lidfehlstellungen kommen.

### Entzündungen der Liddrüsen

#### Gerstenkorn (Hordeolum)

***Definition und Ätiologie*** Es handelt sich um eine **akute schmerzhafte Infektion** der Lidranddrüsen meist durch Staphylokokken. Sind Moll- oder Zeisdrüsen betroffen, spricht man von einem **Hordeolum externum** (→ Abb. 13.2), bei dem häufigeren Befall der Meibom-Drüsen von einem **Hordeolum internum.**

***Klinik*** Die Entzündung ist schmerzhaft und imponiert beim Hordeolum externum als Follikulitis, während beim Hordeolum internum eine umschriebene hochrote Vorwölbung des Lids zu sehen ist. Eventuell Schwellung der präaurikulären Lymphknoten und Fieber. Häufige Rezidive können auf einen Diabetes mellitus hinweisen!

***Therapie*** Trockene Wärme (Rotlicht), antibiotische Salben, evtl. Stichinzision.

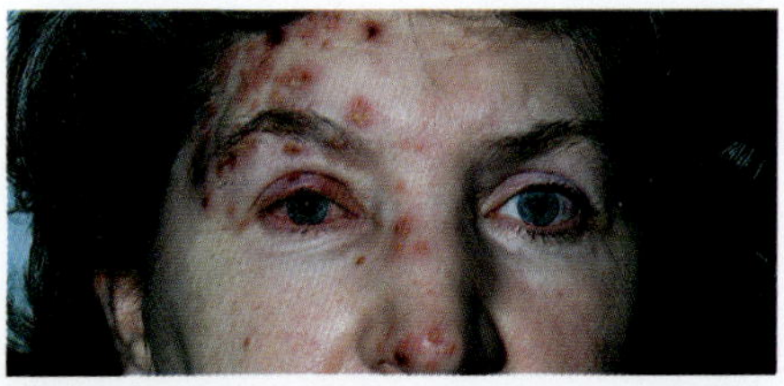

**Abb. 13.1** Zoster ophthalmicus rechts mit Beteiligung der Nasenspitze [E282]

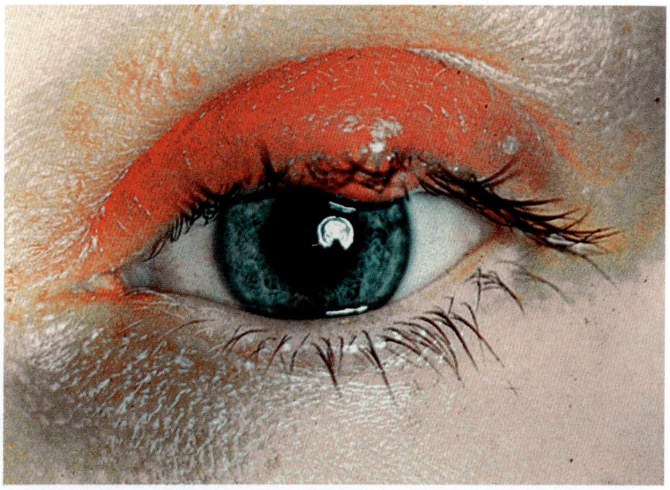

**Abb. 13.2** Hordeolum externum [E431]

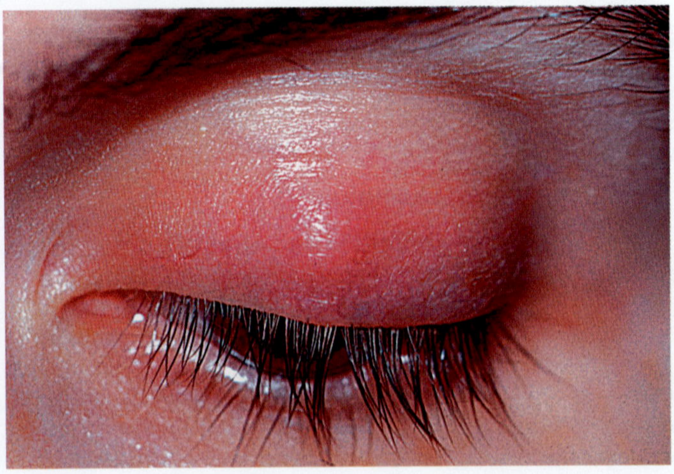

**Abb. 13.3** Chalazion [E431]

## Hagelkorn (Chalazion)

***Definition und Ätiologie*** Es handelt sich um eine **chronisch-granulomatöse schmerzlose Entzündung** (→ Kap. 5) der Meibom-Drüse, ausgelöst durch Verstopfung des Ausführungsgangs. Das Chalazion ist harmlos.

***Klinik und Therapie*** Man findet eine schmerzfreie, umschriebene, nicht verschiebliche Schwellung in der Tiefe des Lids (→ Abb. 13.3). Das Hagelkorn wird unter Lokalanästhesie nach Ektropionieren des Lids von der Conjunctiva tarsi aus operativ entfernt, kleine Hagelkörner bilden sich manchmal spontan zurück.

***Differenzialdiagnose*** Ein **Adenokarzinom** der Meibom-Drüse kann wie ein Hagelkorn aussehen, weswegen die entfernten Kapselreste histologisch untersucht werden sollten.

# Lidödem

Das subkutane Gewebe des Lids ist locker aufgebaut, sodass sich schnell ein Ödem durch Einlagerung von Flüssigkeit entwickeln kann. Es handelt sich hierbei nicht um eine Erkrankung, sondern um einen Befund, nach dessen Ursache zu fahnden ist.
An Differenzialdiagnosen kommen in Betracht: Allergien, Angioödem, Insektenstiche, Entzündungen der Tränenorgane, Tenonitis, Orbitaphlegmone, Sinus-cavernosus-Thrombose, Endophthalmitis, Rhabdomyosarkom der Orbita, Pseudotumor orbitae. Auch Nierenerkrankungen und Schilddrüsenunterfunktion können zu einem Lidödem führen.

## Zusammenfassung

- Bei Herpes Zoster ophthalmicus einen Befall des Augeninneren ausschließen!
- Blepharitis ulcerosa kann zu dauerhaften Schäden am Lid führen.
- Blepharitiden: An möglichen Befall mit der Haarbalgmilbe denken.
- Rezidivierende Hordeola können durch einen Diabetes mellitus verursacht sein.
- Schwellungen der Lider können durch Entzündung, allergisches Geschehen, Retentionszysten und Tumoren (→ Kap. 14) verursacht sein.

# Fehlstellungen und Tumoren der Lider

## Lidfehlstellungen

Fehlstellungen der Lider können angeboren oder erworben sein. Die angeborenen Fehlbildungen werden meist schon im Säuglings- und Kleinkindalter operiert, auf sie soll hier nicht eingegangen werden. Im Folgenden werden die erworbenen Lidfehlstellungen beschrieben.

## Ptosis

### Definition und Ätiologie

Als Ptosis wird das **Herabhängen eines oder beider Oberlider** aufgrund myogener oder neurogener Ursachen bezeichnet.

### Klinik

Einer **einseitigen Ptosis** (→ Abb. 14.1) liegt entweder eine Schädigung des N. oculomotorius im Kerngebiet oder im Verlauf **(Ptosis paralytica),** eine Schädigung des zervikalen sympathischen Grenzstrangs mit Horner-Syndrom (**Ptosis sympathica,** s. Horner-Syndrom, → Kap. 36), eine Schädigung des M. levator palpebrae superioris durch Trauma **(Ptosis traumatica)** oder Erschlaffung der Levatoraponeurose bei alten Menschen **(Ptosis senilis)** zugrunde. Allgemeine Muskelerkrankungen wie Myasthenia gravis oder myotone Dystrophie sind Ursache einer **beidseitigen Ptosis.** Als **Pseudoptosis** wird ein scheinbares Herabhängen des Oberlids bei entzündlichen Lidveränderungen und -schwellungen bzw. bei Verkleinerung des Orbitainhalts bezeichnet.

### Therapie und Prognose

Ptosis traumatica und paralytica können sich von selbst zurückbilden. Ansonsten kann eine operative Lidheberverkürzung durchgeführt werden. Eine Ptosis bei allgemeinen Muskelerkrankungen bessert sich durch Behandlung der zugrunde liegenden Erkrankung.

## Entropium

### Definition und Ätiologie

Eine **Einwärtskippung des Lids** wird als Entropium bezeichnet. Es wird häufiger am Unterlid als am Oberlid beobachtet. Ursächlich ist beim **Entropium senile** eine Erschlaffung des Aufhängeapparats des Unterlids mit Einwärtsklappen des Tarsus bzw. ein erhöhter Tonus der lidrandnahen Fasern des M. orbicularis oculi. Letzteres ist auch beim **Entropium spasticum** die Ursache. Beim **Entropium cicatriceum** kommt es narbenbedingt zu einer Verziehung des Lids.

### Klinik

Durch die Einwärtsdrehung des Lidrands schleifen die Wimpern auf Horn- und Bindehaut **(Trichiasis),** was zur ständigen Reizung des Auges führt. An der Hornhaut kommt es bei längerem Bestehen des Entropiums zu Erosionen, Ulkusbildung (→ Abb. 14.2) und Vaskularisation. In Entwicklungsländern führt das Narbenentropium des Oberlids bei Trachom (→ Kap. 19) häufig zur Erblindung.

### Therapie und Prognose

Bei nur zeitweiligem Auftreten des Entropiums kann das Unterlid durch einen Pflasterstreifen oder durch eine sog. **Schöpfer-Naht** fixiert werden, bis der Spasmus nachlässt. Ansonsten ist eine operative Therapie indiziert. Dabei wird ein Teil der Orbikularisfasern entfernt und evtl. das Lid verkürzt. Bei rechtzeitiger Behandlung ist die Prognose gut.

## Ektropium

### Definition und Ätiologie

Hierunter versteht man eine Auswärtskippung fast ausschließlich des Unterlids (→ Abb. 14.3). Beim **Ectropium senile** ist hierfür eine Erschlaffung des Unterlids und der Lidbändchen verantwortlich. Das **paralytische Ektropium** entsteht durch Fazialisparese, Narben der Lidhaut können durch Verkürzung das Lid vom Auge wegziehen **(Ectropium cicatriceum).**

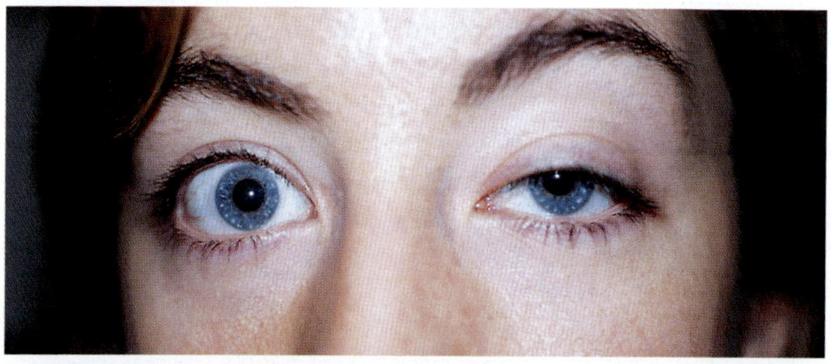

**Abb. 14.1** Ptosis links [E282]

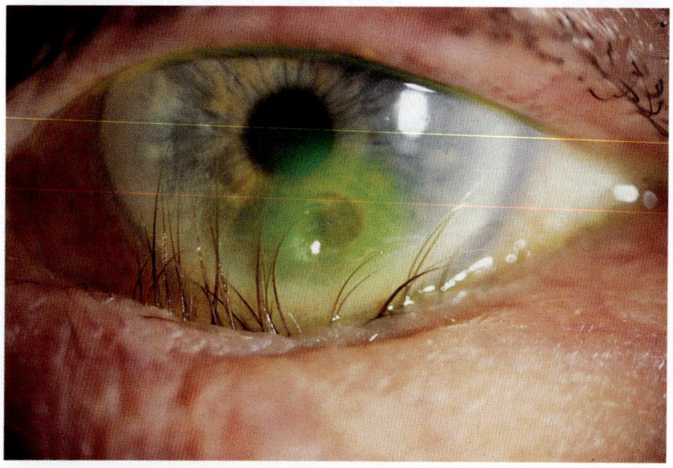

**Abb. 14.2** Hornhautulkus bei Entropium des Unterlids [E282]

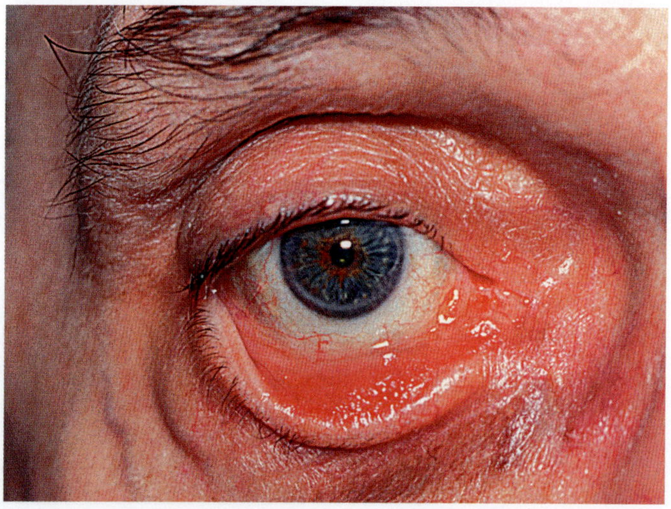

**Abb. 14.3** Ektropium [E431]

### Klinik

Durch das Auswärtsklappen des Lids gelangt das Tränenpünktchen vom Auge weg, sodass der Abfluss der Tränen nicht mehr gewährleistet ist. Es kommt zum Tränenträufeln; häufig verstärken die Patienten das Ektropium, wenn sie ihre Tränen nach unten aus dem Auge wischen. Die ständig exponierte Bindehaut des Lids trocknet aus und metaplasiert, die nicht mehr vom Lid befeuchtete Hornhaut entzündet sich.

### Therapie und Prognose

Es sollte rechtzeitig operiert werden, um Schäden an der Hornhaut zu vermeiden. Soll abgewartet werden, ob sich eine Fazialisparese zurückbildet, muss die Hornhaut durch Salben und Tropfen bzw. einen Uhrglasverband in der Nacht feuchtgehalten werden. Die Prognose ist bei sachgemäßer Behandlung gut.

## Tumoren der Lider

Die Lider sind ein Teil der Haut, sodass hier die gleichen Tumoren auftreten. → Tab. 14.1 gibt eine Übersicht über die häufigsten Tumoren.

Am häufigsten unter den malignen Tumoren ist mit ca. 90 % der Fälle das **Basalzellkarzinom (Basaliom)** (→ Abb. 14.4). Es geht von den Basalzellen der Haut aus, metastasiert nicht, wächst aber infiltrierend in die Tiefe. Häufig ist es am Unterlid lokalisiert und ist typischerweise verhärtet (induriert). Typische Zeichen sind außerdem unregelmäßig erhabene Ränder mit **Perlmuttglanz** und sichtbaren Gefäßnetzen **(Teleangiektasien)** sowie eine **zentrale Ulzeration.**

Kennzeichnend für maligne Tumoren ist zudem, dass die Wimpern nicht durch sie hindurchwachsen.

Die Therapie der malignen Tumoren besteht in der Exzision.

**Tab. 14.1** Tumoren der Lider

| Tumor | Beschreibung |
|---|---|
| **Gutartige Tumoren** | |
| seborrhoische Hyperkeratose | fettig-bräunliche, bröckelige Oberfläche; multipel |
| aktinische Hyperkeratose | durch häufige Sonnenexposition bedingt, Übergang in ein Plattenepithelkarzinom möglich |
| Keratoakanthom | schnell wachsender Hauttumor mit einem keratingefüllten Krater in der Mitte; spontane Rückbildung möglich |
| Lidkantennävus | oft wenig pigmentiert, Wimpern wachsen durch ihn hindurch |
| Hämangiom | Das Hämangiom des Neugeborenen sieht erdbeerartig aus, wächst anfänglich schnell, bildet sich aber häufig zurück (**Cave:** bei Lidschwellung Amblyopiegefahr!). |
| Xanthelasmen | Lipidablagerungen in der Lidhaut |
| Cornu cutaneum (Hauthorn) | aus Keratin bestehend, gelb-bräunliche Farbe, einem Tierhorn ähnelnd |
| Neurofibrom | multipel, gestielt, kommt auch in Zusammenhang mit der Neurofibromatose von Recklinghausen vor |
| **Bösartige Tumoren** | |
| Basaliom | noduläre und sklerosierende Form, wächst lokal destruierend, metastasiert aber nicht; häufigster maligner Lidtumor |
| Spinaliom (Plattenepithelkarzinom) | metastasiert vorwiegend regional; zweithäufigster maligner Lidtumor |
| Talgdrüsenkarzinom (Adenokarzinom der Meibom-Drüsen) | selten; ist anfangs schwer von einem Chalazion zu unterscheiden; bei unvollständiger Entfernung Metastasierung in die regionalen Lymphknoten |
| malignes Melanom | sehr selten, geht häufiger von der Bindehaut aus |

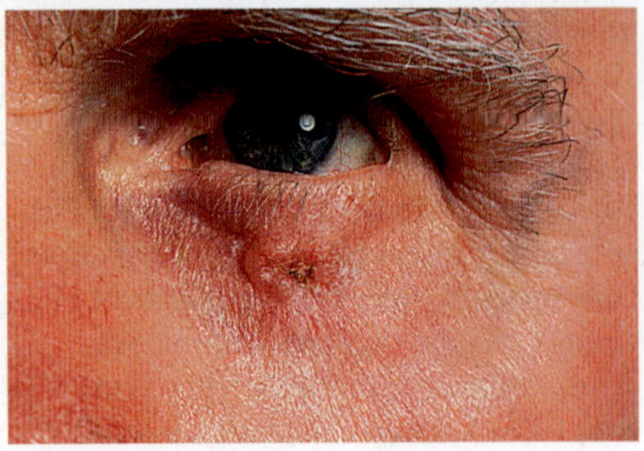

**Abb. 14.4** Noduläres Basaliom [E431]

### Zusammenfassung

- Ptosis: Je nach Genese paralytisch, sympathisch, traumatisch oder altersbedingt. Eine beidseitige Ptosis lässt an allgemeine Muskelerkrankungen denken.
- Entropium: Kann durch Trichiasis zu schweren Hornhautschäden führen.
- Ektropium: Es kann durch Austrocknung zu Schäden an der Hornhaut kommen.
- Das Basaliom ist der häufigste maligne Lidtumor.

Zu den Tränenorganen zählen die Tränendrüse und die ableitenden Tränenwege. Erkrankungen äußern sich in einem Zuviel oder Zuwenig an Produktion bzw. Abfluss der Tränen.
Der **Schirmer-Test** erlaubt die Überprüfung auf ausreichende Produktion der wässrigen Phase des Tränenfilms. Dabei wird ein Filterpapierstreifen in das temporale Unterliddrittel eingelegt. Nach 5 min sollen mindestens 15 mm des Streifens befeuchtet sein (→ Abb. 15.1).
Durch Bestimmen der **Tränenfilmaufrisszeit = Break-Up-Time** (BUT: Normwert > 10 s) kann die Muzinschicht oder die Lipidschicht des Tränenfilms beurteilt werden.

## Das trockene Auge/ Keratoconjunctivitis sicca/ Sicca-Syndrom

### Definition und Ätiologie

Die Keratoconjunctivitis sicca ist eine Benetzungsstörung von Horn- und Bindehaut mit dadurch bedingter Reizung und Entzündung des Auges. Es kann jede der drei Phasen des Tränenfilms betroffen sein, also die **Lipidphase** (chron. Blepharitis, Meibomdrüsendysfunktion), die **wässrige Phase** (Tränendrüsenaplasie, Sjögren-Syndrom, Leukämie etc.) oder die **Muzinschicht** (Vitamin-A-Mangel, Stevens-Johnson-Syndrom, chronische Konjunktivitis, Verätzung). Die Keratoconjunctivitis sicca kommt mit zunehmendem Alter und bei Frauen häufiger als bei Männern vor. Medikamente wie z. B. östrogenhaltige Präparate, Betablocker oder topische Kortikoide beeinflussen Menge und Zusammensetzung des Tränenfilms. Vermehrte Computerarbeit und trockenes Raumklima führen auch bei jüngeren Patienten zu Beschwerden.

### Klinik

Neben der Trockenheit klagen die Patienten über Fremdkörpergefühl und Brennen. Bei schweren Formen entstehen punktförmige Erosionen des Hornhautepithels (Keratitis superficialis punctata, → Abb. 15.2) und Epithelfäden (Keratitis filiformis). Durch die Reizung der Augenoberfläche kann es paradoxerweise zu Epiphora kommen.

### Therapie

Das Auge wird durch Applikation künstlicher Tränen (z. B. Hypromellose, Hyaluronsäure, Lipide, Carbomer) feuchtgehalten. Ein Verschluss der Tränenpünktchen (temporär mit Silikonstöpseln oder dauerhaft durch Kauterisation) kann sinnvoll sein, um die vorhandenen Tränen möglichst lange im Auge zu halten. Eine Stimulation der Meibomdrüsen durch Lidrandhygiene und -massage kann zu einer verbesserten Lipidschicht und damit verminderter Verdunstung der wässrigen Schicht führen.
Nach pathophysiologischem Verständnis spielt ein chronischer Entzündungsprozess der Augenoberfläche bei der Entstehung und Aufrechterhaltung des trockenen Auges eine zentrale Rolle. Deshalb zielt ein neuer Therapieansatz darauf, diesen Entzündungsprozess durch lokale immunmodulierende Medikamente wie Ciclosporin zu unterdrücken.

## Das tränende Auge

Das Tränen des Auges wird als **Epiphora** bezeichnet. Verantwortlich dafür ist entweder eine Hypersekretion der Tränendrüse oder, häufiger, eine wie auch immer geartete Tränenabflussstörung. Für eine Hypersekretion können neurogene und psychische Ursachen oder eine Reizung der Augenoberfläche (Fremdkörper, Entropium mit Trichiasis) verantwortlich sein. Ursachen für Abflussstörungen sind im Folgenden erklärt. Auch **Adenokarzinome des Nasenraums** können sich in Form eines Tränenwegsverschlusses äußern, wenn sie in den Tränensack einwachsen.

## Angeborene Stenosen der abführenden Tränenwege

Bei Neugeborenen stellt die Hasner-Klappe den häufigsten Ort einer Stenose dar. Normalerweise öffnet sie sich am Ende der Schwangerschaft bzw. in den ersten Lebensmonaten.

### Klinik

Es kommt in den ersten Lebenswochen neben Epiphora zu Rückstau von Schleim und Eiter am inneren Lidwinkel.

### Therapie und Prognose

Durch Massage des Tränensacks kann versucht werden, die Klappe zu öffnen. Gelingt dies nicht, ist eine Sondierung oder eine Überdruckspülung angezeigt. Es kommt auf das Timing der Therapie an: Die Sondierung sollte nicht vor dem 12. Lebensmonat erfolgen, da die spontane Kanalisation in ungefähr 95 % der Fälle erfolgt. Erfolgt die Therapie zu spät, kann es bereits zu irreversiblen Verklebungen in den ableitenden Tränenwegen gekommen sein.

## Erworbene Stenosen der abführenden Tränenwege

### Ätiologie

Hauptursache für erworbene Stenosen der abführenden Tränenwege sind Infektionen und Verletzungen.

### Klinik

Neben Epiphora abhängig von der Ursache.

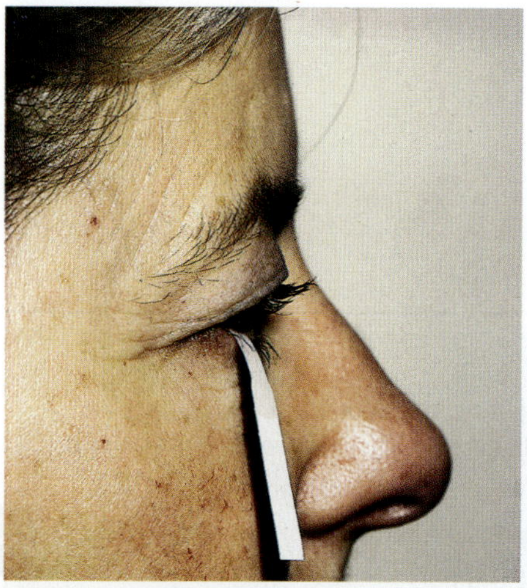

**Abb. 15.1** Schirmer-Test [E943]

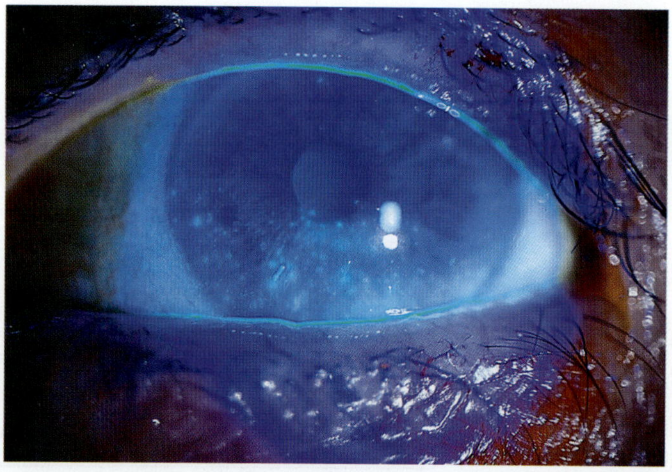

**Abb. 15.2** Mit Fluoreszein gefärbte Epithelerosionen bei Keratoconjunctivitis sicca [E943]

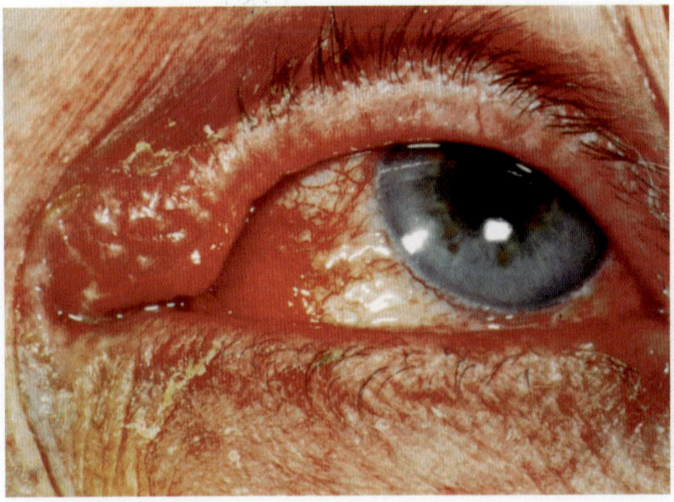

**Abb. 15.3** Canaliculitis links oben [E847]

### Therapie und Prognose

Bei Verletzungen muss versucht werden, die Tränenwege durch Intubation und Schienung mit einem Silikonschlauch offen zu halten. Gelingt dies nicht oder sind die Tränenwege z. B. durch Entzündungen verwachsen, stehen verschiedene operative Verfahren zur Ableitung der Tränen zur Verfügung.

## Canaliculitis

### Definition und Ätiologie

Entzündung der Tränenkanälchen durch Infektion mit Pilzen, Bakterien oder Viren. Besonders oft sind **Aktinomyzeten** die Übeltäter.

### Klinik

Meist ist nur ein Canaliculus betroffen. Das Tränenpünktchen ist hochrot entzündet, geschwollen und schmerzhaft (→ Abb. 15.3). Steinharte Konglomerate (Dakryolithen) befinden sich in den Kanälchen, weißer Eiter tritt bei Druck auf den Tränensack aus dem Tränenpünktchen.

### Therapie und Prognose

Die Konglomerate werden operativ entfernt, die Tränenkanälchen mit Antibiotikalösung gespult.

## Dacryocystitis acuta

### Definition und Ätiologie

Es handelt sich um eine Entzündung des Tränensäckchens (→ Abb. 15.4). Zugrunde liegt meist eine Abflussstörung mit Besiedlung durch Bakterien (oft **Pneumokokken**).

### Klinik

Die Gegend des Tränensacks ist schmerzhaft geschwollen und gerötet. Beeinträchtigung des Allgemeinbefindens und Fieber sind möglich.

### Therapie und Prognose

Es werden systemisch Antibiotika nach Antibiogramm gegeben und lokal desinfizierende feuchte Umschläge appliziert. Bei starker Schwellung wird das Tränensäckchen eröffnet, um den Eiter zu entleeren. Komplikationen sind Phlegmone, Sepsis und **Sinus-cavernosus-Thrombose.** Nach Abheilung muss meist operiert werden, da es durch die weiter bestehende Abflussstörung zu Rezidiven kommen kann. Dabei wird eine Fistel zwischen Tränensack und Nasenraum angelegt (Dakryozystorhinostomie/Toti-Operation von extern oder endonasal).

## Dacryocystitis chronica

### Definition und Ätiologie

Bei der Dacryocystitis chronica handelt es sich um eine Schleimhautentzündung des verschlossenen Tränensacks nach akuter Entzündung oder primär entstanden.

### Klinik

Einseitige Epiphora, vorgewölbter Tränensack.

### Therapie und Prognose

Es sollte eine Toti-Operation (s. o.) durchgeführt werden.

## Entzündungen der Tränendrüse

Typisch für Entzündungen der Tränendrüse (**Dakryoadenitis**) ist ihre Schwellung, was zu **paragrafenförmiger Veränderung der Lidform** führt. Eine schmerzhafte **Dacryoadenitis acuta** tritt meist einseitig bei systemischen Viruserkrankungen (Mumps, Masern, Röteln, Influenza, Mononukleose) auf.
Die **Dacryoadenitis chronica** ist durch eine schmerzlose ein- oder beidseitige Schwellung der Tränendrüse charakterisiert. Es kann eine lokale Infektion mit Bakterien oder Pilzen vorliegen, es müssen aber auch granulomatöse Erkrankungen wie z. B. Sarkoidose, Tuberkulose oder Leukämien in Betracht gezogen werden.
Die Therapie besteht jeweils in der Behandlung der Grunderkrankung.

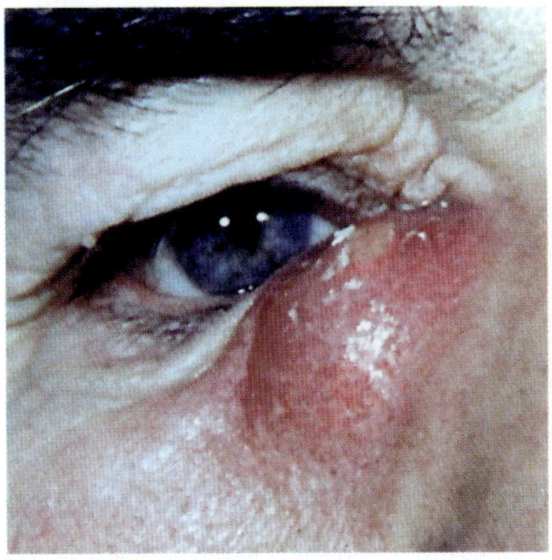

**Abb. 15.4** Akute Dakryozystitis [E811]

## Zusammenfassung

- Keratoconjunctivitis sicca: Alle drei Phasen des Tränenfilms können gestört sein.
- Tränendes Auge: Meist liegt eine Abflussbehinderung der Tränen zugrunde.
- Tränenabflussbehinderung: Die Stenose kann im gesamten Verlauf der Tränenwege lokalisiert sein.
- Entzündung der Tränendrüse: Sie führt zu einer paragrafenförmigen Verengung der Lidspalte.

## Vaskuläre Orbitaveränderungen

Die vaskulären Veränderungen der Orbita haben als Leitsymptom einen **Exophthalmus,** d. h. das Hervortreten des Bulbus aus der Augenhöhle. Man unterscheidet zwei Formen.

### Pulsierender Exophthalmus

#### Definition und Ätiologie

Plötzlich auftretender einseitiger Exophthalmus, der eine pulssynchrone Pulsation aufweist. Die Ursache ist ein pathologischer Shunt zwischen der A. carotis interna und dem venösen Sinus cavernosus **(Karotis-Sinus-cavernosus-Fistel),** der meist durch Trauma, aber auch durch arteriosklerotische oder luetische Wandveränderungen der benachbarten Gefäße entstehen kann. Das retrobulbäre Venennetz wird durch den arteriellen Blutzufluss erweitert und drückt so den Bulbus nach vorne.

#### Klinik

Man kann pulssynchrones **Pulsieren** des betroffenen Bulbus tasten, außerdem lassen sich bei hohen Durchflussraten mit dem Stethoskop über dem geschlossenen Lid ebenfalls pulssynchrone, maschinenartige **Orbitageräusche** auskultieren. Die Bindehaut- und episkleralen Venen sind massiv gestaut (→ Abb. 16.1). In der Farbduplexsonografie kann die Flussumkehr in den venösen Orbitagefäßen nachgewiesen werden. Die Angiografie dient der Sicherung der Diagnose und erlaubt die Beurteilung, ob ein Verschluss des Shunts nötig ist.

#### Therapie und Prognose

Der gesteigerte Druck in der Orbita kann zu Augenmuskelparesen und Optikusatrophien führen. Je nach Shuntgröße wird die Fistel von einem Neuroradiologen über einen Katheter verschlossen.

### Intermittierender Exophthalmus

#### Definition und Ätiologie

Meist einseitiger, nur temporärer Exophthalmus, der durch Steigerung des Drucks in den varikös erweiterten Orbitalvenen **(Orbitavarizen),** z. B. durch Valsalva-Manöver oder beim Bücken, hervorgerufen wird. Die Orbitavarizen können aufgrund einer vererbbaren Gefäßanomalie oder durch ein Trauma entstehen, selten ist ein Morbus Osler die Ursache.

#### Klinik

Durch entsprechende Manöver (Valsalva) tritt der Bulbus stärker hervor. Im Ultraschallbild können die erweiterten Venen erkannt werden.

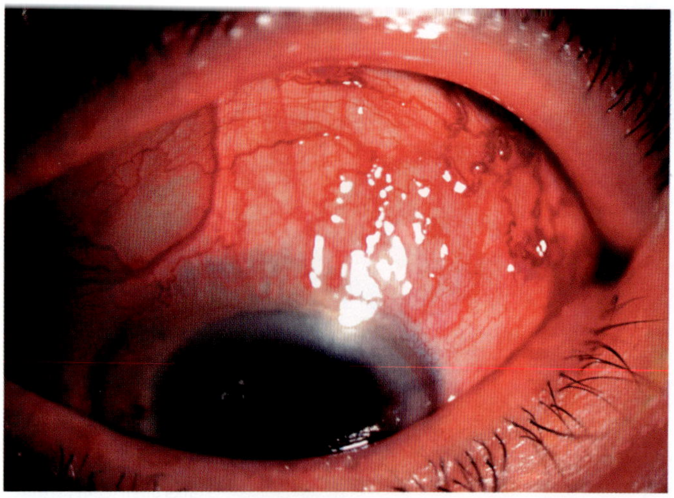

**Abb. 16.1** Karotis-Sinus-cavernosus-Fistel mit gestauten Bindehaut- und episkleralen Venen [E943]

#### Therapie und Prognose

Meist ist keine Therapie notwendig. Die Varizen können operativ entfernt werden, was jedoch schwierig und risikoreich ist.

## Entzündliche Orbitaveränderungen

### Orbitaphlegmone

#### Definition und Ätiologie

Es handelt sich um eine Entzündung des orbitalen Weichteilgewebes. Meist ist eine fortgeleitete Entzündung aus der Umgebung (z. B. bakterielle Infektion der Siebbeinzellen, Nebenhöhlen), häufig durch *Staphylococcus aureus* **oder Streptokokken,** die Ursache.

#### Klinik

Charakteristisch ist das kombinierte Auftreten von Protrusio bulbi, Chemosis (Bindehautschwellung), Lidschwellung (→ Abb. 16.2), eingeschränkter Bulbusbeweglichkeit bei allgemeinem Krankheitsgefühl mit Fieber. Die Patienten haben starke Schmerzen, v. a. beim Versuch, das Auge zu bewegen.

#### Therapie und Prognose

Wegen der Gefahr einer Ausweitung der Infektion mit Sinus-cavernosus-Thrombose ist die Erkrankung lebensbedrohlich. Die Behandlung muss stationär durch i. v. Gabe eines Breitbandantibiotikums erfolgen. Spricht die Behandlung nicht bald an, ist eine operative Sanierung des Entzündungsherds notwendig.

### Pseudotumor Orbitae

#### Definition und Ätiologie

Es liegt eine idiopathische lymphozytäre Entzündung der Orbita vor. Eine immunologische Ursache wird vermutet.

#### Klinik

Die **stark schmerzhafte** Erkrankung tritt meist einseitig auf. Sie ist charakterisiert durch einen schnell zunehmenden Exophthalmus. Lidschwellung und Chemosis können ebenso in geringem Maße vorkommen wie eine Motilitätsstörung.

#### Therapie und Prognose

Die Unterscheidung von einem echten Tumor ist auch mit einer CT oft nicht möglich. Unter einer **Kortisontherapie** bessern sich die Beschwerden rasch, was auch diffe-

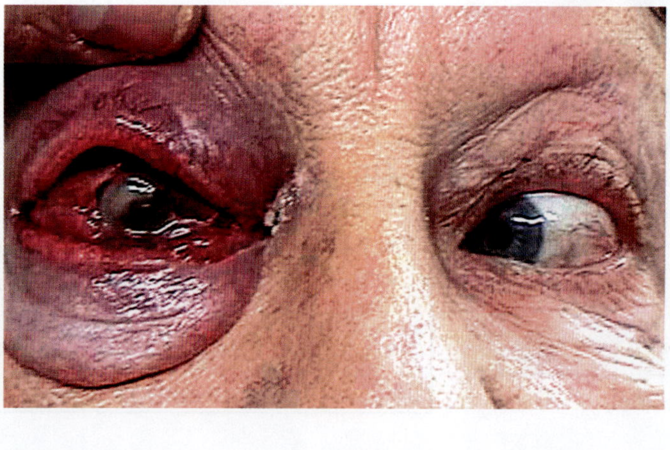

**Abb. 16.2** Orbitaphlegmone rechts [E431]

renzialdiagnostische Bedeutung hat. Starke Schmerzen sprechen eher gegen einen echten Orbitatumor.

## Endokrine Orbitopathie

### Definition und Ätiologie

Im Rahmen der Hyperthyreose bei **Morbus Basedow** kann es durch einen Autoimmunprozess zu entzündlichen Veränderungen mit lymphozytärer Infiltration von orbitalem Fettgewebe und geraden Augenmuskeln und letztlich zur Fibrose des Orbitainhalts und der Lider kommen.

### Klinik

Die typischen Symptome umfassen die sog. **Merseburger Trias** mit Exophthalmus (meist beidseitig, → Abb. 16.3), weicher Struma und Tachykardie. Die Mitbeteiligung des Auges kommt bei etwa 10 % der Schilddrüsenkranken vor. Die Symptome am Auge können sehr vielfältig sein und sich u. a. auch in Augenmotilitätsstörungen (Veränderungen an den Augenmuskeln), Retraktion des Oberlids (Dalrymple-Zeichen: Sklera über dem Limbus corneae sichtbar; Graefe-Zeichen: Zurückbleiben des Lids bei Blicksenkung: Stellwag-Zeichen: seltener Lidschlag) und Schädigung des Sehnervs durch Kompression äußern.

### Therapie und Prognose

Die Stellung der Diagnose erfolgt interdisziplinär zusammen mit dem Internisten bzw. Endokrinologen. Die Parameter $T_3$/$T_4$ sowie TRAK und MAK (TSH-Rezeptor-Antikörper, mikrosomale Antikörper) sollten überprüft werden. Die Therapie der Schilddrüsenerkrankung ist dabei sehr wichtig.

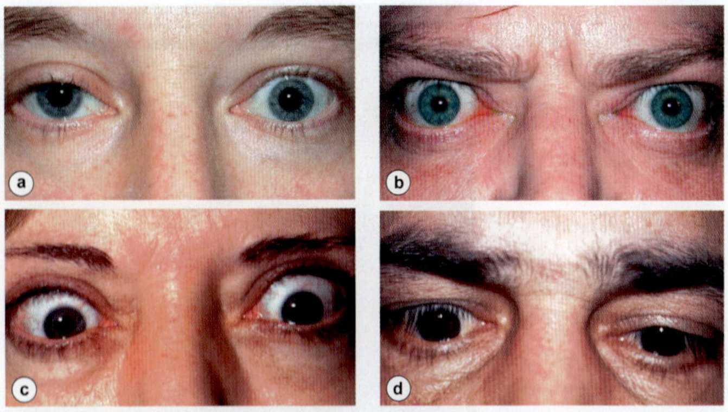


**Abb. 16.3** Endokrine Orbithopathie: a) Leichte Lidretraktion links, b) moderate bilaterale symmetrische Lidretraktion, c) schwere bilaterale Lidretraktion, d) Lid-Lag bei Abblick rechts [E282–7]

Der Exophthalmus kann mit systemischen Kortikosteroiden und evtl. einer Röntgenbestrahlung der Orbitaspitze behandelt werden, auch der Versuch einer Immunsuppression mit Ciclosporin A ist möglich. Wenn sich schon eine Fibrose entwickelt hat, bleibt der Exophthalmus oft bestehen, es besteht dann die Möglichkeit einer chirurgischen Dekompression der Orbita durch Eröffnen der knöchernen Orbitawände. Diese Operation wird von manchen Ärzten auch als primäre Behandlungsmethode bevorzugt.

## Verletzungen der Orbita

### Blow-out-Fraktur

Bruch des Orbitabodens bei Gewalteinwirkung auf den Bulbus.
Siehe hierzu → Kap. 37.

## Tumoren der Orbita

Der häufigste gutartige Orbitatumor sowohl bei Kindern als auch bei Erwachsenen ist das **Hämangiom.** Bei Erwachsenen tritt es als kavernöses Hämangiom auf, bei Kindern meist als kapilläres Hämangiom. Das kapilläre Hämangiom bildet sich meist spontan zurück, der Prozess kann durch eine Laserkoagulation oder eine Kortisonbehandlung beschleunigt werden. Oft führt der Tumor bei entsprechender Größe zu einer Verlagerung des Bulbus oder drückt auf den Sehnerv. In diesem Fall muss er operiert werden.

Der häufigste maligne primäre Orbitatumor im Kindesalter ist das **embryonale Sarkom (Rhabdomyosarkom).** Der Tumor geht von den äußeren Augenmuskeln aus, ist äußerst maligne und wächst sehr schnell. Wegen der entzündlichen Symptomatik stellt sich oft die Differenzialdiagnose einer Orbitaphlegmone. Das embryonale Sarkom führt zu einem monströsen Exophthalmus. Es erfolgt eine Computertomografie bzw. eine Kernspintomografie. Die Diagnose muss bioptisch gesichert werden, es folgen Staginguntersuchungen zum Ausschluss von Metastasen. Die Therapie erfolgt mittels Chemotherapie und Bestrahlung, eine chirurgische Entfernung ist meist nicht nötig.

## Zusammenfassung

- Der pulsierende Exophthalmus wird durch eine Karotis-Sinus-cavernosus-Fistel ausgelöst, der intermittierende durch Orbitavarizen.
- Orbitaphlegmone: Die bakterielle Entzündung muss dringlich behandelt werden, da es zu einer lebensbedrohlichen Sinus-cavernosus-Thrombose kommen kann.
- Endokrine Orbitopathie: Meist beidseitiger Exophthalmus bei weicher Struma und Tachykardie.
- Blow-out-Fraktur: Bruch des Orbitabodens bei Gewalteinwirkung auf den Bulbus.
- Das Hämangiom ist der häufigste gutartige Orbitatumor.
- Der häufigste maligne primäre Orbitatumor bei Kindern ist das Rhabdomyosarkom.

# Infektiöse Konjunktivitis

Die **Leitsymptome** einer infektiösen Konjunktivitis sind im Folgenden angegeben, eine Diagnosesicherung erfolgt nur in schweren Fällen und bei V. a. Keratoconjunctivitis epidemica (s. u.) mittels Abstrich zur mikrobiologischen Untersuchung:

- **Rotes Auge** (konjunktivale Injektion)
- **Sekretion** (wässrig, schleimig oder eitrig)
- **Bindehautschwellung** (Chemosis)
- **Follikel:** Lymphozytenansammlungen in der Bindehaut. Sie imponieren als kuppige Vorwölbungen der Bindehaut mit einem glasigen Zentrum (→ Abb. 17.1).
- **Papillen:** polygonale, pflastersteinartig abgeplattete Vorwölbungen der Bindehaut. Im Zentrum jeder Erhebung befindet sich ein feines Gefäßbäumchen.
- **Lichtscheu** (Fotophobie), **verstärkter Tränenfluss** (Epiphora) und **krampfhafter Lidschluss** (Blepharospasmus) finden sich in wechselndem Ausmaß.

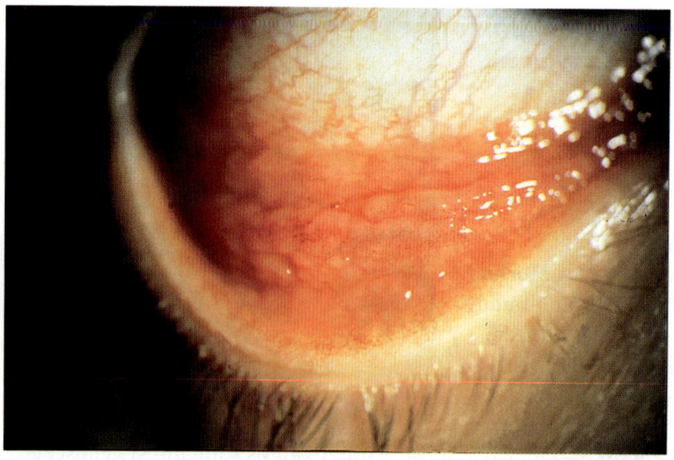

**Abb. 17.1** Bindehautfollikel [E282]

## Bakterielle Konjunktivitis

### Ätiologie und Klinik

Häufige Erreger der bakteriellen Konjunktivitis sind mit der erregerspezifischen Klinik in → Tab. 17.1 aufgeführt.

### Therapie und Prognose

Die meisten bakteriellen Konjunktivitiden verlaufen selbstlimitierend. Ein Abstrich wird nur in schweren oder unklaren Fällen genommen, um die Therapie gezielt auf das wirksamste Antibiotikum korrigieren zu können. Ansonsten wird die Behandlung sofort mit **antibiotischen Augentropfen und -salben** breiten Spektrums (z. B. Ofloxacin, Gentamicin, Erythromycin) begonnen. In leichten Fällen sollen die Tropfen 5-mal täglich, in schweren Fällen stündlich angewandt werden. Abends wird eine Salbe verabreicht.

## Virale Konjunktivitis

### Ätiologie

Als Erreger kommen viele pathogene Viren in Betracht, wobei **Adenoviren** (Keratoconjunctivitis epidemica, s. u.) und **Herpes-Viren** die häufigsten Auslöser sind.

### Klinik

Sehr ansteckend! Die virale Konjunktivitis ist oft mit einem fieberhaften Infekt kombiniert. Das Sekret ist überwiegend serös. Man findet regelmäßig subkonjunktivale Blutungen. Der Erregernachweis ist schwierig.

### Therapie und Prognose

Eine spezifische Therapie ist nicht möglich. Die Beschwerden können mit antiphlogistischen Augentropfen gelindert werden. Kortisonhaltige Augentropfen sind kontraindiziert, da sie die Viruselimination verzögern. Zur Verhinderung einer Superinfektion werden antibiotische Augentropfen gegeben.

## Keratoconjunctivitis epidemica

### Ätiologie

Die Entzündung wird durch Adenoviren Typ 8 oder Typ 19 hervorgerufen.

### Klinik

Die Erkrankung beginnt an einem Auge mit Schwellung der Bindehaut (besonders von Karunkel und von Plica semilunaris) und Rötung, Juckreiz und starkem Fremdkörpergefühl. Die Sekretion ist zunächst wässrig, später schleimig. Es kann auch zu Bindehauthämorrhagien kommen. Häufig sind die ipsilateralen präaurikulären und submandibulären Lymphknoten geschwollen. Nach ein paar Tagen wird auch das andere Auge befallen. Typisch ist eine Hornhautbeteiligung in Form von subepithelialen nummulären Infiltraten (**Nummuli,** → Abb. 17.2). Mit dem Auftreten der Nummuli besteht keine Infektiosität mehr. Durch die durch sie hervorgerufene Lichtstreuung können die Patienten stark blendungsempfindlich sein und der Visus kann deutlich beeinträchtigt sein. Die Rückbildung der Nummuli kann Monate dauern.

**Tab. 17.1** Erreger und erregerspezifische Symptome bei bakterieller Konjunktivitis

| Erreger | Spezielle Symptome, Klinik |
|---|---|
| **Grampositive Erreger** | |
| • Staphylokokken (*S. aureus, S. epidermidis*) | • Vor allem *S. aureus:* schleimige Sekretion |
| • Streptokokken | • Blepharitis ulcerosa |
| • Pneumokokken | • Hämorrhagien der Bindehaut, einseitiger Beginn |
| **Gramnegative Erreger** | |
| • *Pseudomonas aeruginosa* | • Grünlich-gelber, zäh haftender Schleim; foudroyanter Verlauf; **Gefahr der Hornhautperforation!** |
| • *Haemophilus influenzae* | • Seröse oder mukopurulente Sekretion |
| • *Neisseria gonorrhoeae* (Neugeborene!) | • Eitrige, verklebte Lider |

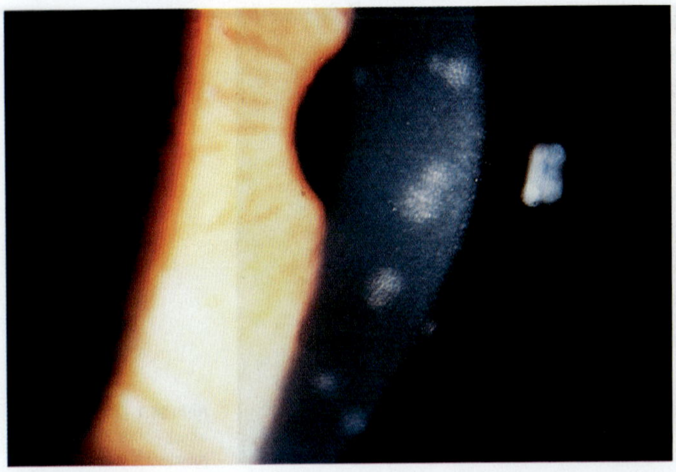

**Abb. 17.2** Hornhautinfiltrate bei Keratoconjunctivitis epidemica [E943]

> Wegen der hohen Infektiosität der Erkrankung ist die Prophylaxe äußerst wichtig. Der Patient sollte zu strengsten Hygienemaßnahmen aufgefordert werden (keine Verwendung von gemeinsamen Handtüchern, kein Händeschütteln). Die Infektiosität besteht bis ca. 14 Tage nach Befall des zweiten Auges. Der Arzt muss seine Hände und den Arbeitsplatz gründlich desinfizieren.

### Therapie und Prognose

Eine spezifische Behandlung existiert nicht, bei starkem Fremdkörper- und Trockenheitsgefühl können symptomatisch befeuchtende Augentropfen gegeben werden. Nach etwa 2 Wochen gehen die Entzündungszeichen zurück. Als Komplikation können runde Narben der Hornhaut zurückbleiben, die die Sehschärfe noch nach Jahren geringgradig beeinträchtigen können. Zur Verhinderung einer Mischinfektion werden antibiotische Augentropfen eingesetzt. Später können zur Aufhellung von Nummuli steroidhaltige Augentropfen versucht werden, die aber oft nur vorübergehend Wirkung zeigen.

Die Erkrankung ist beim Gesundheitsamt meldepflichtig bei direktem Erregernachweis oder gehäuftem Auftreten.

## Mykotische Konjunktivitis

Im Gegensatz zu Mykosen der Hornhaut sind solche der Bindehaut sehr selten. Meist gehen sie von einer mykotischen Entzündung des Tränenkanälchens aus.
Die Behandlung erfolgt lokal und systemisch mit Antimykotika. Steroide dürfen nicht angewandt werden!

## Parasitäre Konjunktivitis

Parasitäre Konjuntivitiden sind in unseren Breiten selten. Sie spielen aber in den Tropen eine wichtige Rolle (→ Kap. 41).
Selten findet man eine **Conjunctivitis nodosa.** Sie entsteht durch akzidentell ins Auge gelangte Raupenhaare. Um die Fremdkörper bilden sich Granulome. Eine frühzeitige chirurgische Entfernung ist indiziert, da die Raupenhaare sich durch ihre Widerhaken immer weiter in das Gewebe vorarbeiten und beim Eindringen ins Augeninnere zur Erblindung führen können.

## Zusammenfassung

- Bakterielle Konjunktivitis: verursacht ein gerötetes Auge mit eitriger Sekretion; schnelle Besserung durch ein Breitspektrumantibiotikum.
- Virale Konjunktivitis: meistens durch ein Adenovirus verursacht; verursacht ein gerötetes Auge mit seröser Sekretion; subkonjunktivale Blutungen.
- Mykotische und parasitäre Konjunktivitis: in unseren Breiten selten; in den Tropen findet man häufiger Parasiten als Auslöser einer Konjunktivitis.

## Allergische Konjunktivitis

### Allergische Rhinokonjunktivitis

#### Definition und Ätiologie

Bei der allergischen Rhinokonjunktivitis tritt durch eine Überempfindlichkeit gegenüber bestimmten Antigenen eine Bindehautentzündung auf.

#### Klinik

Es kommt zu konjunktivaler Injektion, verstärktem Tränenfluss (Epiphora), Chemosis (→ Abb. 18.1), Schwellung der Lider, Brennen und Juckreiz. Niesen und nasale Sekretion sind assoziiert.

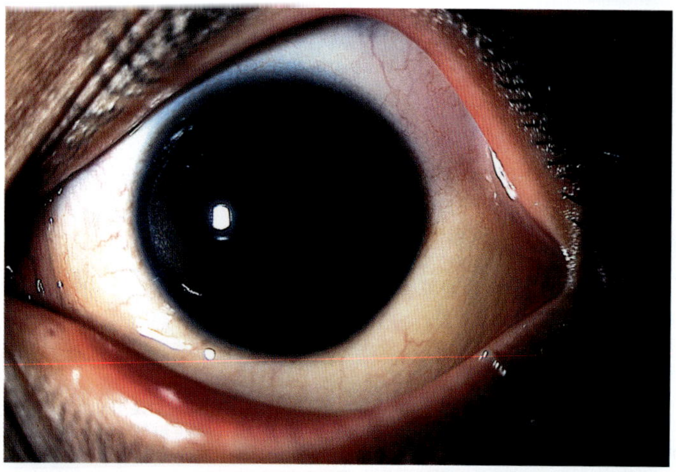

**Abb. 18.1** Chemosis bei allergischer Rhinokonjunktivitis [E282]

#### Therapie und Prognose

Die Konjunktivitis klingt nach Beendigung der Antigenexposition ab. Behandelt wird im akuten Schub mit abschwellenden (z. B. Tetryzolin), kurzfristig auch mit steroidhaltigen Augentropfen, systemisch evtl. mit H-1-Rezeptorblockern (z. B. Levocabastin). Langfristig als Prophylaxe werden cromoglicinsäurehaltige Augentropfen gegeben, welche die Mastzelldegranulation verhindern.

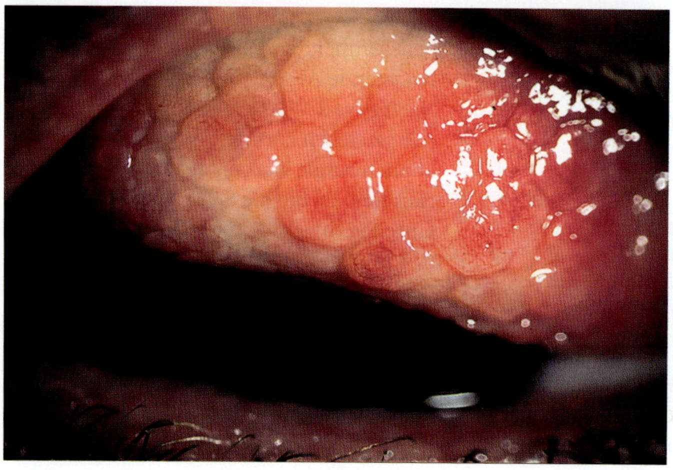

**Abb. 18.2** Riesenpapillen bei Keratoconjunctivitis vernalis [E282]

### Chronisch-allergische Konjunktivitis

#### Definition und Ätiologie

Unter diesem Begriff lassen sich die **Keratoconjunctivitis vernalis** und die **atopische Keratokonjunktivitis** zusammenfassen. Beide Arten treten hauptsächlich bei Patienten mit atopischer Veranlagung auf. Die Keratoconjunctivitis vernalis betrifft v. a. Kinder, die atopische Keratokonjunktivitis junge Erwachsene. Das männliche Geschlecht ist bevorzugt betroffen. Ausgelöst werden beide Erkrankungen durch die wiederholte Exposition gegenüber einem Allergen bei einer Fehlfunktion des Immunsystems. Bei der atopischen Keratokonjunktivitis liegt möglicherweise eine Allergie gegen Bakterientoxine vor, die Erkrankung wird durch unzureichende Sauberkeit gefördert.
Die Keratoconjunctivitis vernalis weist die höchste Inzidenz im Frühjahr auf.

#### Klinik

Beide Augen sind mit Juckreiz, Brennen, Fremdkörpergefühl und Rötung betroffen. Es kommt zu einer fädig-schleimigen Sekretion.
Bei der Keratoconjunctivitis vernalis bilden sich an der tarsalen Bindehaut des Oberlids große abgeplattete, an Pflastersteine erinnernde Papillen. In schweren Fällen vergrößern sich diese Papillen zu sog. Riesenpapillen (→ Abb. 18.2), die zu einem erheblichen Fremdkörpergefühl führen. Es kann zu großen Hornhauterosionen kommen, auf denen Schleim in Form von sog. **Vernalis-Plaques** fest haftet.
Bei der atopischen Keratokonjunktivitis sind primär der untere Fornix und die Tarsuskonjunktiva betroffen. Die Bindehaut bildet Knötchen (Phlyktänen) aus, die auf die Hornhaut übergreifen und dort Narben hinterlassen.
Bei beiden Erkrankungen kommt es häufig zu punktförmigen Erosionen am Hornhautepithel.

#### Therapie und Prognose

Die Therapie erfolgt wie bei der allergischen Rhinokonjunktivitis, allerdings sind Steroide häufiger erforderlich, in schweren Fällen kommt Ciclosporin zum Einsatz. Bei der atopischen Keratokonjunktivitis werden im akuten Stadium zusätzlich antibiotische Augentropfen verabreicht. Während sich die Keratoconjunctivitis vernalis meist in der Pubertät zurückbildet, persistiert die atopische Keratokonjunktivitis für viele Jahre und bereitet den Patienten in vielen Fällen erhebliche Probleme.

## Konjunktivitis bei blasenbildenden mukokutanen Erkrankungen

Bei einer Reihe von Erkrankungen sind Haut, Schleimhäute und Bindehaut gleichermaßen betroffen. Zusätzlich kann es zu einer Beteiligung der Hornhaut kommen.

### Stevens-Johnson-Syndrom

#### Definition und Ätiologie

Es bilden sich erythematopapulöse Effloreszenzen mit Blasen und Nekrosen an Haut, allen Schleimhäuten und an der Bindehaut. Dem Krankheitsbild liegt wahrscheinlich ein immunologisches Geschehen nach viralen oder bakteriellen Infektionen (Mykoplasmen) oder eine allergische Reaktion auf Medikamente wie Salizylate und Sulfonamide zugrunde.

### Klinik

Betroffen sind v. a. junge Männer. Nach einem Prodromalstadium mit Fieber, Unwohlsein, Halsschmerzen und Arthralgien kommt es zu der generalisierten Erkrankung von Haut und Schleimhäuten (Erythema exsudativum multiforme). Die Patienten haben verkrustete Lider und eine transiente papilläre Konjunktivitis. Bei schweren Verläufen kann es zu einer membranösen oder pseudomembranösen Konjunktivitis mit fleckigen Bindehautartefakten, Ulzerationen, Nekrosen und der Entwicklung fokaler fibrotischer Areale kommen. Manchmal finden sich auch an der Hornhaut flache Ulzerationen.
Es besteht die Gefahr der **Symblepharonbildung** (Zusammenwachsen von Lid- und Bulbusbindehaut). Durch den Verlust von Becherzellen kann sich ein **Sicca-Syndrom** (trockenes Auge) entwickeln.

### Therapie

Systemisch werden Steroide gegeben. Die lokale Behandlung am Auge besteht in steroidhaltigen oder pflegenden Augensalben ohne antibiotische Zusätze und häufiger Reinigung der Konjunktiven. Ein Skleraring (große Kontaktlinse, aus der der zentrale Anteil entfernt wurde) oder tägliches mehrmaliges Ausstreichen der Fornices mit dem Glasspatel kann die Symblepharonbildung in der akuten Phase erfolgreich verhindern.

### Prognose

Die Konjunktivitis ist selbstlimitierend. Die Prognose hängt jedoch von der Schwere der Ausprägung des Syndroms ab.

## Okuläres Pemphigoid

### Definition und Ätiologie

Es handelt sich um eine autoimmunologisch bedingte, chronische Bindehautentzündung, in deren Verlauf es zur Verödung und Schrumpfung des Bindehautsacks und zur Erblindung durch Hornhautnarben kommt. Die Erkrankung kann auch durch lokale Medikamente ausgelöst werden.

### Klinik

Meist erkranken Frauen jenseits des 60. Lebensjahrs. Anfangs entsprechen die Beschwerden denen einer chronischen, in Schüben verlaufenden Bindehautentzündung. Nach Monaten bis Jahren bildet sich durch Schrumpfung des Bindehautsacks ein Symblepharon (→ Abb. 18.3). Häufig tritt die Bindehautentzündung im Zusammenhang mit mukokutanen Läsionen am ganzen Körper auf. Die Diagnose kann mittels Bindehautbiopsie gesichert werden, hier findet sich eine Anlagerung von Immunglobulinen und Komplement an die Basalmembran.
Wie das Stevens-Johnson-Syndrom kann auch das okulare Pemphigoid durch Bindehautschrumpfung zu schweren Lidfehlstellungen führen. Durch Degeneration der Becherzellen trocknet das Auge aus. Im Endstadium ist die Hornhautoberfläche vernarbt und hat einen **Pannus** (vaskularisiertes Granulationsgewebe unterhalb des Epithels) ausgebildet. Die Fornices sind verstrichen, sodass sich das Bild eines **eingemauerten Bulbus** ergibt (→ Abb. 18.4).

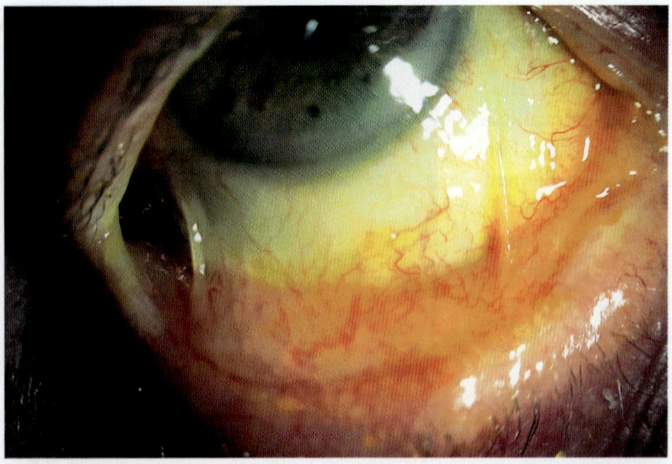

**Abb. 18.3** Symblepharon bei okularem Pemphigoid [E282]

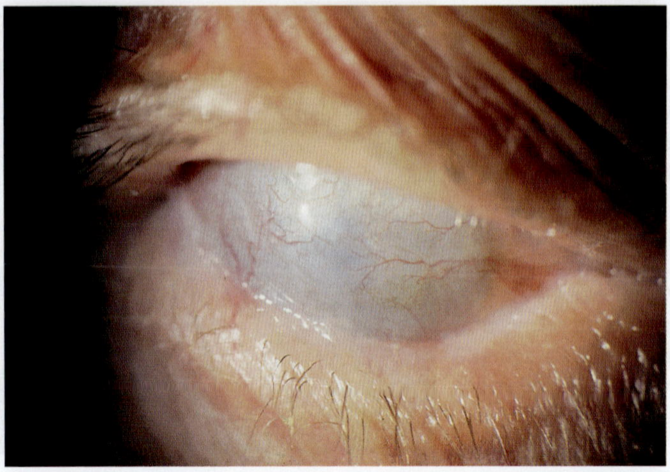

**Abb. 18.4** Eingemauerter Bulbus mit Hornhautvernarbung und -vaskularisation [E282]

### Therapie und Prognose

Topische Medikamente müssen vermieden werden, weil die Inhalts- und Konservierungsstoffe den Krankheitsprozess fördern können. Es sollten nur Tränenersatzmittel ohne Konservierungsstoffe und blande Augensalben verordnet werden. Eine systemische Behandlung mit Immunsuppressiva wie z. B. Ciclosporin kann versucht werden. Lidfehlstellungen bedürfen einer operativen Korrektur.
Die Prognose hinsichtlich des Sehvermögens ist ungünstig, für den Gesamtverlauf der Krankheit aber gut.

## Zusammenfassung

- Allergische Rhinokonjunktivitis: entsteht durch Überempfindlichkeit gegenüber bestimmten Antigenen, klingt spontan ab.
- Chronisch-allergische Konjunktivitis: Keratoconjunctivitis vernalis und atopische Keratokonjunktivitis.
- Stevens-Johnson-Syndrom: Es handelt sich um eine systemische immunologische Erkrankung mit okulärer Beteiligung (Konjunktivitis, Symblepharon, Sicca-Syndrom).
- Okuläres Pemphigoid: Autoimmunerkrankung, die isoliert am Auge, häufig aber auch in Verbindung mit mukokutanen Läsionen auftritt.

## Chlamydienkonjunktivitis

Chlamydia-Spezies sind obligat intrazelluläre Bakterien, sie können sich extrazellulär nicht vermehren. Sie kommen in zwei Formen vor: extrazellulär als robuster Elementarkörper und intrazellulär als vermehrungsfähiger und fragiler Retikularkörper. Unterschiedliche Serotypen von *Chlamydia trachomatis* sind die Erreger zweier unterschiedlicher Formen der Konjunktivitis.

### Einschlusskörperchenkonjunktivitis

#### Definition und Ätiologie

In Ländern mit guten hygienischen Bedingungen rufen die **Serotypen D–K** die sog. Einschlusskörperchenkonjunktivitis (auch Paratrachom, Schwimmbadkonjunktivitis) hervor. Als Einschlusskörperchen werden die mikroskopisch in abgeschabten und nach Giemsa gefärbten Epithelzellen nachweisbaren Retikularkörperchen bezeichnet. Es handelt sich um eine okulogenitale Infektion. Die Erreger werden beim Geschlechtsverkehr übertragen und gelangen über die Hände ins Auge. Die Übertragung durch infektiöses Badewasser ist heute eher selten.

#### Klinik

Die Erkrankung beginnt mit der Absonderung eines Sekrets am betroffenen Auge. Es bilden sich große Follikel am Fornix (→ Abb. 19.1), die bis zum Limbus fortschreiten können. Periphere Hornhautinfiltrate können sich ausbilden. Ebenso kann es zum Einsprossen von Blutgefäßen am oberen Hornhautrand kommen. Die Patienten leiden an einer berührungsempfindlichen Lymphadenopathie.

#### Therapie und Prognose

Unbehandelt wird die Konjunktivitis chronisch, heilt jedoch i. d. R. nach 3–12 Monaten ab. Die Behandlung erfolgt lokal mit Tetrazyklin-Augentropfen oder Erythromycin-Augensalbe und systemisch mit Azithromycin oder Doxycyclin. Die systemische Therapie soll nicht vor der obligaten urogenitalen Untersuchung erfolgen.

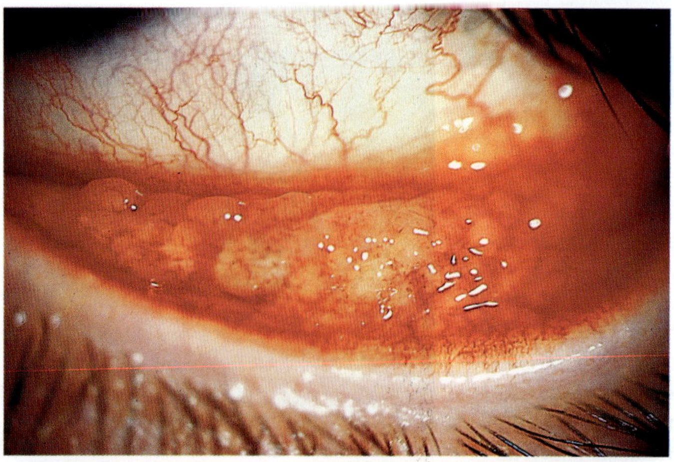

**Abb. 19.1** Große Bindehautfollikel bei Einschlusskörperchenkonjunktivitis [E943]

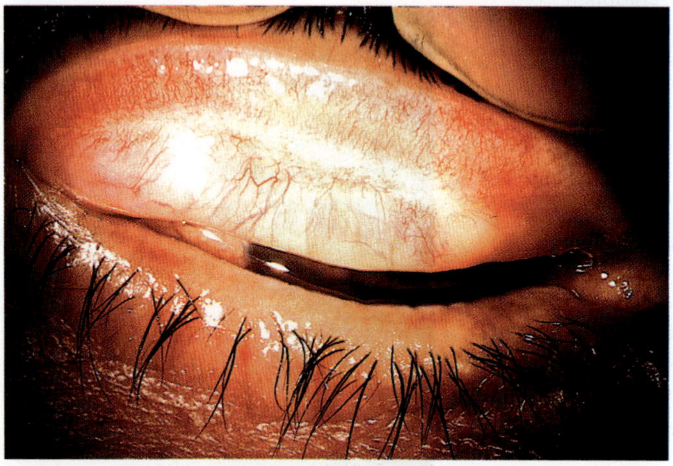

**Abb. 19.2** Vernarbung der Bindehaut bei chronischem Trachom [E282]

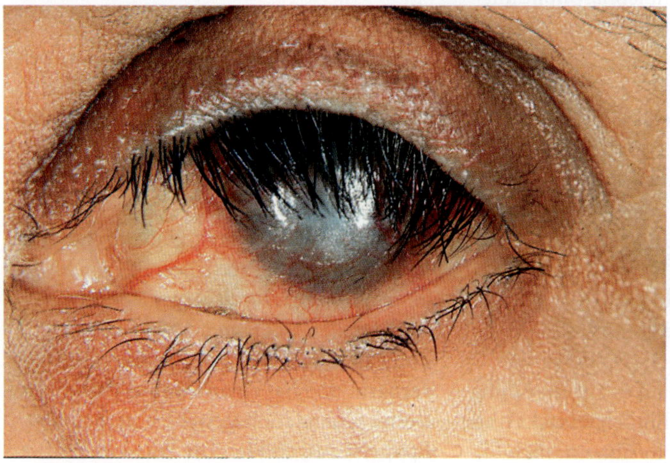

**Abb. 19.3** Entropium des Oberlids und Vernarbung der Hornhaut bei fortgeschrittenem Trachom [E942]

### Trachom

#### Definition und Ätiologie

In Ländern mit schlechten hygienischen Bedingungen rufen die **Serotypen A–C** das Trachom hervor. Es wird neben dem direkten Kontakt mit Augen- oder Nasensekreten durch Fliegen übertragen, die sich in die Lidwinkel von Kindern setzen und so den Erreger von Mensch zu Mensch tragen. Das Trachom wurde früher wegen des häufigen Auftretens in Ägypten und wegen der kornförmigen Bindehautfollikel als „ägyptische Körnerkrankheit" bezeichnet.

> Zurzeit ist die Erkrankung weltweit die häufigste Ursache für eine Erblindung!

#### Klinik

Die Erkrankung beginnt meist schon in der Kindheit mit einer unspezifischen serösen Konjunktivitis. Bald kommt es zu einer Bildung von Follikeln an der tarsalen Bindehaut, die schließlich platzen und ein infektiöses Sekret entleeren. Es kommt zu einer konjunktivalen Narbenbildung (→ Abb. 19.2). Durch die Vernarbung wird die Lidkante nach innen gezogen (Entropium cicatriceum, → Abb. 19.3). Durch chronisches Scheuern der Wimpern auf der Hornhautoberfläche bildet sich unter dem Epithel der Hornhaut ein gefäßhaltiges Granulationsgewebe (Pannus).

#### Therapie und Prognose

Lokale Gabe von Tetrazyklin-Augensalbe, systemische Therapie mit Azithromycin bzw. Erythromycin. In Entwicklungsländern kommt es durch die schlechten hygienischen Bedingungen zu häufigen Reinfektionen, wodurch das Auge allmählich immer mehr geschädigt wird. Dies führt durch Vernarbung und Vaskularisation der Hornhaut schließlich zu Erblindung. Deshalb ist die Bereitstellung einer hygienischen Infrastruktur (ausreichende Wasserversorgung) in diesen Ländern zur Bewältigung des Trachoms unabdingbar.

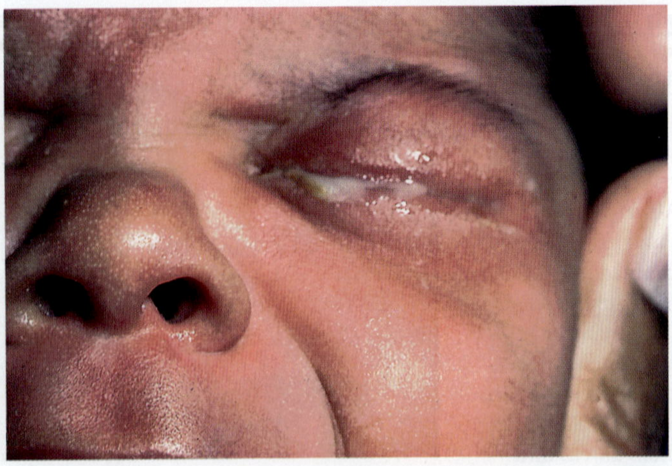

**Abb. 19.4** Chlamydienkonjunktivitis mit mukopurulenter Sekretion [E282]

## Ophthalmia neonatorum

### Definition und Ätiologie

Es handelt sich um eine eitrige Bindehautentzündung des Neugeborenen, hervorgerufen durch eine Infektion während oder kurz nach der Geburt. Die häufigsten Erreger sind **Chlamydien.** Weitere mögliche Erreger sind **Herpes-simplex-Viren, Staphylokokken und Streptokokken.** Die gefährlichsten, durch Ausbildung eines Hornhautulkus akut das Augenlicht bedrohenden Erreger sind *Pseudomonas aeruginosa* und **Gonokokken (Gonoblennorrhö).** Die Gonoblennorrhö ist heute durch die **Credé-Prophylaxe** (s. u.) selten geworden. Die genannten Keime werden während des Geburtsvorgangs im engen Geburtskanal in die Augen des Kindes gepresst.

### Klinik

Typisch für die **Gonoblennorrhö** sind stark geschwollene Lider mit Eiterretention ab dem 2.–3. Lebenstag. Beim Öffnen der Lider kann der Eiter unter Druck herausspritzen, weswegen der Arzt eine Schutzbrille tragen muss, um sich nicht selbst zu infizieren. Die Erkrankung ist sehr gefährlich, da sie ein rasch progredientes **Hornhautulkus** hervorrufen kann, das die Hornhaut perforieren und zu einer Endophthalmitis mit Erblindung führen kann. Die Gonokokken können im Ausstrichpräparat nachgewiesen werden. Das bei der Credé-Prophylaxe in das Auge geträufelte Silbernitrat kann nach wenigen Stunden selbst eine Bindehautreizung hervorrufen, die nicht mit einer infektiösen Konjunktivitis verwechselt werden darf. Heutzutage werden i. d. R. antibiotische Augentropfen wie Erythromycin oder PVP-Jod-Lösungen verwendet.

Die **Chlamydienkonjunktivitis** beginnt meist 5–19 Tage nach der Geburt. Sie ist gekennzeichnet durch ein mukopurulentes Sekret (→ Abb. 19.4) und eine papilläre Bindehautreaktion.

Die Chlamydien können auf üblichen Kulturmedien nicht gezüchtet werden und müssen als **intrazelluläre Einschlusskörperchen** in abgeschabten Bindehautzellen nachgewiesen werden. Die Mutter und ihr Partner müssen wegen der genitalen Chlamydieninfektion behandelt werden.

Je nach Zeitpunkt des Beginns der Neugeborenenkonjunktivitis sind bestimmte Erreger wahrscheinlicher als andere.

### Therapie und Prognose

Gonoblennorrhö wird mit Penicillin-G-Lösung (100 000 E/ml) behandelt, die anfangs minütlich ins Auge getropft werden muss. Gegen die Chlamydienkonjunktivitis werden Erythromycin-Augentropfen gegeben. Die Credé-Prophylaxe muss auch heute noch durchgeführt werden, wenn schon nicht mit Silbernitrat, so wenigstens mit Erythromycin, das allerdings nur gegen die Chlamydien zuverlässig wirkt.

## Zusammenfassung

- Einschlusskörperchenkonjunktivitis: Sie wird durch die Serotypen D – K von *Chlamydia trachomatis* verursacht.
- Trachom: Es wird in Entwicklungsländern durch die Serotypen A – C von *Chlamydia trachomatis* hervorgerufen und stellt weltweit die häufigste Erblindungsursache dar.
- Neugeborenenkonjunktivitis: Die häufigsten Erreger sind Chlamydien. Die früher häufig zur Erblindung führende Gonoblennorrhö ist durch die Credé-Prophylaxe selten geworden.

## Infektiöse Keratitis

### Bakterielle Keratitis

**Ätiologie** Über 90 % aller Keratitiden sind bakteriell bedingt. Häufig tritt eine bakterielle Keratitis bei Trägern von Kontaktlinsen und bei geschwächter Abwehr des Auges (Tränenwegsverschluss und akute Dakryozystitis) auf. Bakterien können mit Ausnahme von Gonokokken und Diphtheriebakterien durch ein intaktes Hornhautepithel nicht eindringen. Es muss daher eine Verletzung des Epithels als Eintrittspforte für die Keime vorhanden sein. Die häufigsten Erreger sind *Staphylococcus aureus* **und Pneumokokken.** Seltenere, aber besonders aggressive Erreger sind *Pseudomonas aeruginosa* und *Proteus mirabilis,* die in kurzer Zeit die Hornhaut zerstören und eine Endophthalmitis auslösen können.

**Klinik** Es liegt immer gleichzeitig auch eine Konjunktivitis vor. Die Patienten haben starke Schmerzen sowie Fotophobie (Lichtscheu) und Blepharospasmus (Lidkrampf). Man erkennt zunächst oft schon mit bloßem Auge ein gräulich-weißliches Infiltrat der Hornhaut mit erhabenem Rand (Leukozytenring). Meist findet sich auch eine Eiteransammlung in der Vorderkammer, die am unteren Limbus einen Spiegel bildet (**Hypopyon,** → Abb. 20.1). Die Erreger breiten sich dann ringförmig in der Hornhaut aus, man spricht von einem **Ringulkus.** Bei noch tieferem Eindringen der Erreger in das Hornhautstroma entsteht ein Substanzdefekt mit progredientem Rand **(Ulcus corneae serpens).** Wird nicht rechtzeitig therapiert, besteht die Gefahr, dass die Hornhaut perforiert, Kammerwasser abfließt, die Iris prolabiert und es ggf. zur Durchwanderungsendophthalmitis mit Verlust des Auges kommt.

**Therapie und Prognose** Ein bakterielles Hornhautulkus stellt wegen der schnellen Progredienz und der Gefahr der Perforation einen **Notfall** dar! Vor dem Beginn der Therapie mit einem Breitspektrumantibiotikum sollten eine Bakterienkultur vom Ulkusgrund und ein Antibiogramm angelegt werden. Die Antibiotika werden als Augentropfen lokal appliziert. Liegt ein intraokularer Reizzustand mit Iritis vor, ist eine Zykloplegie mittels Atropin-Augentropfen notwendig. **Kortikosteroide sind kontraindiziert.** Bei schnell fortschreitendem Ulkus kann eine akute Hornhauttransplantation **(Keratoplastik à chaud)** nötig werden.

### Virale Keratitis

Die häufigsten Erreger sind **Herpes-simplex-Viren, Varizella-Zoster-Viren und Adenoviren.**

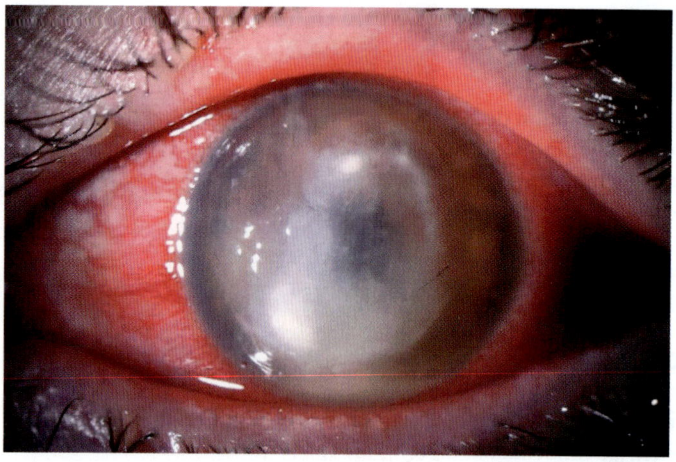

**Abb. 20.1** Hypopyon bei bakterieller Keratitis [F531–002]

#### Herpes-simplex-Keratitis

**Ätiologie** Die Keratitis wird durch Reaktivierung von Herpes-simplex-Viren, die im Ganglion trigeminale persistieren, verursacht. Die primäre Infektion verläuft meist symptomarm ohne Hornhautbeteiligung als Konjunktivitis und Blepharitis.

**Klinik** Es lassen sich drei Formen der Herpes-simplex-Keratitis unterscheiden:

- **Keratitis dendritica (epitheliale Keratitis):** oberflächliche Erosion, baumastartige Anordnung (→ Abb. 20.2) der zerfallenden Epithelzellen, die mit Fluoreszein sichtbar zu machen ist; Fremdkörpergefühl, Fotophobie, Tränenfluss, verschwommenes Sehen und Lidschwellung. Die Hornhautsensibilität ist herabgesetzt.
- **Keratitis herpetica interstitialis (Stromakeratitis):** weißliches Stromainfiltrat; fortschreitende Sehverschlechterung und Schmerzen
- **Keratitis disciformis (Endotheliitis):** scheibenförmige Hornhauttrübung; verschwommenes Sehen, keine Schmerzen

Die Herpes-Keratitis ist fast immer einseitig.

**Therapie und Prognose** Bei der Keratitis dendritica werden Aciclovir oder Trifluorthymidin topisch verabreicht. Kortikoide dürfen nicht gegeben werden, weil sie die Regeneration des Epithels behindern würden. Bei den beiden anderen Formen der Herpes-simplex-Keratitis werden zusätzlich zu den Virustatika Kortikoide topisch angewandt. Wenn die Sehschärfe durch Narben stark herabgesetzt ist, kann eine Keratoplastik im rezidivfreien Intervall erwogen werden.

#### Zosterkeratitis

Siehe hierzu auch → Kap. 13.

Im Rahmen einer Zoster-Erkrankung kann es bei Befall des Innervationsgebiets des N. ophthalmicus zu einer Keratitis kommen.

**Klinik** Ein charakteristisches Symptom ist die Anaesthesia dolorosa, d. h. die herabgesetzte Hornhautsensibilität bei starken Schmerzen im Bereich der befallenen Gesichtshaut. Die Hornhaut kann sowohl oberflächlich als auch in der Tiefe befallen sein; bei Letzterem ähnelt die Entzündung einer Endotheliitis bei Herpes-simplex-Befall.

**Therapie und Prognose** Mittel der Wahl ist Aciclovir, das sowohl systemisch (wegen des Hautbefalls) als auch topisch gegeben wird. Nach Abklingen der akuten Symptome werden steroidhaltige Augentropfen angewandt. Bei intraokularem Befall wird die Pupille mit Mydriatika ruhiggestellt. Die

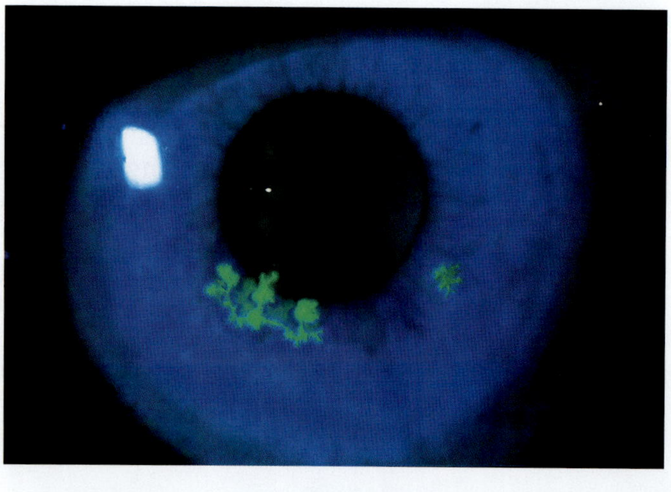

**Abb. 20.2** Dendritisches Ulkus mit Fluoreszein angefärbt [E282]

Erkrankung kann sich lange hinziehen, Hornhautnarben können zurückbleiben.

### Keratoconjunctivitis epidemica (Keratitis durch Adenoviren)

Siehe hierzu auch → Kap. 17.
Bei konjunktivaler Reizung und Schwellung der regionalen Lymphknoten findet man münzförmige, subepitheliale Infiltrationen der Hornhaut. Auch unter Gabe von steroidhaltigen Augentropfen verschwinden die Narben oft nicht vollständig. Die Erkrankung ist hoch ansteckend.

## Akanthamöben-Keratitis

***Ätiologie*** Akanthamöben sind ubiquitär vorkommende Protozoen. Sie können, v. a. bei **Kontaktlinsenträgern,** eine hartnäckige Infektion des Hornhautstromas verursachen.
***Klinik*** Die Beschwerden des Patienten entsprechen denen einer virusbedingten Keratitis mit starken Schmerzen, es bilden sich kleine fleckige anteriore Stromainfiltrate (→ Abb. 20.3), später Hornhautulkus und Ringabszess. Die Diagnose ist schwierig, da der Erreger selten und nur mittels PCR in den Kontaktlinsen oder der Kontaktlinsenflüssigkeit nachgewiesen werden kann.
***Therapie und Prognose*** Auch die Therapie ist schwierig, die kombinierte Gabe von Antiseptika und Antibiotika führt oft nicht zum Erfolg. Bei ausgeprägten Hornhautnarben ist ggf. eine Hornhauttransplantation nötig.

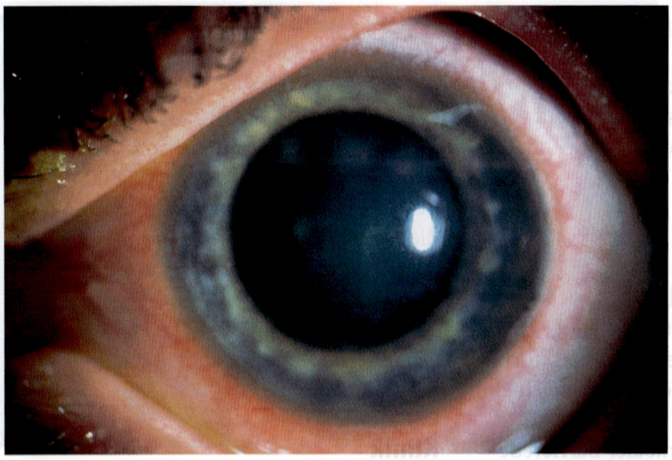

**Abb. 20.3** Akanthamöben-Keratitis mit anterioren Stromainfiltraten [E943]

# Nicht-infektiöse Keratitis

Wie in → Kap. 15 dargestellt, führen Störungen des Tränenfilms oft zu Keratitiden im Sinne einer Keratitis superficialis punctata bzw. bei stärkerer Ausprägung zu einer Keratitis filiformis.

## Keratitis neuroparalytica

***Definition und Ätiologie*** Ein Ausfall des 1. Trigeminusastes bewirkt Schäden an der Hornhaut durch fehlenden reflektorischen Lidschlag und verminderte Tränensekretion.
***Klinik*** Das Auge ist gerötet. Die Patienten haben nur geringe Beschwerden, da die Hornhaut anästhetisch ist. Es besteht die Gefahr einer Hornhautperforation. Es ist v. a. das Zentrum der Cornea betroffen.
***Therapie und Prognose*** Behandlung mit Tränenersatzmitteln und regenerationsfördernden Salben. Der Verlauf ist langwierig und komplikationsreich.

## Keratitis e lagophthalmo

***Definition und Ätiologie*** Durch unvollständigen Lidschluss (z. B. bei Fazialisparese, Exophthalmus) trocknet die Hornhaut aus.
***Klinik*** Das Auge ist gerötet. Es findet sich eine Keratitis superficialis punctata, die zu tieferen Ulzera fortschreiten kann. Die Läsionen finden sich hauptsächlich im Bereich des unteren Hornhautdrittels.
***Therapie und Prognose*** Gabe von künstlichen Tränen. Chirurgische Korrektur der Lidstellung.


## Zusammenfassung

- Bakterielle Keratitis (*Staphylococcus aureus*, Pneumokokken): Mehrzahl der Keratitiden, dringliche Behandlung wegen Gefahr der Perforation, keine Kortikosteroide.
- Virale Keratitis: verursacht v. a. durch Herpes-simplex-Viren, Varicella-zoster-Viren und Adenoviren.
- Nicht-infektiöse Keratitiden: durch eine mangelnde Befeuchtung der Hornhaut bedingt.

# Uveitis anterior: Iritis und Zyklitis

Eine Entzündung der Uvea wird als Uveitis bezeichnet. Zur Uvea gehören Iris, Ziliarkörper und die Aderhaut. Alle drei Abschnitte können entzündet sein, wobei Entzündungen von Iris und Ziliarkörper, also Iritis und Zyklitis, oft gemeinsam als **Iridozyklitis** auftreten. Eine Entzündung der Aderhaut wird als **Chorioiditis** bezeichnet. Sind alle drei Komponenten der Uvea betroffen, so spricht man von **Panuveitis.** Die Ursachen einer Uveitis können ganz unterschiedlicher Natur sein, einige sind in → Tab. 22.1 dargestellt.

## Leitsymptome von Iritis und Zyklitis

- Augenschmerzen, die als tief und bohrend empfunden werden und beim Akkommodieren zunehmen
- Lichtscheu
- Rötung des Auges (ziliare Injektion)
- Tränenträufeln (Epiphora)
- Verschwommenes Sehen durch Anreicherung von Leukozyten und Fibrin in Kammerwasser und vorderem Glaskörper

## Therapieprinzipien bei Uveitis

Die Pupille wird mit **Parasympatholytika** (z. B. Atropin, Scopolamin) und **Sympathomimetika** (z. B. Phenylephrin) weit gestellt, wodurch man Verklebungen der Iris mit der Linsenvorderfläche, sog. hintere Synechien, verhindern kann. Die Applikation **kortisonhaltiger Augentropfen** und -salben unterdrückt die Entzündungsreaktion, in schweren Fällen ist eine **systemische Immunsuppression** erforderlich. Um höhere Konzentrationen im Auge zu erreichen, können die Kortikosteroide evtl. auch subkonjunktival bzw. parabulbär injiziert werden. Neben der lokalen Therapie muss v. a. bei rezidivierenden Uveitiden nach der Krankheitsursache gefahndet werden, gerade Lues und Borreliose dürfen nicht übersehen werden.

## Iritis (anteriore Uveitis)

### Definition und Ätiologie

Oft beidseitig auftretende Entzündung der Iris und häufigste Uveitis-Form. Ursachen sind in → Tab. 22.1 aufgeführt.

### Klinik

Neben den oben genannten Leitsymptomen findet man eine hyperämische, wegen Stromaschwellung verwaschene Iris mit verengter Pupille. Es kann ein Hornhautödem vorhanden sein. In das Kammerwasser übergetretenes Fibrin und Leukozyten lagern sich häufig in Dreieckform **(Arlt-Dreieck)** als sog. **Betauungen** am Hornhautendothel (→ Abb. 22.1) ab. Bei schweren Verläufen bildet sich ein Hypopyon in der Vorderkammer. Ein Blutspiegel in der Vorderkammer **(Hyphäma)** kann bei Virusinfektionen durch Blutungen entstehen.

### Komplikationen

Dadurch, dass Fibrin und Leukozyten den Abfluss des Kammerwassers verstopfen, kann es zu einem passageren **Sekundärglaukom** kommen, das sich nach Abklingen der Entzündung zurückbildet. Es können sich Verklebungen zwischen Iris und Trabekelwerk ausbilden **(Goniosynechien)** oder auch zwischen Iris und Hornhautendothel **(vordere Synechien).** Als **hintere Synechien** bezeichnet man Verklebungen der Iris mit der Linsenvorderfläche (→ Abb. 22.2), die bei

**Tab. 22.1** Mögliche Ursachen einer Uveitis

| |
|---|
| **Rheumatische Erkrankungen** |
| juvenile rheumatoide Arthritis |
| chronische Polyarthritis |
| Morbus Bechterew (Spondylarthritis ankylopoetica) |
| Sarkoidose (Morbus Boeck) |
| Morbus Behçet |
| Morbus Reiter |
| **Erkrankungen des Auges** |
| Phakolyse bei hypermaturer Katarakt |
| sympathische Ophthalmie |
| Heterochromie (ungleiche Farbe der beiden Regenbogenhäute) |
| **Allgemeine Erkrankungen** |
| Gicht |
| Leukämie |
| Diabetes mellitus |
| Morbus Crohn, Colitis ulcerosa |
| multiple Sklerose |
| **Systemische Infektionen** |
| Borreliose |
| Tuberkulose, Lepra |
| Herpes-simplex-Virus |
| Toxoplasmose |
| Onchozerkose |

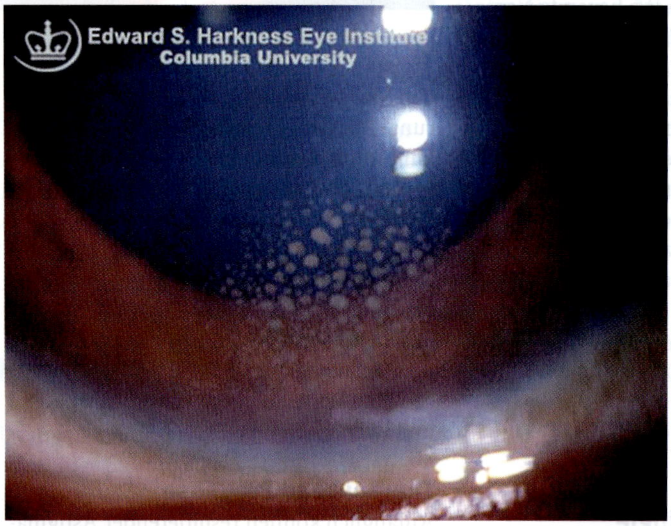


**Abb. 22.1** Betauungen des Hornhautendothels in Form eines Arlt-Dreiecks [T619]

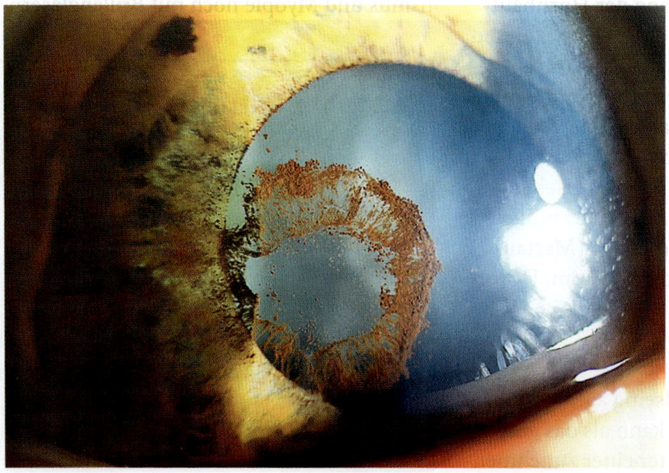

**Abb. 22.2** Pigmentabdruck auf der Linse nach der Lösung von hinteren Synechien [E282]

schwerer Ausprägung zu einem Sekundärglaukom im Sinne eines Pupillarblocks führen können. Bei rezidivierenden Verläufen kann sich nach Jahren eine Cataracta complicata entwickeln, auch Hornhautband-Keratopathie und Makulaödem sind möglich.

### Therapie und Prognose

Atropin wirkt normalerweise für 1 Woche, durch die Entzündung ist aber die Wirkung so abgeschwächt, dass mehrmals am Tag getropft werden muss. Frische Synechien können evtl. durch eine starke Mydriasis gelöst werden. Lokal werden kortisonhaltige Augentropfen appliziert. Zusätzlich zu den oben bereits beschriebenen Maßnahmen werden bei einem Sekundärglaukom topisch Betablocker und systemisch Carboanhydrasehemmer verabreicht. Auch bei Auftreten eines Sekundärglaukoms ist eine Mydriasis zu erwirken! Bei Vorliegen eines Pupillarblocks muss eine Iridotomie durchgeführt werden (→ Kap. 12). Unter Therapie kommt es meist zu einer Besserung der Symptomatik. Rezidive sind häufig.

## Zyklitis (intermediäre Uveitis)

### Definition und Ätiologie

Entzündung des Ziliarkörpers, meist mit einer Iritis kombiniert. Ursachen sind in → Tab. 22.1 aufgeführt.

### Klinik

Leitsymptome siehe oben. Es finden sich Fibrin- und Leukozytenexsudationen im Glaskörper, weniger in der Vorderkammer. Die Trübungen imponieren als punktförmige und wolkige Schatten (→ Abb. 22.3), die sich bei Blickwendungen des Patienten – im Gegensatz zu Trübungen des vorderen Bulbusabschnitts – gegen die Blickrichtung bewegen. In der Spaltlampenmikroskopie können Entzündungszellen im Glaskörper erkannt werden. Die Akkommodation kann eingeschränkt sein.

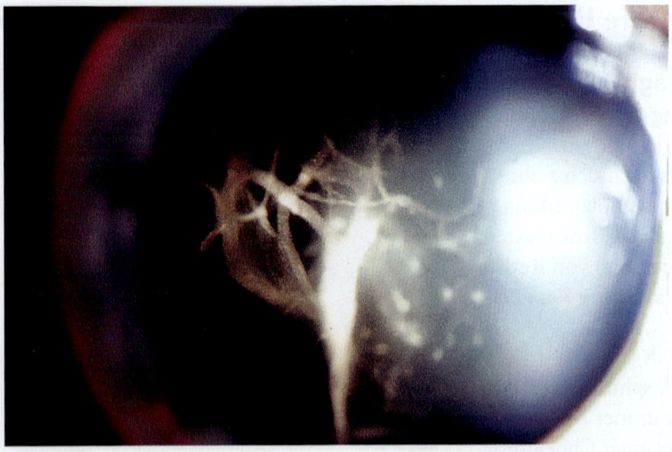

**Abb. 22.3** Glaskörpertrübungen bei Zyklitis [E282]

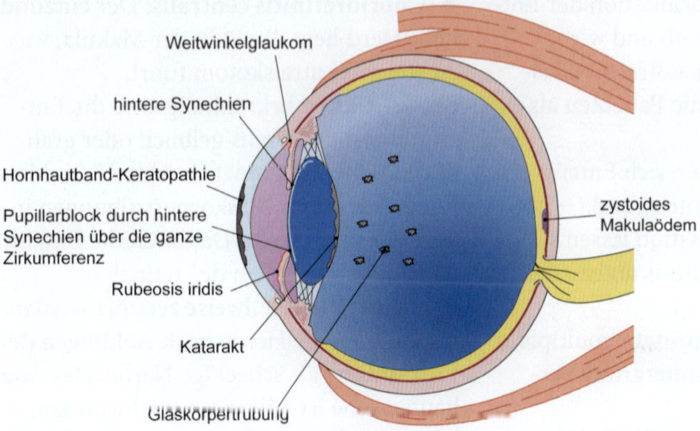


**Abb. 22.4** Komplikationen einer chronischen Iridozyklitis [L141]

### Komplikationen

Es kann zu zystischem Makulaödem, Katarakt oder Traktionsamotio kommen. In → Abb. 22.4 sind die Komplikationen einer chronischen Iridozyklitis zusammengefasst.

### Therapie und Prognose

Die Therapie erfolgt wie bei einer Iritis. Kortison wird zusätzlich oral gegeben. Meist verläuft eine Zyklitis chronisch, in schweren Fällen kann es zu Erblindung und Phtisis bulbi (Schrumpfung des Augapfels) kommen.

## Zusammenfassung

- Bei der Genese einer Uveitis spielen neben Erkrankungen des Auges selbst auch Allgemeinerkrankungen, besonders des rheumatischen Formenkreises, und Infektionen eine Rolle.
- Die Iritis ist die häufigste Form der Uveitis.
- Iritis und Zyklitis treten meist kombiniert als Iridozyklitis auf. Die Entzündung ist schmerzhaft, im Gegensatz zu einer Chorioiditis.
- Behandlungsprinzip ist die Weitstellung der Pupille und eine Unterdrückung der Entzündungsreaktion.

## Chorioiditis (hintere Uveitis)

### Definition und Ätiologie

Dies ist eine Entzündung der Aderhaut, die aufgrund der engen Beziehung zur Netzhaut meist eine Retinitis nach sich zieht (**Chorioretinitis**). Geht die Entzündung primär von der Netzhaut aus (Toxoplasmose, Sporotrichose), spricht man von **Retinochorioiditis.** Zu den Ursachen → Kap. 22.

### Klinik und Diagnostik

Die Chorioiditis verläuft **schmerzfrei.** Eine Retinochorioiditis zieht immer Nervenfaserausfälle nach sich, bei einer Chorioretinitis kann die Nervenfaserschicht unversehrt bleiben. Von der Lokalisation der Entzündungsherde hängt ab, ob und wie ausgeprägt Sehstörungen auftreten. Glaskörpertrübungen sehen die Patienten als Schleier.

In der **Fundoskopie** finden sich Entzündungsherde am Augenhintergrund (→ Abb. 23.1). Nach deren Lokalisation lassen sich drei Arten der Chorioretinitis unterscheiden:

- **Chorioretinitis disseminata:** multiple, über den ganzen Augenhintergrund verstreute Herde
- **Chorioretinitis juxtapapillaris (Jensen):** Ein solitärer, direkt neben der Papille liegender Entzündungsherd führt zu einem sektorförmigen, vom blinden Fleck ausgehenden Skotom.
- **Chorioretinitis centralis:** Der entzündliche Herd liegt direkt in der Makula, was zu einem Zentralskotom führt.

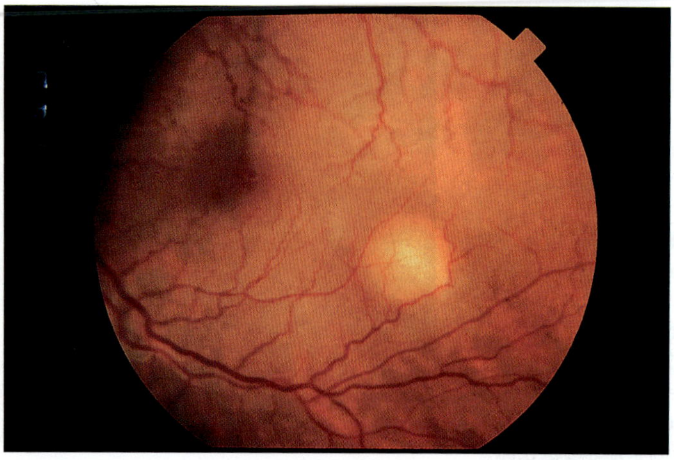

**Abb. 23.2** Aktive fokale Chorioiditis [E943]

Bei der akuten Erkrankung sind die Entzündungsherde weiß-gelblich oder grau und unscharf begrenzt (→ Abb. 23.2). Meist finden sich auch Glaskörpertrübungen in der Nähe der Herde. Da durch die Entzündung auch die Zellen des retinalen Pigmentepithels teilweise zerstört werden, imponieren die Herde nach Abklingen der Entzündung als scheckige Narbe. Das Aderhautgewebe ist teilweise verschwunden, sodass man das dunkle Pigmentepithel und, bei dessen Zerstörung, auch die weiße Sklera sieht (→ Abb. 23.3). Rote retinale Einblutungen kommen ebenfalls vor. Es kann auch eine **Vaskulitis** auftreten, die sowohl Venen als auch Arterien betreffen kann.

Man sieht fleckige gelbliche perivaskuläre Einscheidungen.

Mit der **Fluoreszenzangiografie** können fundoskopisch nicht sichtbare Entzündungsherde detektiert werden. Der Farbstoff tritt aus den geschädigten Gefäßen aus, man sieht sogenannte **Quellpunkte.**

Bei jeder Uveitis sollten serologische Tests und ggf. Röntgen-Thoraxuntersuchungen auf Toxoplasmose, Tuberkulose, Sarkoidose, Lues und Borreliose durchgeführt werden.

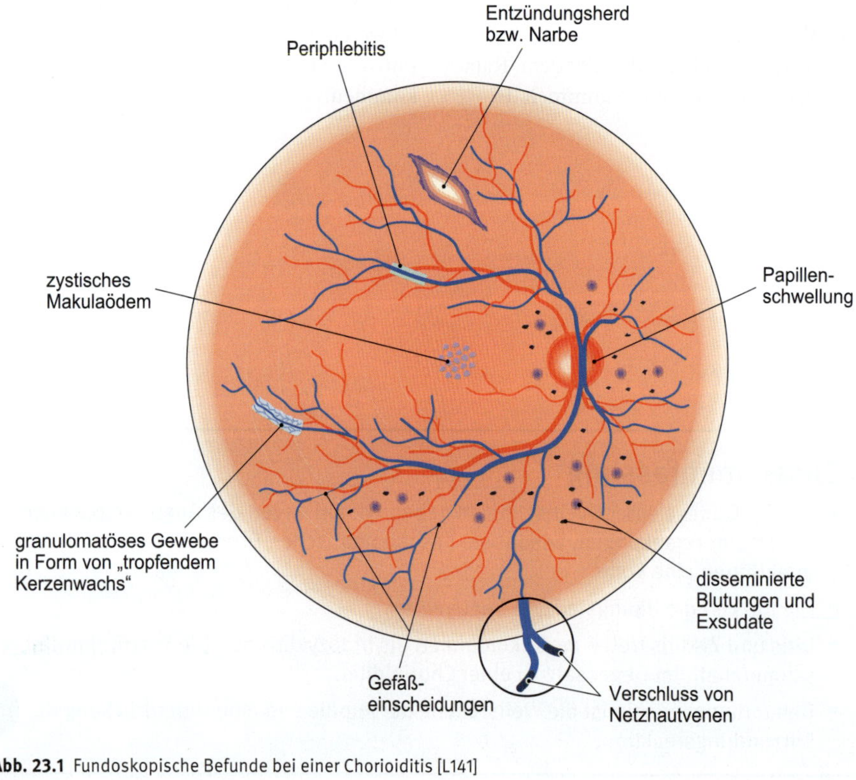


**Abb. 23.1** Fundoskopische Befunde bei einer Chorioiditis [L141]

### Therapie und Prognose

Behandlung der Grunderkrankung! Die Therapie der Chorioiditis erfolgt nach denselben Prinzipien wie bei den anderen Uveitiden (→ Kap. 22). Zusätzlich muss meist Kortison oral verabreicht werden. Die akute Entzündung verschwindet unter Therapie in 2–4 Wochen, die Glaskörpertrübungen gehen zurück. Es bleiben Netz- und Aderhautnarben zurück, in deren Bereich das Sehen gestört bzw. ganz aufgehoben ist. Je nach Lokalisation beeinträchtigen sie die Patienten mehr oder weniger stark.

## Toxoplasmose-Retinochorioiditis

### Ätiologie

Die Toxoplasmose ist die häufigste Ursache einer infektiösen Retinochorioiditis bei immunkompetenten Personen. Man nimmt an, dass es sich meist um die Reaktivierung

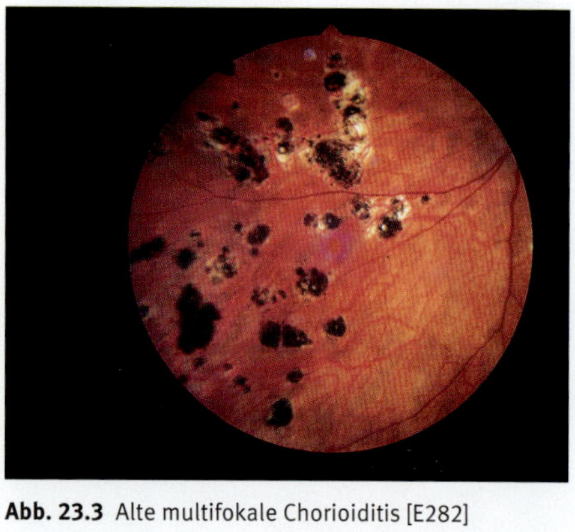

**Abb. 23.3** Alte multifokale Chorioiditis [E282]

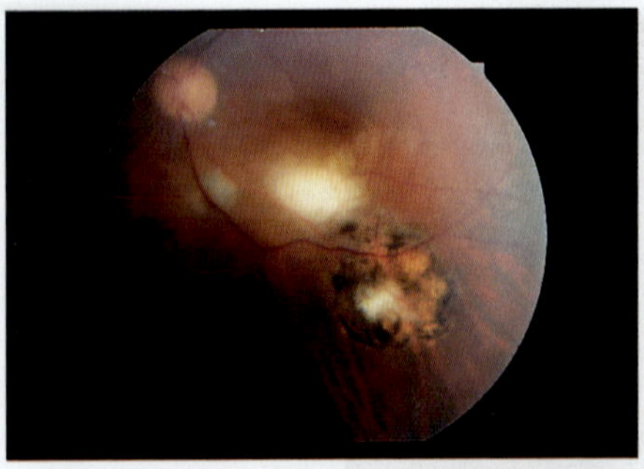

**Abb. 23.4** Retinochorioiditis bei Toxoplasmose: Neue Läsion an einen alten Herd angrenzend [E282]

einer pränatal erworbenen Infektion handelt, aber auch Retinochorioiditiden durch postnatale Infektionen kommen vor.

### Klinik

Oft besteht zusätzlich eine Uveitis anterior. Es kommt zu Gesichtsfeldausfällen, deren Lage von der Lokalisation des Entzündungsherds auf der Netzhaut abhängt. In der Ophthalmoskopie sieht man ein typisches Bild: meist ein entzündlicher Herd, der an eine alte pigmentierte Narbe angrenzt (→ Abb. 23.4). Dieser Befund ist so typisch, dass die Diagnose allein anhand des Fundusbilds gestellt werden kann.

### Therapie und Prognose

Eine allgemein anerkannte Therapie existiert nicht. Periphere Herde, die das Sehen nicht gravierend beeinträchtigen, müssen nicht behandelt werden. Ansonsten wird mit Antibiotika (z. B. Clindamycin, wegen Resistenzen i. d. R. aber mehrere Antibiotika) und Kortison (nicht bei Immungeschwächten!) behandelt. Die Entzündung bildet sich im Verlauf von 1–4 Monaten zurück, es bleibt eine Narbe am Augenhintergrund (→ Abb. 23.4). Bei der Hälfte der Patienten kommt es innerhalb von 3 Jahren zu einem Rezidiv. Die Prognose ist meist günstig.

## Sympathische Ophthalmie

### Definition und Ätiologie

Es handelt sich um eine beidseitige granulomatöse Panuveitis, ausgelöst durch eine schwere perforierende Verletzung oder mehrmalige intraokulare Operationen mit Traumatisierung der Uvea eines Auges. Zugrunde liegt ein autoimmunologischer Prozess, wobei gegen Uveagewebe des verletzten Auges Antikörper gebildet werden, die auch im zunächst gesunden Partnerauge eine heftige **Immunreaktion** auslösen. Auch Netzhaut- und Linsengewebe können diese Reaktion auslösen.

### Klinik

Die Krankheit tritt frühestens nach 2 Wochen, aber auch noch nach Jahren am Partnerauge auf. Das auslösende Auge zeigt Veränderungen des Traumas und ist meist stark gerötet und empfindlich. Die Patienten klagen über Sehstörungen am sympathisierenden Auge, dumpfe Schmerzen, Lichtscheu und Tränenfluss. Die Akkommodationsbreite ist eingeschränkt, was v. a. bei jungen Patienten ein wichtiges Frühzeichen ist. An beiden Augen entwickelt sich dann eine Panuveitis mit Irisknötchen, speckigen Hornhautbeschlägen und multifokaler Chorioiditis mit der Ausbildung retinaler Narben.

### Therapie und Prognose

Prophylaktisch sollte das verletzte, entzündete Auge, wenn es erblindet ist, frühzeitig entfernt werden. So kann eine Entzündung des anderen Auges vermieden werden. Sind schon beide Augen von der Erkrankung betroffen, wird das auslösende, meist blinde Auge enukleiert und eine systemische, hoch dosierte Kortikosteroidtherapie durchgeführt. Führt dies nicht zu einer Besserung des Zustands, müssen Immunsuppressiva wie Ciclosporin oder Cyclophosphamid eingesetzt werden.

Bei Zustand nach schwerer Verletzung eines Auges an eine sympathische Ophthalmie denken, wenn am anderen Auge eine Uveitis auftritt!

## Zusammenfassung

- Eine Entzündung der Chorioidea tritt meist gemeinsam mit einer Entzündung der Netzhaut auf.
- Die Toxoplasmose ist die häufigste Ursache für eine infektiöse Retinochorioiditis bei immunkompetenten Patienten.
- Bei schweren perforierenden Augenverletzungen kann es zu einer sympathischen Ophthalmie des Partnerauges kommen.

## Katarakt

### Definition und Ätiologie

Trübungen der Linse werden als Katarakt (grauer Star) bezeichnet. In 90 % der Fälle ist die Veränderung altersbedingt (Cataracta senilis). Gelegentlich findet sich eine Katarakt jedoch auch bei jüngeren Patienten, z. B. im Rahmen von Allgemeinerkrankungen, anderen primären okulären Erkrankungen oder nach Traumatisierung des Auges (Trauma, Operationen, Strahleneinwirkung). Zur präsenilen Katarakt siehe unten.

> Rund die Hälfte aller Erblindungsfälle weltweit entsteht durch eine Katarakt!

### Einteilung

Nach Lokalisation der Trübungen kann man die Katarakte folgendermaßen einteilen:

- **Cataracta corticalis (Rindenstar):** Die Hälfte aller Altersstare beginnt mit diesem Läsionsmuster. Es bilden sich sog. Wasserspalten, d. h. flüssigkeitsgefüllte Vakuolen zwischen den zerfallenden Faserbündeln der Linsenrinde. Im weiteren Verlauf über 1–2 Jahrzehnte hinweg kommt es zu speichenförmigen, gräulich-weißen Trübungen der Linse (→ Abb. 24.1).
- **Cataracta subcapsularis posterior (subkapsuläre hintere Schalentrübung):** Diese Form findet sich bei 20 % der Altersstare. Die Trübung sitzt direkt der hinteren Linsenkapsel auf (→ Abb. 24.2) und schreitet schnell fort. Es kommt früh zu Sehstörungen, v. a. beim Sehen in der Nähe.
- **Cataracta nuclearis (Kernstar):** Es kommt zu einer sehr langsam fortschreitenden bräunlichen Trübung und Brechkraftzunahme des Linsenkerns (→ Abb. 24.3). War der Patient vorher presbyop, so kann er jetzt evtl. vorübergehend wieder ohne Brille lesen. Wie oben beschrieben, können auch monokulare Doppelbilder auftreten. Patienten mit hoher Myopie entwickeln häufiger einen Kernstar.

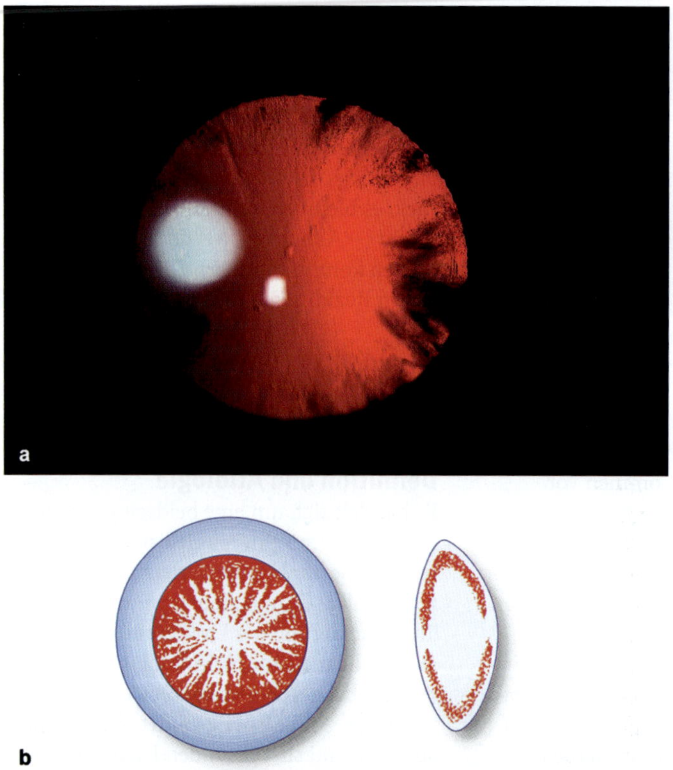


**Abb. 24.1** Cataracta corticalis (a, b) [E282]

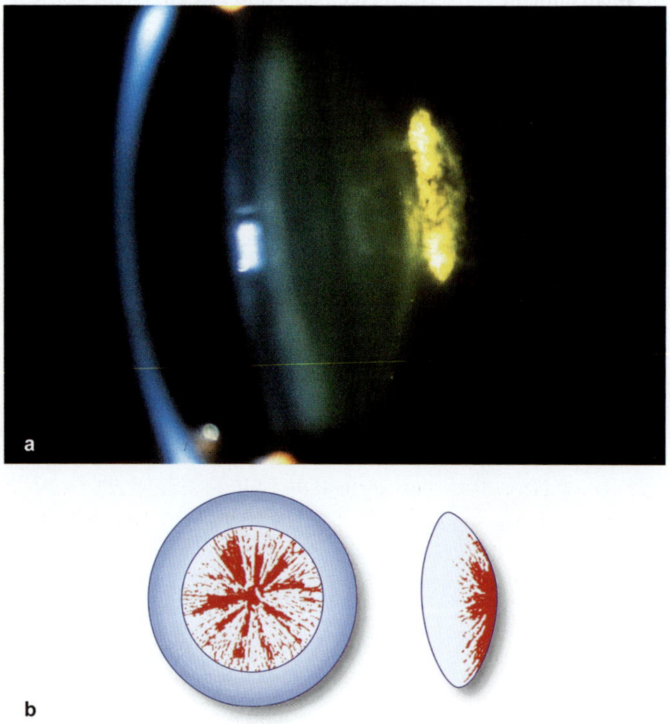


**Abb. 24.2** Cataracta subcapsularis posterior (a, b) [E943]

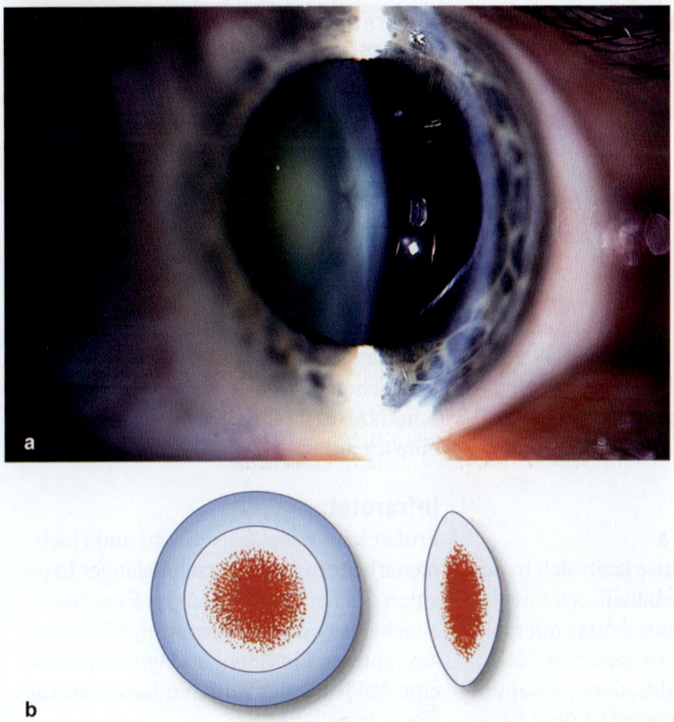

Abb. 24.3 Cataracta nuclearis (a, b) [E282]

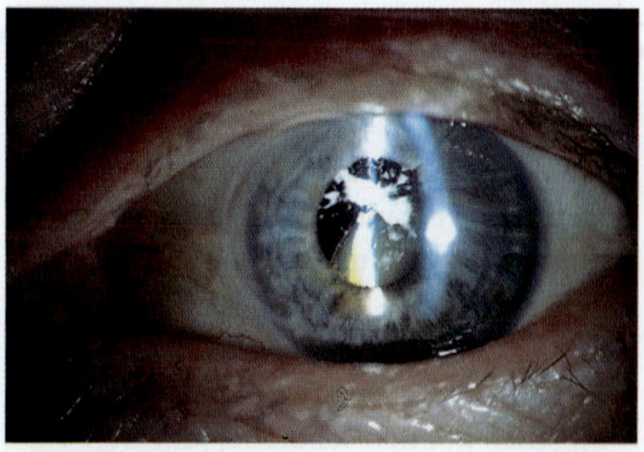

Abb. 24.4 Cataracta Morgagni [E282]

## Klinik

Unabhängig von der Ursache der (schmerzlosen) Linsentrübung geben die Patienten charakteristische Sehstörungen an. Sie sehen unscharf und werden wegen der diffusen Lichtstreuung der getrübten Linse leicht geblendet. Farben verlieren an Intensität. Das Sehen ist bei schlechten Kontrastverhältnissen stärker beeinträchtigt als bei gutem Kontrast. Da die getrübten Linsenbereiche unterschiedliche Lichtbrechkraft aufweisen können, können sich mehrere Brennpunkte ausbilden, was zu monokularen Doppel- oder Mehrfachbildern führen kann. Da bei Naheinstellungsmiosis das Licht nur durch den zentralen und meist stärker getrübten Anteil der Linse fällt, ist gerade das Nahsehen beeinträchtigt, sodass viele Kataraktpatienten v. a. über Sehstörungen beim Lesen klagen. Je nachdem, wie weit die Katarakt sich entwickelt hat, spricht man von:

- Cataracta incipiens: beginnende Katarakt, noch keine Operationsindikation
- Cataracta provecta: fortgeschrittene Katarakt, meist Operationsindikation
- Cataracta immatura oder praematura: trotz Linsentrübung noch ein roter Fundusreflex erkennbar
- Cataracta matura: kein roter Fundusreflex mehr
- Cataracta intumescens: Anschwellen der Linse durch Wasseraufnahme, Gefahr des Austritts von Linseneiweiß, dringliche Operationsindikation
- Cataracta hypermatura: Schrumpfung und Faltenbildung der Kapsel
- Cataracta Morgagni: Linsenkern sinkt in der verflüssigten Rinde nach unten (→ Abb. 24.4); kommt nur in hohem Alter vor

## Komplikationen

Durch die Volumenzunahme der Linse bei Cataracta intumescens kann es zur Verlegung des Kammerwinkels und zu einem **Glaukomanfall** kommen. Bei Ruptur der verdünnten Kapsel kann durch Austritt von Linseneiweiß eine phakolytische Entzündung mit **Sekundärglaukom** und Erblindung die Folge sein.

## Therapie und Prognose

Eine medikamentöse Therapie des grauen Stars existiert nicht, die getrübte Linse muss operativ entfernt werden (→ Kap. 11). Eine Ausnahme bleibt hier die Katarakt bei Galaktosämie, die sich unter Diät zurückbilden kann.

# Cataracta senilis (grauer Altersstar)

Bei beinahe jeder Person, die älter als 70 Jahre ist, lassen sich Trübungen in der Linse nachweisen, die jedoch meist asymptomatisch bleiben und nicht behandelt werden müssen. Die Entstehung des Altersstars ist multifaktoriell bedingt, man geht von einer genetischen Disposition aus, aber auch exogene Einflüsse wie UV-Licht, Mangel an essenziellen Aminosäuren, Diabetes mellitus, Rauchen und Alkoholismus spielen eine Rolle. Bei Patienten mit hoher Myopie wird eine frühzeitigere Entwicklung des Altersstars beobachtet.

## Cataracta praesenilis

Tritt eine Katarakt schon bei einer jüngeren Person auf, muss nach der Ursache gefahndet werden. Folgende weiteren Kataraktformen lassen sich unterscheiden.

### Katarakt bei Allgemeinerkrankungen

#### Cataracta diabetica

Zum einen können schon bei jüngeren Typ-1-Diabetikern beidseitige, schneeflockenartige oder wolkige, subkapsuläre Trübungen auftreten. Diese können durch Quellung in eine Totalkatarakt übergehen. Zum anderen beobachtet man bei Diabetikern ein früheres und häufigeres Auftreten des grauen Altersstars.

#### Cataracta tetanica

Es handelt sich um eine im Rahmen einer hypokalzämischen Tetanie auftretende beidseitig subkapsulär beginnende, fortschreitende Linsentrübung.

#### Cataracta myotonica

Bei der seltenen, dominant erblichen, myotonischen Dystrophie (Curschmann-Steinert) tritt fast immer eine doppelseitige Katarakt auf.

#### Cataracta syndermotica

Sie kann im Gefolge von Hautkrankheiten wie chronischer Neurodermitis (→ Abb. 24.5) oder Sklero-Poikilodermie (Werner) auftreten.

### Cataracta complicata

Die Katarakt bildet sich als Folge anderer primärer okulärer Erkrankungen aus. Die häufigste Ursache ist eine chronische Uveitis anterior. Weitere Ursachen können hereditäre Fundusdystrophien sein, z. B. Retinitis pigmentosa, hereditäre Lebersche Optikusneuropathie, Atrophia gyrata, hohe Myopie oder akutes Winkelblockglaukom („Glaukomflecken").

### Cataracta traumatica

Bei Verletzungen der Linse kann sich in der Folge ein grauer Star ausbilden. Nach Prellung kann ein sog. Kontusionsstar mit typischem rosettenartigem Aussehen (→ Abb. 24.6) an der vorderen oder hinteren Kapsel entstehen. Die Trübung wandert über Jahre hinweg in tiefere Schichten. Auch nach Perforationsverletzungen bildet sich eine Katarakt aus.

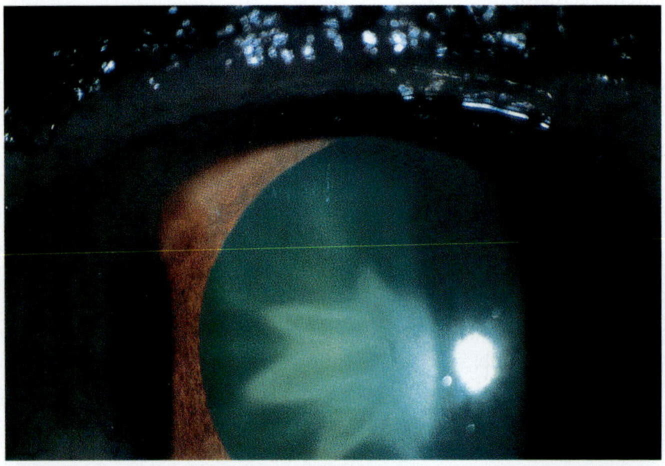

**Abb. 24.5** Anteriore subkapsuläre Trübung bei atopischer Dermatitis [T407]

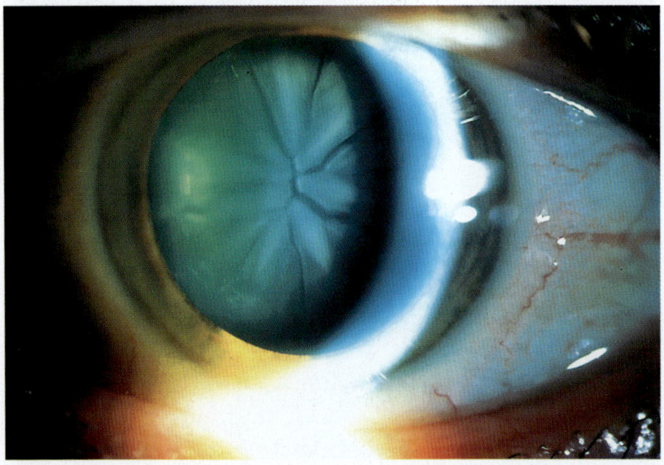

**Abb. 24.6** Cataracta traumatica mit blütenartigem Aussehen (Kontusionsrosette) [E282]

### Katarakt nach Augenoperationen

Nach Vitrektomie und Glaukomoperationen zur Ableitung des Kammerwassers kann sich allmählich im Verlauf von Jahren eine Katarakt entwickeln.

## Strahlenstar

### Röntgenstar

Etwa 2 Jahre nach Bestrahlung der Linse mit mehr als 6 Gy tritt eine scheibenförmige hintere Poltrübung der Linse ein. Bei Jugendlichen kann sich der Röntgenstar auch schon in kürzerer Zeit nach der Exposition entwickeln.

### Infrarotstar

Früher kam es bei Glasbläsern und Hochofenarbeitern nach jahrzehntelanger Exposition öfter zu diesem Startyp. Es entsteht eine beidseitige scheibenförmige Trübung am hinteren Linsenpol und typischerweise eine Ablösung der vorderen Kapsellamelle (Feuerlamelle).

## Toxische Katarakte

### Kortisonstar

Wird eine Behandlung mit lokalen oder systemischen Kortikosteroiden länger als 1 Jahr durchgeführt, steigt das Risiko für eine Katarakt. Sie imponiert als schalenförmige hintere Rindentrübung.

### Parasympathomimetika

Auch sie können, wie sie in der Glaukomtherapie angewandt werden, bei langjähriger Applikation die Entstehung eines grauen Stars begünstigen. Die Entwicklung einer Katarakt ist auch bekannt bei Einnahme von Dinitrophenol, Ergotamin und Phenothiazinen.

## Cataracta congenita

Eine Katarakt kann auch schon bei Geburt vorhanden sein. Eine Infektion der Mutter im ersten Trimenon mit **Röteln, Masern, Zytomegalie oder Toxoplasmose** kann eine beidseitige Katarakt des Kindes zur Folge haben.

Bei **Galaktosämie** tritt eine Katarakt in den ersten Lebenstagen bzw. -wochen auf, die durch eine hintere Rindentrübung gekennzeichnet ist. Diese Katarakt kann sich bei rechtzeitigem Ansetzen einer galaktosefreien Diät zurückbilden.

Eine Katarakt kann auch im Rahmen von Chromosomenaberrationen auftreten, so bei Trisomie 13 oder 15 und beim Down-Syndrom.

## Lage- und Formveränderungen der Linse

Lage- und Formveränderungen der Linse sind insgesamt relativ selten.

### Lageveränderungen

Eine Verlagerung der Linse aus ihrer normalen Position wird als **Ectopia lentis** bezeichnet. Dabei kann eine Luxation oder Subluxation der Linse vorliegen, d. h. eine vollständige (Pupille aphak) oder teilweise Lageveränderung (→ Abb. 24.7). Angeboren kommt eine Ektopie im Rahmen von systemischen Erkrankungen wie dem **Marfan-Sydrom** (Arachnodaktylie, Hyperflexibilität der Gelenke, Hochwuchs), dem Ehlers-Danlos-Syndrom, der Homozystinurie (Hochwuchs, Schwachsinn) und dem Weill-Marchesani-Syndrom (selten; kurze Gliedmaßen, Kleinwuchs) vor.
Erworbene Ursachen für eine Ectopia lentis sind Trauma, Syphilis, Tumoren von Iris und Ziliarkörper.

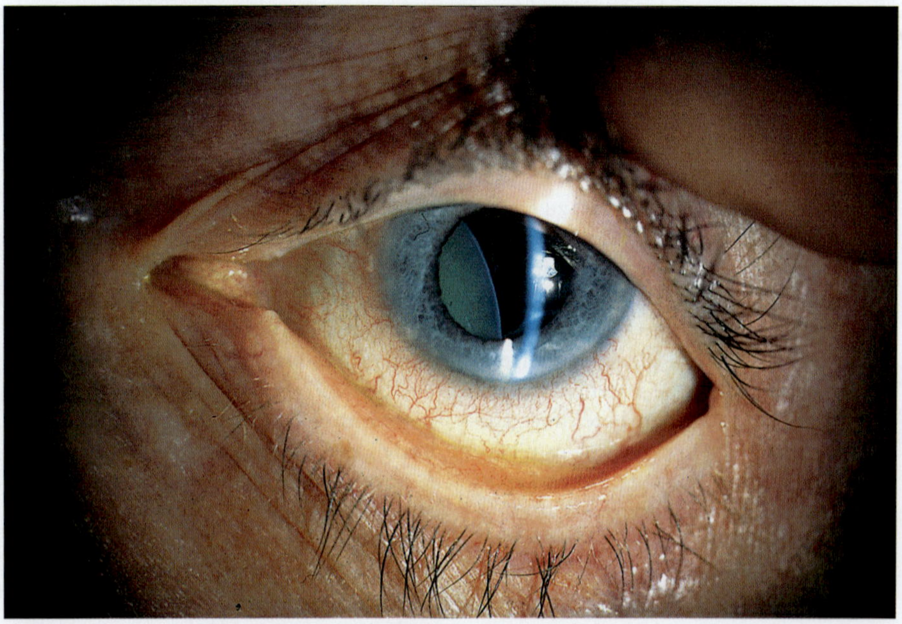

**Abb. 24.7** Subluxation der Linse nach inferonasal bei Homozystinurie [E282]

### Formveränderungen

Zu nennen sind hier folgende angeborene Formveränderungen:
- Sphärophakie (Kugellinse), z. B. beim Marfan-Syndrom
- Lentikonus (Vorwölbung des vorderen oder hinteren Linsenpols)
- Linsenkolobom (Entwicklungsstörung der Linse mit Einkerbung des Linsenäquators)

## Zusammenfassung

- Die Katarakt ist für die Hälfte aller Erblindungsfälle weltweit verantwortlich, in 90 % der Fälle handelt es sich um eine Cataracta senilis.
- Abgesehen von altersbedingten Linsentrübungen kann eine Katarakt, ausgelöst durch systemische Krankheiten, Erkrankungen der Augen oder äußere Einflüsse, auch schon früher auftreten und wird dann als präsenile Katarakt bezeichnet.
- Es gibt keine medikamentöse Therapie der Katarakt. Wenn die Beeinträchtigung des Sehens zu stark wird, muss die Linse operativ entfernt werden.
- Eine in jüngerem Lebensalter auftretende Katarakt wird als präsenile Katarakt bezeichnet.
- Ursachen für eine präsenile Katarakt sind Allgemeinerkrankungen, Augenerkrankungen oder Traumata.
- Auch eine Röntgenbestrahlung der Linse mit mehr als 6 Gy bewirkt eine Katarakt.
- Eine über längere Zeit insbesondere lokal durchgeführte Kortisontherapie kann eine Katarakt auslösen.
- Eine konnatale Katarakt kann durch eine Infektion der Mutter mit Röteln, Masern, Zytomegalie oder Toxoplasmose entstehen.

## Definition und Ätiologie

Netzhautveränderungen infolge einer Mikroangiopathie bei Diabetes mellitus werden als diabetische Retinopathie bezeichnet. Hierbei entstehen durch Veränderung der Gefäßwände **Mikroaneurysmen.** Die Schädigung des Gefäßendothels führt zu einem Zusammenbruch der Blut-Retina-Schranke im Bereich dieser Mikroaneurysmen, wodurch Serum und Lipoproteine in das Netzhautgewebe austreten: das sog. **diabetische Makulaödem** entsteht. Die Ablagerungen der ausgetretenen Lipide in der Netzhaut werden als **harte Exsudate** bezeichnet. **Circinata-Figur** nennt man die ringförmige Anordnung harter Exsudate. Durch Kapillarverschlüsse kommt es zu **punkt- und fleckförmigen Blutungen** am ganzen Fundus und zu Mikroinfarkten in der Nervenfaserschicht mit Axoplasmastau. Letztere werden als **Cotton-wool-Herde** bzw. **weiche Exsudate** bezeichnet. Die unterversorgten Netzhautbereiche regen durch Ausschüttung von VEGF (*vascular endothelial growth factor*) eine Angioneogenese an.

## Epidemiologie

Die diabetische Retinopathie stellt in der westlichen Welt die häufigste Erblindungsursache in der Altersgruppe zwischen 20 und 65 Jahren dar. Bei 90 % aller Diabetiker findet man innerhalb der ersten 15 Krankheitsjahre Fundusveränderungen im Sinne einer Retinopathie. Nach 20-jähriger Krankheitsdauer tritt bei 56 % der Typ-1- und bei 24 % der Typ-2-Diabetiker eine proliferative Retinopathie (s. u.) auf. Es besteht eine enge Korrelation zwischen der Manifestation diabetischer Komplikationen am Auge und jenen an anderen Organen (Niere, Nervensystem).

## Klinik

Im Vordergrund stehen **Sehstörungen,** die jedoch erst im fortgeschrittenen Stadium der Erkrankung auftreten. Bei der **Makulopathie** stellt der Patient typischerweise erst geringe Sehstörungen fest, die allmählich schlimmer werden. **Glaskörperblutungen** hingegen führen oft zu einer plötzlichen starken Visuseinschränkung. Durch regelmäßige augenärztliche Kontrollen eines Diabetikers werden die Netzhautveränderungen oft entdeckt, bevor sie symptomatisch werden.

Die diabetische Retinopathie kann in die **nicht-proliferative** und die **proliferative** diabetische Retinopathie eingeteilt werden, die im Krankheitsverlauf nacheinander durchschritten werden. Die diabetische Makulopathie kann in jedem Krankheitsstadium auftreten.

### 1. Leichte, nicht proliferative diabetische Retinopathie/Background-Retinopathie

Diese frühen diabetischen Netzhautveränderungen können sich wieder zurückbilden, die Patienten haben meist keine Sehstörungen. In der Fundoskopie sind **Mikroaneurysmen,** die als winzige rote Punkte erstmals lateral der Fovea auftreten, die ersten Veränderungen, die sichtbar werden. Sie können von intraretinalen Punkt- und Fleckblutungen umgeben sein und sind dann nicht von diesen zu unterscheiden (→ Abb. 25.1). Es können sich auch schon **perlschnurartige Venen** und beginnende **harte Exsudate** finden (mäßige nicht proliferative diabetische Retinopathie).

### 2. Schwere, nicht-proliferative Retinopathie/präproliferative diabetische Retinopathie

Es finden sich viele Mikroaneurysmen und viele intraretinale Blutungen in allen vier Quadranten oder perlschnurartige Venen in mindestens zwei Quadranten oder intraretinale mikrovaskuläre Anomalien (**IRMA,** Shunts zwischen retinalen Arteriolen und Venolen) in mindestens einem Quadranten („4–2–1-Regel"). Man findet auch Cotton-wool-Flecken (→ Abb. 25.2) und sieht in der Fluoreszenzangiografie Kapillaruntergänge und avaskuläre Zonen.

### 3. Diabetische Makulopathie

Die Veränderungen betreffen auch die Makula mit Ödem, intraretinalen Blutungen und harten Exsudaten. Dies ist der häufigste Grund für eine Sehverschlechterung v. a. bei Typ-2-Diabetikern. Häufig findet sich eine Circinata-Figur (→ Abb. 25.3). Aus dem zystoiden Makulaödem (→ Abb. 25.4) kann sich ein Makulaschichtloch (→ Kap. 30) entwickeln.

### 4. Proliferative diabetische Retinopathie

Sie tritt beim Typ-1-Diabetiker häufiger auf als beim Typ-2-Diabetiker. Die Gefäßproliferate gehen von den Venolen aus und finden sich meist an Papille (*neovascularization of the disc* = **NVD,** → Abb. 25.5) und entlang der Gefäßbögen (*neovascularization elsewhere* = **NVE**). Mit den Gefäßneubildungen wachsen auch fibrovaskuläre Membranen in die Netzhaut oder in den Glaskörper ein. Diese Membranen können sich kontrahieren und so zu einer **Traktionsablatio** führen. In Phasen hormoneller Um-

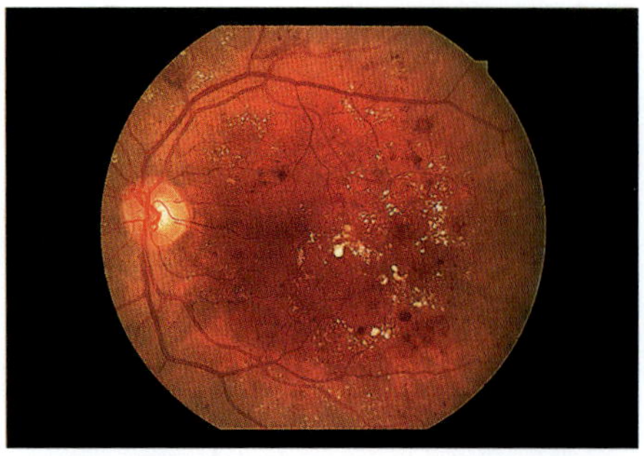

**Abb. 25.1** Fortgeschrittene Background-Retinopathie mit Mikroaneurysmen, Punktblutungen und harten Exsudaten [E282]

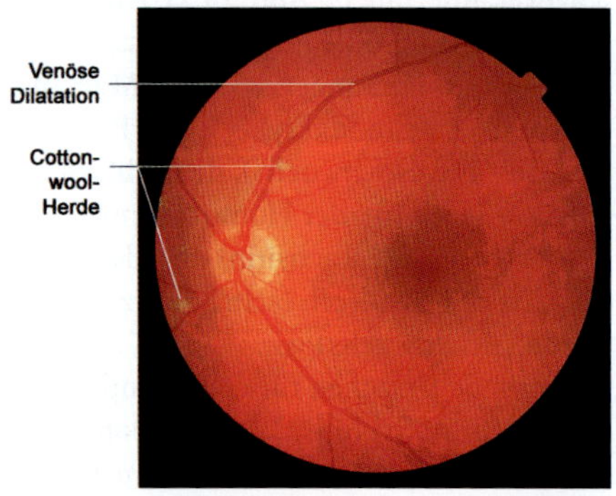


**Abb. 25.2** Netzhautveränderungen bei präproliferativer diabetischer Retinopathie [G041]

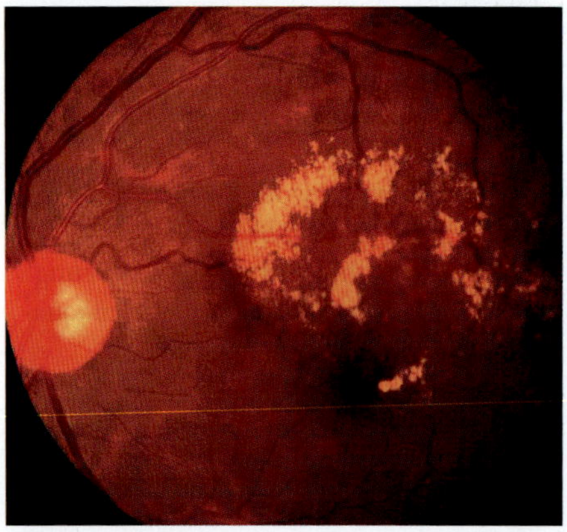

**Abb. 25.3** Makulaödem und Circinata-Figur bei diabetischer Makulopathie [E428]

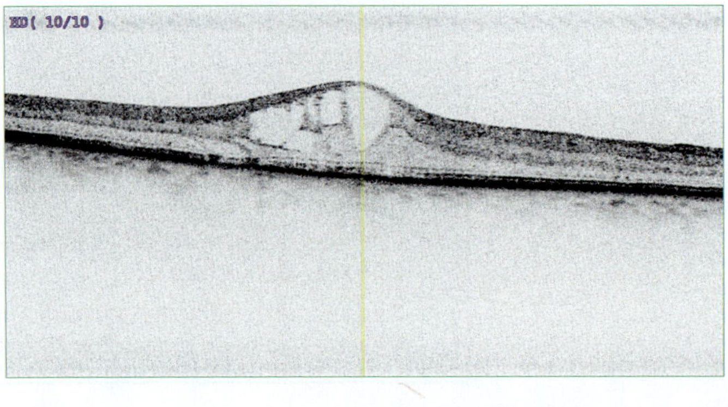

**Abb. 25.4** Cystoides Makulaödem bei diabetischer Makulopathie im OCT [P164]

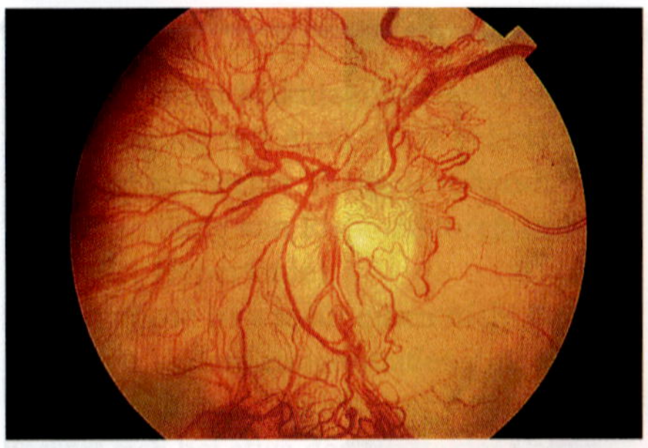

**Abb. 25.5** Stark ausgeprägte Neovaskularisation an der Papille [E282]

stellung, wie Pubertät oder Schwangerschaft, schreitet die proliferative diabetische Retinopathie schneller fort.

## Komplikationen

Häufige Komplikationen sind **Glaskörperblutungen, Traktionsablatio der Netzhaut** und **Netzhautforamina.** Durch Diffusion gelangt in ischämischen Netzhautarealen gebildeter VEGF auch in die Vorderkammer des Auges und führt dort zu Neovaskularisationen an der Iris **(Rubeosis iridis)** und im Kammerwinkel, wodurch sich ein sekundäres **Neovaskularisationsglaukom** bilden kann (→ Kap. 31).

In → Abb. 25.6 sind die Lokalisationen der Veränderungen bei diabetischer Retinopathie an der Netzhaut dargestellt.

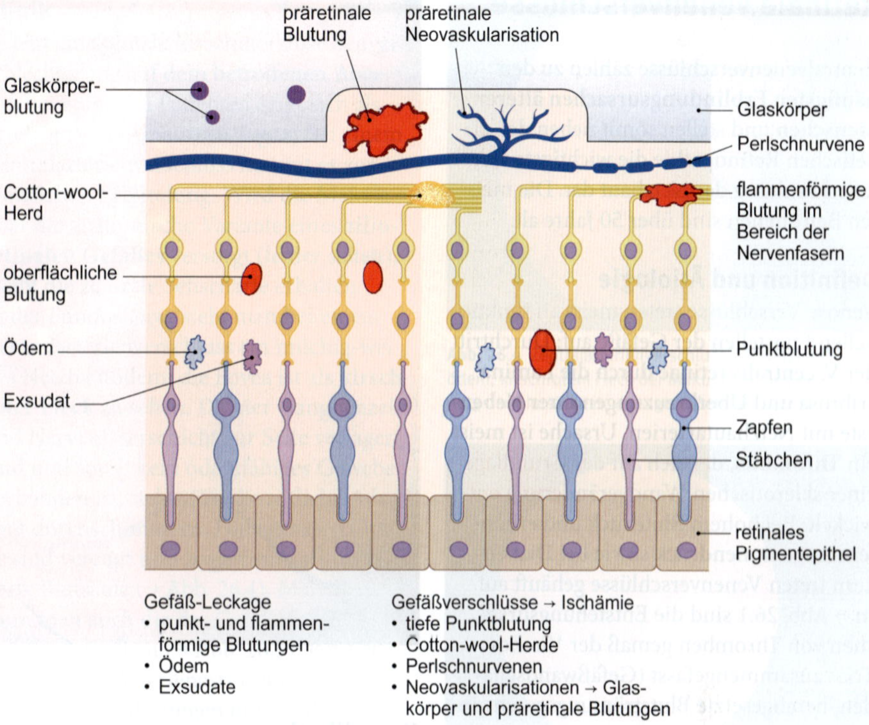


**Abb. 25.6** Veränderungen bei diabetischer Retinopathie [L141]

## Therapie und Prognose

Die diabetische Retinopathie kann bisher nicht medikamentös behandelt werden. Therapie der Wahl ist die **panretinale Laserkoagulation** (→ Kap. 12). Die Indikation zu dieser Behandlung ist gegeben, wenn sich bei nicht proliferativer diabetischer Retinopathie in der Fluoreszenzangiografie minderperfundierte Gebiete zeigen. Eine Laserkoagulation bei großen ischämischen Netzhautarealen kann die Progression zur proliferativen Retinopathie verhindern. Bei rezidivierenden Glaskörperblutungen und bei Traktionsablatio muss eine Vitrektomie durchgeführt werden, häufig ist dann eine intraokulare Gas- oder Silikonöltamponade zur Stabilisierung der Netzhaut nötig. Es stehen auch Antikörper gegen VEGF (z. B. Avastin®, Lucentis®, Eylea®) zur intravitrealen Injektion zur Verfügung, die für den Einsatz bei Visusbeeinträchtigung durch ein diabetisches Makulaödem zugelassen sind. Das diabetische Makulaödem kann durch eine fokale Laserkoagulation und intravitreale Injektion eines langwirksamen Kortikosteroids (Triamcinolon) oder Anti-VEGF gebessert werden.

Nebenwirkungen der panretinalen Laserkoagulation können bei zu ausgeprägter Koagulation epiretinale Gliose und konzentrische Gesichtsfeldeinschränkung sein.

Typ-1-Diabetiker müssen ab 5 Jahren nach Krankheitsbeginn jährlich, ab 10 Jahren nach Krankheitsbeginn und in der Pubertät und Schwangerschaft vierteljährlich augenärztlich untersucht werden. Typ-2-Diabetiker sollten ebenfalls jährlich, bei Zeichen einer Netzhautveränderung vierteljährlich untersucht werden.

> Je besser der Blutzucker eingestellt ist, desto später tritt eine Retinopathie auf.

## Zusammenfassung

- Die diabetische Retinopathie ist in der westlichen Welt die häufigste Erblindungsursache bei Personen mittleren Alters.
- Die Erkrankung lässt sich in nicht-proliferative und proliferative diabetische Retinopathie einteilen. Sehstörungen treten erst in fortgeschrittenen Stadien bzw. im Rahmen von Komplikationen auf und sind dann schwer zu behandeln.
- Bei regelmäßigen Funduskontrollen des Diabetikers und rechtzeitiger Therapie lässt sich in den meisten Fällen ein schwerer Sehverlust abwenden.

## Hypertensive Retinopathie

### Definition und Ätiologie

Ein akut erhöhter Blutdruck führt zu einer reflektorischen Konstriktion der retinalen Arteriolen. Bei längerem Bestehen des hohen Blutdrucks kommt es zum Zusammenbrechen der Blut-Retina-Schranke, zu Kapillarverschlüssen und Arteriosklerose. Veränderungen des Fundus treten häufig auf bei renaler Hypertension, Phäochromozytom, Präeklampsie und Eklampsie.
Man unterscheidet eine Retinopathia angiospastica, die bei akuter Blutdruckerhöhung v. a. bei jungen Patienten auftritt, und eine arteriosklerotische Retinopathie, die bei längerem Bestehen des Bluthochdrucks bei älteren Patienten beobachtet wird.

### Klinik

Die Fundusveränderungen bei der Retinopathia angiospastica werden in vier Stadien eingeteilt, wobei Stadium I und II als **Fundus hypertonicus** und Stadium III und IV als **Retinopathia hypertensiva** bezeichnet werden. In Stadium I sieht man eng gestellte Arterien und stärker gefüllte Venen. Stadium II ist charakterisiert durch Kaliberschwankungen der Arteriolen (→ Abb. 27.1). In Stadium III (→ Abb. 27.2) findet man zusätzlich einzelne flammenförmige Blutungen, Cotton-wool-Herde und ein Netzhautödem. Harte Exsudate können um die Makula herum sternförmig angeordnet sein. Im Stadium IV schließlich kommt es auch zu einer Schwellung der Papille.
Bei der arteriosklerotischen Retinopathie beobachtet man arteriosklerotisch veränderte Arterien mit helleren und verbreiterten Lichtreflex-Streifen. Diese werden als **Kupferdraht**- bzw. bei noch stärkerer Ausprägung der Veränderungen als **Silberdrahtarterien** bezeichnet. Die Venen des Fundus werden von den verhärteten Arterien eingeengt, es kommt zu **arteriovenösen Kreuzungszeichen:** bogenförmiges Ausweichen der Venen (Salus-Zeichen) und sanduhrartige Einengung der Venen (Gunn-Zeichen).

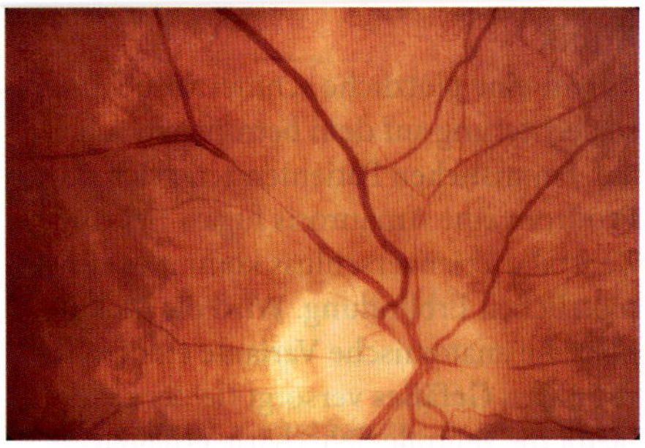

**Abb. 27.1** Hypertensive Retinopathie Stadium II mit fokalen Arterienverengungen [E943]

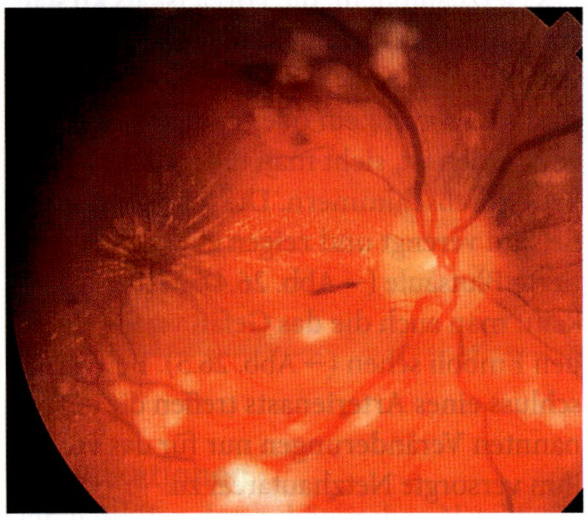

**Abb. 27.2** Hypertensive Retinopathie Stadium III (Makulastern, Cotton-wool-Herde, flammenförmige Blutungen) [E943]

### Therapie und Prognose

Als Komplikationen können arterielle Verschlüsse und die Entstehung von Makroaneurysmen (diese können bluten, → Abb. 27.3) auftreten. Die Therapie besteht in der Behandlung der Grunderkrankung bzw. bei essenzieller Hypertonie in der medikamentösen Blutdrucksenkung.

## Frühgeborenen-Retinopathie (Retinopathia praematurorum)

### Definition und Ätiologie

Es handelt sich hierbei um die unkontrollierte Gefäßproliferation in der noch nicht ausgereiften Netzhaut von Frühgeborenen, v. a. bei Sauerstoffbeatmung. Bei Frühgeborenen haben die von der Papille her ausknospenden Gefäße die Ora serrata insbesondere temporal (wegen der größeren Entfernung) noch nicht erreicht. Das Wachstum der Gefäße wird durch erhöhten $O_2$-Partialdruck bei Sauerstoffbeatmung gehemmt. Wird dann die Sauerstoffbeatmung abgesetzt, ist die schlecht vaskularisierte periphere Netzhaut mit Sauerstoff unterversorgt und produziert Wachstumsfaktoren (v. a. VEGF), welche die Angioneogenese anregen. Es bilden sich pathologische Gefäße, die in den Glaskörper einsprossen, bluten und durch Kontraktion zu Netzhautabhebungen führen (Traktionsablatio). Je unreifer das Neugeborene, desto höher ist das Risiko.

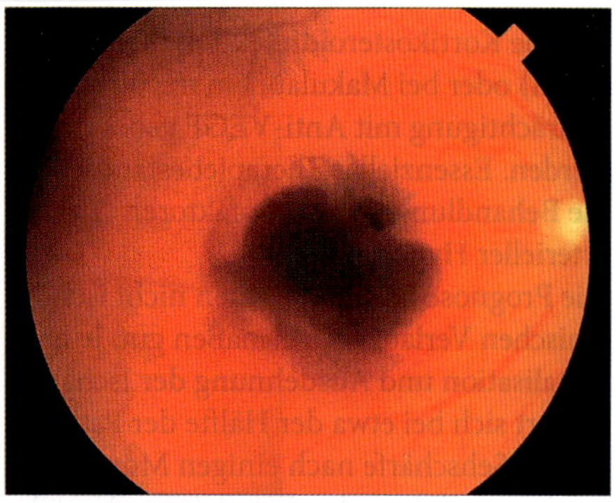

**Abb. 27.3** Subretinale und präretinale Blutung bei einem arteriellen Makroaneurysma [E428]

### Klinik

Die Fundusveränderungen bei der Frühgeborenen-Retinopathie werden in fünf Stadien eingeteilt. Diese sind in → Abb. 27.4 dargestellt. Am Ende der Entwicklung steht eine totale Netzhautablösung mit tunnelförmiger Netzhautschrumpfung. Hinter der Linse bildet sich dann eine fibröse Platte, in welcher Netzhaut, Bindegewebe und Gefäße verbacken sind (retrolentale Fibroplasie). Es kommt zu einer Phthisis bulbi (Augapfelschrumpfung). Zusätzlich auftretende Veränderungen wie Glaskörpertrübungen, Irisgefäßerweiterung und Rigidität der Pupille werden Plus disease genannt, sie haben eine besonders schlechte Prognose.

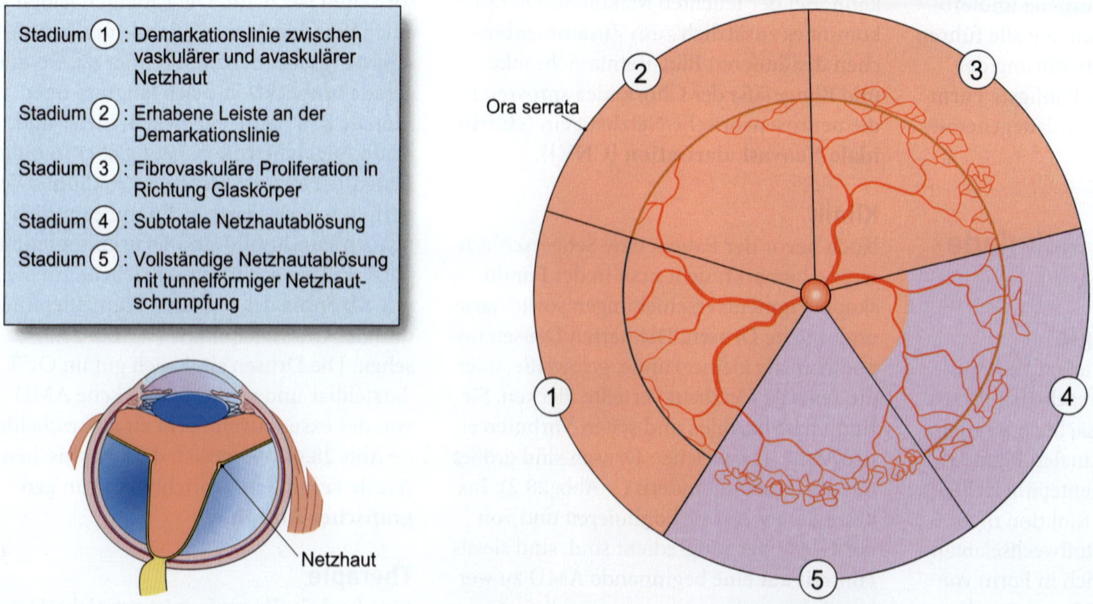


**Abb. 27.4** Stadien der Frühgeborenen-Retinopathie [L141]

### Therapie und Prognose

Bei Frühgeborenen muss ein dem Risiko angepasstes Schema von Funduskontrollen eingehalten werden. Veränderungen im Stadium I und II bilden sich oft spontan zurück. Bei fortschreitenden Veränderungen und Veränderungen im Stadium III kann man mit einer Laserkoagulation der avaskulären Netzhaut eine weitere unkontrollierte Gefäßproliferation verhindern. Das Stadium IV hat eine schlechte Prognose, manchmal gelingt es durch eine Vitrektomie, die Netzhaut wieder anzulegen. Im Stadium V ist das Auge irreversibel erblindet.

## Morbus Coats (Retinitis exsudativa/retinale Teleangiektasien)

### Definition und Ätiologie

Dies ist eine idiopathische, hauptsächlich bei männlichen Jugendlichen auftretende Störung des Wandbaus der retinalen Blutgefäße mit Ausbildung von Teleangiektasien und Aneurysmen. Durch Störung der Blut-Retina-Schranke bilden sich großflächige harte Exsudate aus, die neben Arealen mit Kapillarektasien liegen (→ Abb. 27.5). Es kommt meist zu einer **exsudativen Netzhautablösung.** Die Erkrankung wird z. T. erst durch einen hellen Fundusreflex (Leukokorie → DD Retinoblastom) entdeckt.

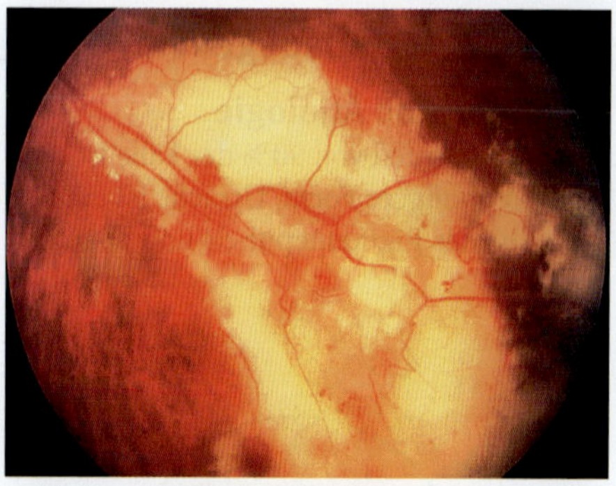

**Abb. 27.5** Harte Exsudate mit Kapillarektasien bei Morbus Coats [E943]

### Therapie und Prognose

Laser- oder Kryokoagulation. Die Prognose ist relativ ungünstig.

## Sichelzellretinopathie

Im Verlauf der in Europa seltenen Sichelzellerkrankung können die verformten Erythrozyten kleine Netzhautgefäße verschließen. Durch die nachfolgende Ischämie der Netzhaut kommt es zu Neovaskularisationen, Glaskörperblutungen und Traktionsablatio. Therapeutisch wird eine fokale oder panretinale Laserkoagulation durchgeführt.

## Zusammenfassung

- Bei den hypertensiven Fundusveränderungen unterscheidet man eine Retinopathia angiospastica, die in vier Stadien unterteilt wird, und eine arteriosklerotische Retinopathie.
- Bei der Frühgeborenen-Retinopathie kommt es zu einer Schädigung der noch nicht voll ausgereiften Netzhaut, v. a. im Zusammenhang mit einer Sauerstoffbeatmung.
- Morbus Coats: idiopathische Störung des Wandbaus retinaler Blutgefäße mit Bildung von Teleangiektasien und Aneurysmen.
- Bei einer Sichelzellerkrankung kann die Netzhaut mitbetroffen sein (evtl. Netzhautischämien mit Neovaskularisationen).

Es gibt verschiedene erworbene und erbliche Makulaerkrankungen. Sie alle führen zu einer teils irreversiblen Störung der zentralen Sehschärfe. Die häufigste Form ist die altersabhängige Makuladegeneration.

## Altersabhängige Makuladegeneration (AMD)

### Definition und Ätiologie

Die AMD ist in der westlichen Welt die **häufigste Erblindungsursache** bei Personen älter als 65 Jahre. Ursächlich ist eine Funktionsstörung des retinalen Pigmentepithels (RPE): Die Pigmentepithelzellen kommen ihrer Transportfunktion nicht mehr nach, sodass sich Stoffwechselabfallprodukte anhäufen, die sich in Form von sog. **Drusen** zwischen RPE und Bruchmembran ablagern (→ Abb. 28.1). Die Pigmentepithelzellen gehen zugrunde, in der Bruchmembran entstehen Lücken.
Man unterscheidet zwei Formen der AMD, die trockene (nicht exsudative) und die feuchte (exsudative) Makuladegeneration, die sich aus der trockenen AMD entwickeln kann. Bei der feuchten Makuladegeneration kommt es zusätzlich zum Zusammenbrechen der äußeren Blut-Retina-Schranke und Blutgefäße der Chorioidea sprossen in die neurosensorische Netzhaut ein (**chorioidale Neovaskularisation** [CNV]).

### Klinik

Noch bevor der Patient eine Sehverschlechterung bemerkt, sieht man in der Fundoskopie Pigmentverschiebungen sowie harte und weiche Drusen. Die harten Drusen imponieren als kleine, runde, gelbweiße, über die zentrale Netzhaut verteilte Flecken. Sie sind meist harmlos und selten Vorboten einer AMD. Die weichen Drusen sind größer mit unscharfen Rändern (→ Abb. 28.2). Insbesondere wenn sie konfluieren und von der Größe her progredient sind, sind sie als Hinweis auf eine beginnende AMD zu werten.

## Trockene Makuladegeneration

### Definition und Ätiologie

Mit einem Anteil von 90 % der Fälle ist dies die weit häufigere Form. Ursache ist eine Atrophie des Pigmentepithels und der sensorischen Netzhaut. Die Patienten leiden an einer Verschlechterung der zentralen Sehschärfe (grauer Schatten immer da, wo man gerade hinblickt), die sich langsam über Monate bzw. Jahre entwickelt. Meist sind beide Augen betroffen, häufig aber in unterschiedlich fortgeschrittenem Stadium. Die periphere Sehschärfe bleibt unbeeinträchtigt. Im Fundusbild sind **Drusen** und multiple zirkuläre, scharf umschriebene Areale mit **Atrophie** des retinalen Pigmentepithels und der Choriokapillaris (→ Abb. 28.3) zu sehen. Die Drusen sind auch gut im OCT darstellbar und somit die trockene AMD von der exsudativen Form zu unterscheiden (→ Abb. 28.4). Wenn sich die atrophischen Areale vergrößern, spricht man von **geografischer Atrophie.**

### Therapie

Eine kausale Therapie existiert nicht. Dennoch kann man vielen Patienten mit unterstützenden Maßnahmen wie vergrößernden Sehhilfen (Lupenbrillen, Bildschirmlesegeräte etc.) helfen. Eine luteinreiche Diät (Broccoli, gelbe Paprika) wird empfohlen, da sie evtl. den Verlauf der Erkrankung etwas verzögern kann.

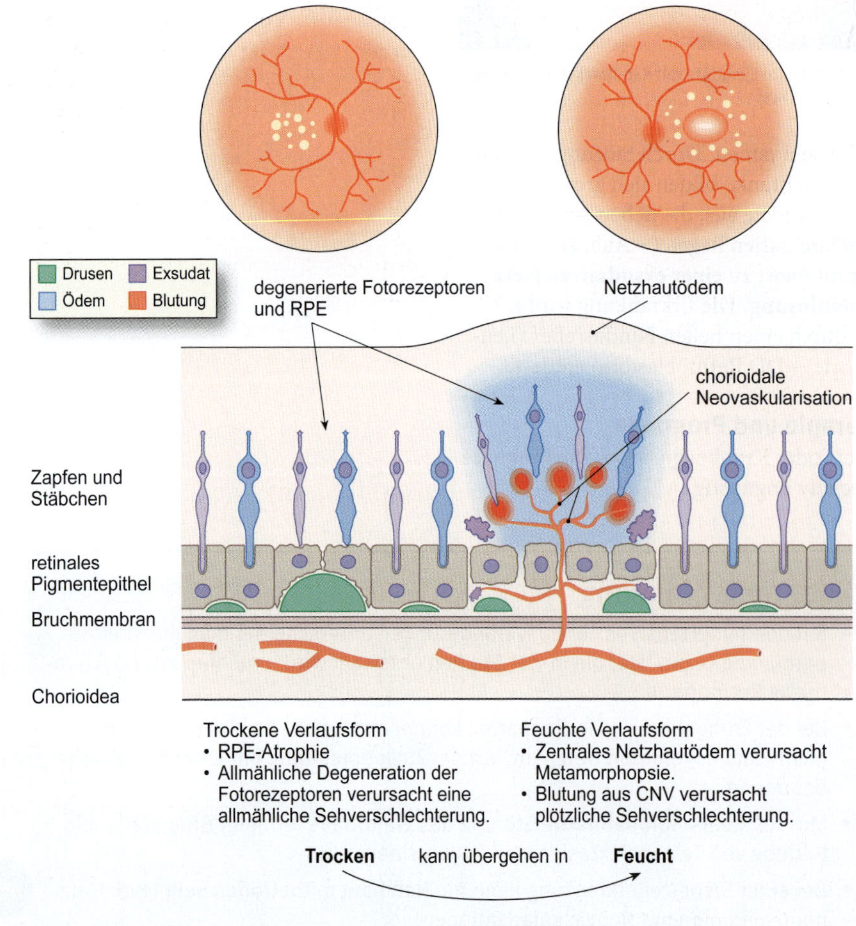


**Abb. 28.1** Pathologische Veränderungen bei altersabhängiger Makuladegeneration [L141]

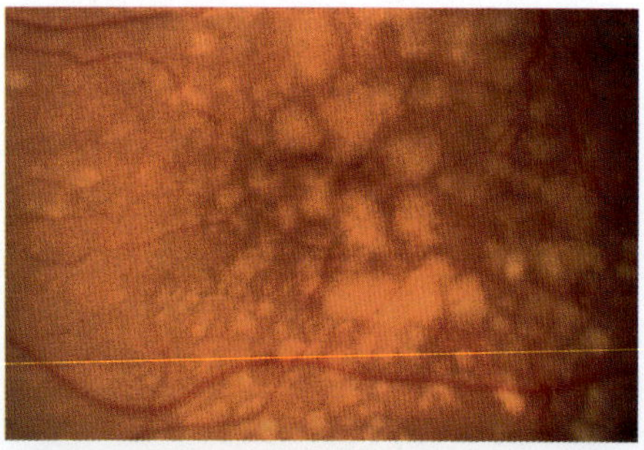

**Abb. 28.2** Weiche Drusen [E282]

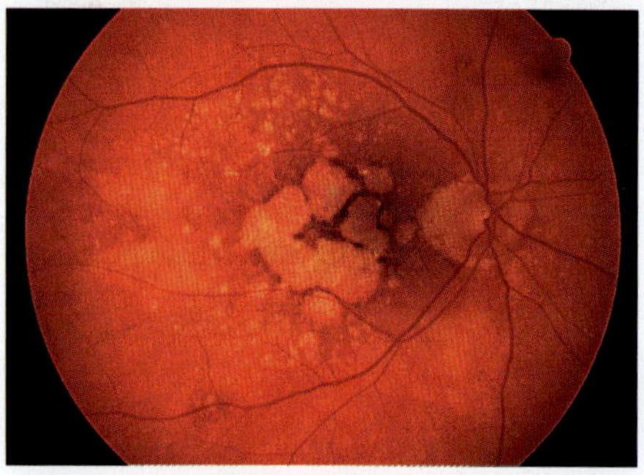

**Abb. 28.3** Trockene AMD [E431]

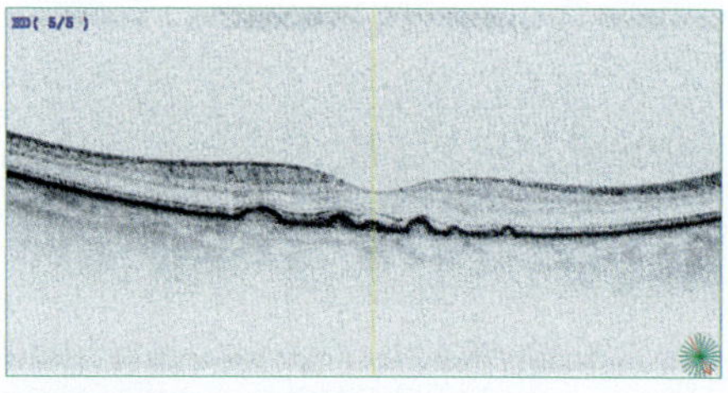

**Abb. 28.4** Drusen bei AMD im OCT [P164]

## Feuchte Makuladegeneration

### Definition

Durch die geschädigte Bruchmembran kommt es zu subretinalen Exsudaten aus der Chorioidea und zum Einwachsen pathologischer Blutgefäße unterhalb (okkulte CNV) oder oberhalb (klassische CNV) des RPE. Die Sehverschlechterung verläuft schneller als bei der trockenen Form. Es kommt plötzlich zur Verzerrung der fixierten Objekte (**Metamorphopsie,** → Abb. 8.6) und zu einer gleichzeitigen Abnahme der Sehschärfe. Grund für die Metamorphopsie ist ein zentrales Ödem der Netzhaut. Blutungen aus neu gebildeten Gefäßen führen zu einer rapiden und ausgeprägten Sehverschlechterung. Im Fundusbild imponiert das Ödem als grau-braune, rund begrenzte Vorwölbung, eine CNV als grau-grüner, unregelmäßig begrenzter, vorgewölbter Bereich (→ Abb. 28.5). Für die genaue Bestimmung, in welcher Schicht sich CNV und Exsudate befinden, sind die Fluoreszenzangiografie und die optische Kohärenztomografie sehr hilfreich (→ Abb. 28.6).
Unbehandelt kommt es häufig zu Komplikationen der CNV, insbesondere zu hämorrhagischen Pigmentepithelabhebungen durch Blutgefäßrupturen. Die Blutung kann in den subretinalen Raum durchbrechen und ist dann heller und unschärfer begrenzt.

### Therapie

Durch den Einsatz von VEGF-Inhibitoren hat sich eine neue Therapiemöglichkeit ergeben: Durch die intravitreale Injektion dieser Medikamente (z. B. Ranibizumab = Lucentis®, Aflibercept = Eylea®, Bevacizumab = Avastin® = Off-label Use) können die chorioidalen Neovaskularisationen stabilisiert und z. T. sogar zur Rückbildung gebracht werden. So kann eine Stabilisierung des Visus und in einigen Fällen sogar eine Verbesserung erreicht werden. Vor diesem Hintergrund sind die anderen bisherigen Therapieformen in den Hintergrund getreten: die Laserkoagulation pathologischer Gefäße oder die photodynamische Therapie (PDT). Bei der PDT lagert sich der intravenös infundierte Farbstoff Verteporfin besonders in der CNV ab, wo er durch Bestrahlung mit Laserlicht (689 nm) aktiviert wird, sodass die CNV verödet. Die Ergebnisse chirurgischer Verfahren wie subretinale Chirurgie oder Netzhautrotation sind noch nicht ausreichend evaluiert.
Heute wird in den allermeisten Fällen rezidivierend mit Anti-VEGF-Injektionen behandelt.

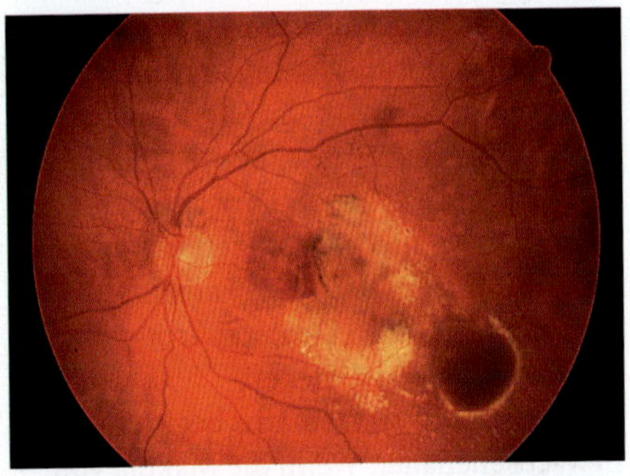

**Abb. 28.5** Feuchte AMD mit Neovaskularisation unter dem Pigmentepithel [E431]

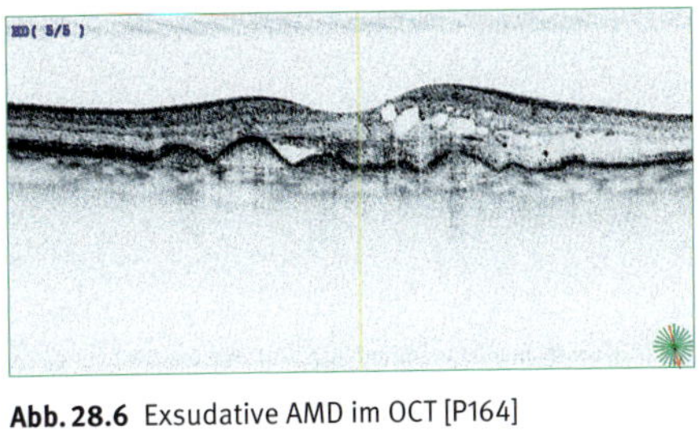

**Abb. 28.6** Exsudative AMD im OCT [P164]

## Seltenere Makulopathien

### Toxische Makulopathie

Bei langer und hoch dosierter Gabe von **Chloroquin (Resochin)** kann sich eine sog. **Schießscheibenmakulopathie** mit Visusverschlechterung entwickeln. Außerdem sieht man Pigmenteinlagerungen in der Hornhaut. Bei einer Überdosierung von **Chinin** kann es zu einem Netzhautödem mit Optikusatrophie und konzentrischer Einengung des Gesichtsfelds kommen.

### Myope Makulopathie

Bei mäßiggradiger Myopie sind periphere Netzhautdegenerationen häufiger als bei Normalsichtigen. Bei der malignen/progressiven Myopie liegt ein exzessives Längenwachstum des Bulbus vor, sodass es am hinteren Augenpol zu Dehnungsveränderungen wie geografischen Atrophien des RPE und der Choriokapillaris oder zu subretinalen Blutungen kommt. Eine zentrale pigmentierte Narbe entsteht nach Absorption einer Makulablutung, sie wird **Fuchs-Fleck** genannt (→ Abb. 28.7). Auch Visusbeeinträchtigungen durch makuläre Ödembildungen bei myoper CNV können mittels intravitrealer Anti-VEGF-Injektionen therapiert werden.

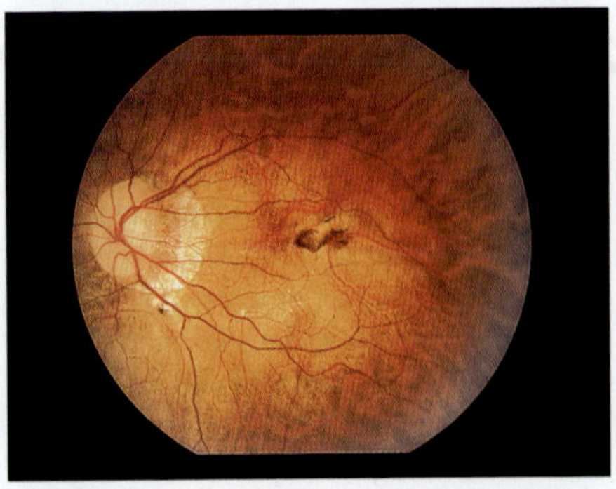

**Abb. 28.7** Fuchs-Fleck bei hoher Myopie [E282]

### Retinopathia centralis serosa (RCS)

Vermutlich durch Stress entsteht eine lokale Dysregulation mit seröser Abhebung meist im Makulabereich durch Defekte der Blut-Retina-Schranke. Metamorphopsien, Mikropsie, Makropsie, Sehverschlechterung im zentralen Gesichtsfeld sind die häufigsten Symptome der meist 30- bis 40-jährigen betroffenen Männer. In der FAG ist meist ein Quellpunkt sichtbar und in der OCT subretinale Flüssigkeit. Bei extrafovealem Quellpunkt und gehäuften Rezidiven kann eine Laserbehandlung durchgeführt werden, meist tritt jedoch eine Spontanheilung ein.

## Zusammenfassung

- Die altersabhängige Makuladegeneration ist in der westlichen Welt die häufigste Erblindungsursache bei über 65-Jährigen. Man unterscheidet eine trockene und eine feuchte Verlaufsform.
- Die Behandlungsoptionen bei der trockenen AMD sind unbefriedigend. Das periphere Sehen ist nicht betroffen, sodass die Orientierung im Raum möglich bleibt. Die feuchte AMD kann mit VEGF-Inhibitoren behandelt werden.
- Gewisse Medikamente wie Chloroquin können zu einer Schädigung der Makula führen.
- Bei hochgradiger Myopie kann es zu Fundusveränderungen mit Makulaschädigung kommen.
- Die Retinopathia centralis serosa führt durch Stress zu submakulärer Flüssigkeit und ist meist spontan reversibel.

## Retinopathia pigmentosa

### Definition und Ätiologie

Mit einer Prävalenz von 1 : 4 000 ist die Retinopathia pigmentosa die **häufigste hereditäre** Netzhautdystrophie. Unter der Bezeichnung wird eine Gruppe von Krankheiten zusammengefasst, die alle durch eine **Verminderung der Anzahl von Fotorezeptoren** und durch eine **Funktionsstörung des retinalen Pigmentepithels** (RPE) gekennzeichnet sind. Man unterscheidet eine primäre und eine sekundäre Form der Retinopathia pigmentosa. Die primäre Form wird als Einzelerkrankung vererbt, die sekundäre tritt im Symptomkomplex bei generalisierten Stoffwechselerkrankungen (→ Tab. 29.1) auf. Der Erbgang für die primäre Form ist in etwa 50 % der Fälle autosomal-rezessiv, aber auch autosomal-dominante und X-chromosomal-rezessive Erbgänge kommen vor.

### Klinik

Beide Augen sind betroffen. Häufig tritt schon im Jugendalter eine **Nachtblindheit** (Nyktalopie) auf. Im weiteren Verlauf kommt es zu **konzentrischen Gesichtsfeldeinengungen** (Tunnelblick), was eine Orientierung im Raum unmöglich macht. Typisch für die Erkrankung ist ein **Elektroretinogramm** (ERG) mit deutlich verkleinerten bzw. erloschenen Amplituden beider Augen. Im Fundusbild lässt sich mit versetztem zeitlichem Auftreten die klassische **Befundtrias** der Retinopathia pigmentosa erheben: eine **Verengung der Arteriolen,** später **knochenbälkchen-ähnliche Pigmentierung** des Fundus (→ Abb. 29.1) und schließlich eine **wächserne Papillenblässe.** In späteren Krankheitsstadien kommt es häufig zu einer atrophischen Makulopathie oder einem zystischen Makulaödem, welche zum Sehverlust führen können. Im Rahmen der Erkrankung entwickelt sich früh eine hintere schalenförmige Katarakt.

### Therapie und Prognose

Eine kausale Therapie existiert nicht. Der Nutzen von Vitamin-A-Einnahme ist nicht gesichert. Die sich entwickelnde Katarakt schränkt das Sehen zusätzlich ein und wird operiert. Abhängig vom Vererbungsmodus ist die Langzeitprognose der Erkrankung sehr unterschiedlich, insgesamt aber eher ungünstig. Etwa ein Viertel der Patienten behält während des Arbeitslebens die Lesefähigkeit bei peripher stark eingeschränktem Gesichtsfeld.

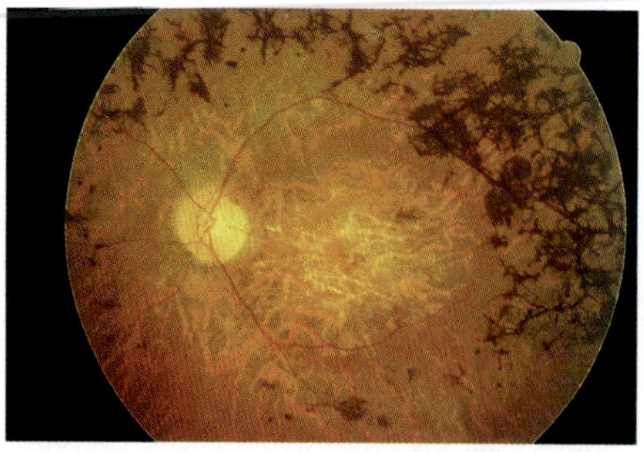

**Abb. 29.1** Fortgeschrittene Retinopathia pigmentosa mit Knochenbälkchen-Pigmentierung [T407]

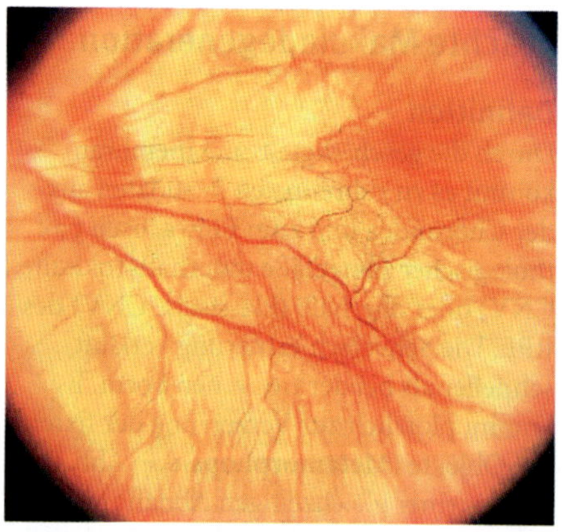

**Abb. 29.2** Fundushypopigmentierung bei Albinismus [E387]

**Tab. 29.1** Grunderkrankungen mit sekundärer Retinopathia pigmentosa (Auswahl)

| Erkrankung | Besonderheiten |
|---|---|
| **Usher-Syndrom** | häufigste Ursache für kombinierte Taubheit und Blindheit im Kindesalter |
| **Bassen-Kornzweig-Syndrom** | Neurologische Symptomatik und Steatorrhö. Vitamin-A-Gaben sind hilfreich, sodass eine frühe Diagnose erfolgen muss. |
| **Refsum-Syndrom** | Neurologische Symptomatik, Taubheit. Augenveränderungen treten erst im Jugendalter auf. Es muss eine phytansäurefreie Diät eingehalten werden. |
| **Kongenitale Amaurose Leber** | Erblindung von Geburt an oder im 1. Lebensjahr. Es treten Nystagmus, Strabismus und Augenbohren (okulodigitales Phänomen) auf. |

## Albinismus

### Definition und Ätiologie

Es handelt sich um eine angeborene Hypopigmentierung der Iris und des Augenhintergrunds. Zugrunde liegt ein vererbter unterschiedlich stark ausgeprägter **Tyrosinase-Mangel** bzw. ein vollkommenes Fehlen des Enzyms, sodass Melanin nur in vermindertem Ausmaß synthetisiert werden kann.

### Klinik

Man unterscheidet eine autosomal-rezessiv vererbte okulokutane von einer X-chromosomal vererbten okulären Form. Bei Letzterer sind nur die Augen betroffen, bei der okulokutanen Form zusätzlich Haut und Haare. Da die Iris kein Pigment besitzt, sieht sie blau-grau aus und ist lichtdurchlässig, sodass die Patienten blendungsempfindlich sind. Der Fundus (retinales Pigmentepithel) ist hypopigmentiert, die Aderhautgefäße sind sichtbar (→ Abb. 29.2). Außerdem liegt bei absolutem Tyrosinase-Mangel eine Makulahypoplasie vor, die zu einer von Geburt an ausgeprägten Visusminderung mit Nystagmus führt. Ist eine gewisse Tyrosinase-Aktivität vorhanden, ist die Visusminderung weniger stark ausgeprägt.

### Therapie und Prognose

Eine kausale Therapie ist nicht möglich, es werden stark lichtabsorbierende Brillengläser verordnet.

## Morbus Stargardt/Fundus flavimaculatus

### Definition und Ätiologie

Beide Erkrankungen werden als Varianten derselben Krankheit angesehen. Sie unterscheiden sich aber hinsichtlich des Zeitpunkts ihres Beginns und hinsichtlich der Prognose. Die Vererbung ist gewöhnlich autosomal-rezessiv.

### Klinik

Der **Morbus Stargardt** beginnt beidseitig in der 1. oder 2. Lebensdekade mit einer allmählichen Visusverschlechterung. Die Fundusveränderungen korrelieren nicht mit der Stärke der Visusminderung und sind oft nur gering ausgeprägt. Zu Beginn kann die Makula eine unspezifische Sprenkelung aufweisen, bei weiterem Fortschreiten der Erkrankung bildet sich schließlich eine geografische Atrophie aus. Die Farbsinnuntersuchung zeigt einen Deuteran (rot-grün)-Tritan (blau-gelb)-Defekt.

Der **Fundus flavimaculatus** beginnt erst im Erwachsenenalter. Wenn die Makula von

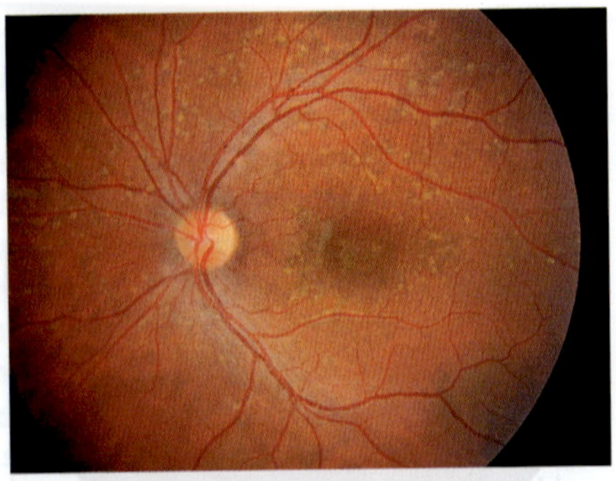

**Abb. 29.3** Fundus flavimaculatus [G043]

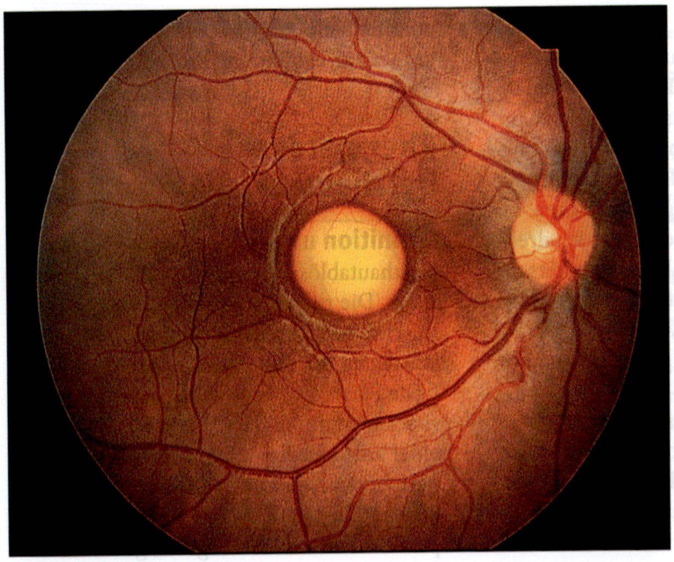

**Abb. 29.4** Vitelliforme Makuladegeneration [G096]

den Veränderungen nicht betroffen ist, kann die Erkrankung auch asymptomatisch verlaufen. Im Fundusbild finden sich beidseits am hinteren Augenpol und der mittleren Peripherie unscharf begrenzte, gelblich-weiße Flecken (→ Abb. 29.3).
Das Fluoreszenzangiogramm zeigt bei beiden Erkrankungen typischerweise eine durch das Fehlen der normalen Hintergrundfluoreszenz während des Farbstofftransits hervorgerufene **„dunkle Chorioidea"** (*dark choroid*).

### Therapie und Prognose

Es werden vergrößernde Sehhilfen verordnet, eine kausale Therapie gibt es nicht. Die Prognose des Morbus Stargardt ist schlecht. Die Visusverschlechterung schreitet rasch fort, um bei etwa 0,1 zu stagnieren. Die Prognose des Fundus flavimaculatus ist besser, erst wenn einer der Flecken die Fovea erreicht, kommt es zu einer Sehverschlechterung.

## Morbus Best (vitelliforme Makuladegeneration)

### Definition und Ätiologie

Meist beidseitige auf die Makula beschränkte Degeneration von Pigmentepithel und Netzhaut. Die Vererbung ist autosomal-dominant bei unterschiedlicher Penetranz.

### Klinik

Die Erkrankung beginnt zwischen dem 5. und 15. Lebensjahr. Im vitelliformen Stadium bildet sich eine zystische Vorwölbung der Makula, die an einen Eidotter erinnert (→ Abb. 29.4). Das Sehvermögen ist dadurch nur wenig beeinträchtigt.

Im weiteren Verlauf sinkt der Zysteninhalt nach unten **(Pseudo-Hypopyon-Stadium)** und es kommt zu einer Ruptur der Zyste **(vitelliruptives Stadium)** mit Vernarbung der Makula. Das Sehvermögen verschlechtert sich deutlich. In allen Stadien der Erkrankung ist das Elektrookulogramm (EOG) erloschen.

### Therapie und Prognose

Mit vergrößernden Sehhilfen kann bei einigen Patienten die Lesefähigkeit erhalten werden. Je nach Ausmaß der Makulavernarbung ist die Sehschärfe mittel- bis hochgradig herabgesetzt.

## Zusammenfassung

- Retinopathia pigmentosa: häufigste hereditäre Netzhautdystrophie. Es kommt zu einem Abnehmen der Zahl von Fotorezeptoren infolge einer Funktionsstörung des RPE.
- Albinismus: Iris und Fundus sind hypopigmentiert, der Visus ist vermindert.
- Weitere wichtige hereditäre Netzhauterkrankungen sind: Morbus Stargardt, Fundus flavimaculatus, Morbus Best.

## Definition

Unter Glaukom (im Volksmund „grüner Star") versteht man eine Sehnervschädigung infolge eines Missverhältnisses zwischen (erhöhtem) Augeninnendruck und Perfusionsdruck der Papille (arterieller Druck). Der Augeninnendruck übersteigt den mittleren Blutdruck der Gefäße der Sehnervenpapille und diese werden komprimiert. Bei niedrigem Blutdruck kann ein Glaukom schon bei normalem Augeninnendruck entstehen **(Normaldruckglaukom).** Wenn ein erhöhter Augeninnendruck keinerlei Schäden verursacht, weil der Blutdruck in den Gefäßen ausreichend hoch ist, bezeichnet man das als **okuläre Hypertension.** Ein erhöhter Augeninnendruck entsteht durch Behinderung des Kammerwasserabflusses im Trabekelwerk.

## Klinik

Je nach Glaukomtyp variieren die Beschwerden. Alle Glaukome führen jedoch letztlich zu Gesichtsfeldausfällen bis hin zur Erblindung.

## Diagnostik

Sie stützt sich auf drei Säulen: **Tonometrie, Perimetrie und Fundoskopie** zur Beurteilung der Papillenmorphologie. Der normale Augeninnendruck liegt zwischen 10 und 21 mmHg. Werte zwischen 22 und 26 mmHg sind glaukomverdächtig, Werte darüber immer pathologisch. Mit der Perimetrie können glaukomatöse Frühschäden, die der Patient selbst noch nicht bemerkt, aufgedeckt werden. Die ersten Zeichen sind eine Vergrößerung des blinden Flecks und bogenförmige Skotome **(Bjerrum-Skotom),** welche die Makula zunächst aussparen. Dies liegt im Verlauf der retinalen Nervenfasern (→ Abb. 31.1) begründet, wobei die bogenförmigen Fasern, welche die Papille von superotemporal und inferotemporal erreichen, am verletzlichsten sind. Zur Verlaufsbeurteilung sind HRT und OCT besonders hilfreich (→ Abb. 31.2).

Noch bevor es jedoch zu diesen Frühschäden kommt, lassen sich fundoskopisch an der Papille morphologische Veränderungen feststellen. Diese umfassen u. a. eine große, hochovale Exkavation der Papille (→ Abb. 31.3) im Gegensatz zu der physiologischen querovalen Kerbenbildung im Papillenrand und ein bajonettartiges Abknicken der Gefäße am Papillenrand (→ Abb. 31.4). Das Verhältnis der Durchmesser von Exkavation und Papille wird als sog. **Cup-/Disc-Ratio (CDR)** angegeben. Eine Cup-/Disc-Ratio von 0,7 ist glaukomverdächtig, obwohl nicht notwendigerweise pathologisch.

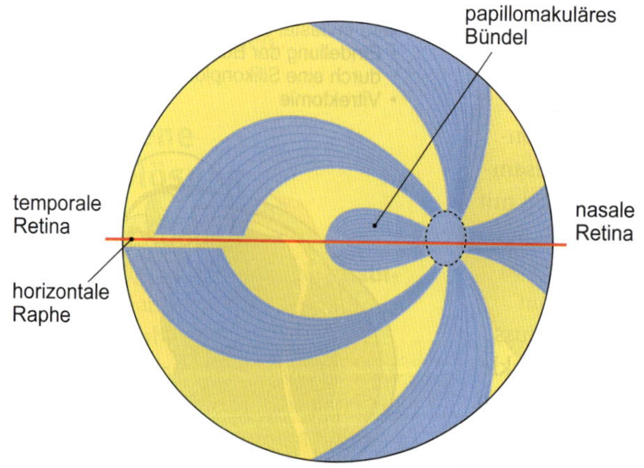


**Abb. 31.1** Verlauf der retinalen Nervenfasern [L141]

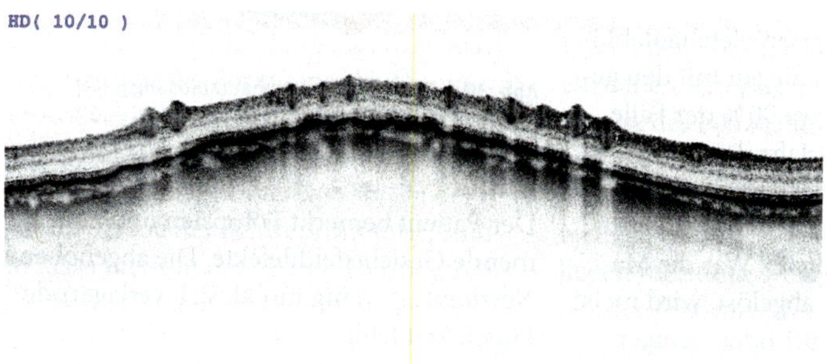


**Abb. 31.2** OCT eines fortgeschrittenen Glaukoms mit reduzierter Nervenfaserschichtdicke. Oberste Schicht = Nervenfaserschicht, vgl. Normalbefund → Abb. 8.10 [P164]

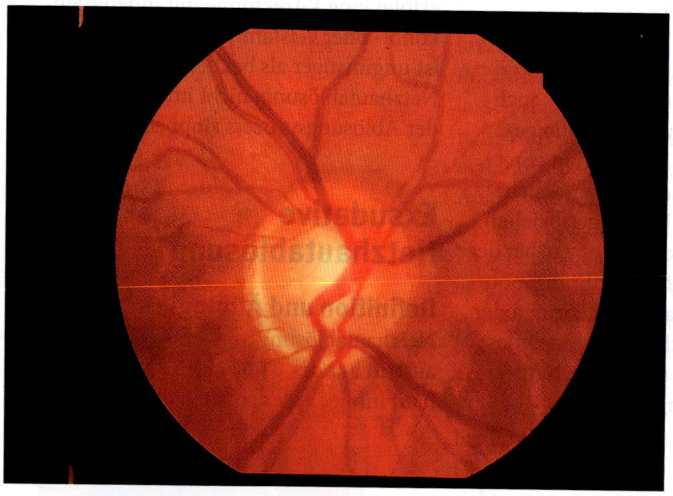

**Abb. 31.3** Vertikale Cup-/Disc-Ratio > 0,7 [E282]

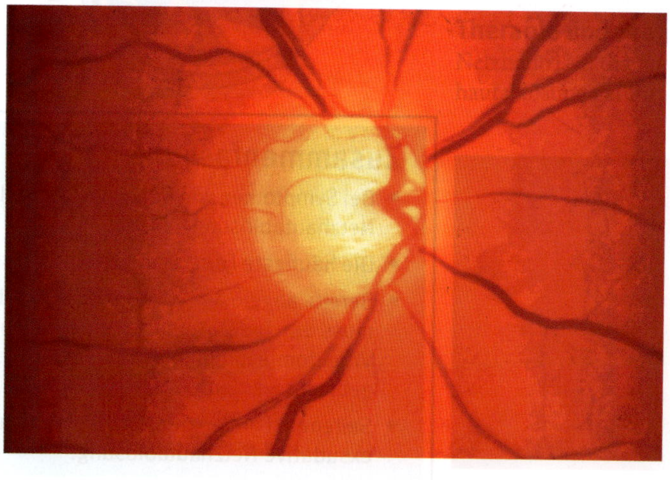

**Abb. 31.4** Abknicken der Gefäße am Papillenrand [E282]

### Klassifikation

Als **primär** werden Glaukome bezeichnet, die nicht Folge einer anderen Erkrankung sind, als **sekundär,** wenn sie infolge einer anderen Krankheit oder eines Eingriffs auftreten. Weiter wird je nach Beschaffenheit des Kammerwinkels zwischen **Weitwinkelglaukom (Offenwinkelglaukom)** und **Winkelblockglaukom** unterschieden.

### Therapie

Senkung des Augeninnendrucks medikamentös, durch Laseranwendung oder mikrochirurgisch, in der genannten Reihenfolge.

## Primäres Weitwinkelglaukom (Offenwinkelglaukom, Glaucoma chronicum simplex)

### Definition und Ätiologie

Bis zu 0,5 % der Bevölkerung über dem 40. Lebensjahr sind betroffen. Über 90 % der Glaukompatienten leiden an einem Offenwinkelglaukom. Es stellt bei uns eine der häufigsten Erblindungsursachen dar. Risikofaktoren für die Erkrankung sind u. a.: erkrankte Verwandte 1. Grades, höheres Alter, schwere kardiovaskuläre Erkrankungen, Myopie < −5 dpt, niedriger Blutdruck und schwarze Hautfarbe.

Bei offenem Kammerwinkel kommt es über einen Verlauf von vielen Jahren zu einer allmählich fortschreitenden Atrophie des Sehnervs. Schuld ist eine Minderdurchblutung des Sehnervenkopfs bei Drucksteigerung im Auge durch eine Abflussbehinderung des Kammerwassers bei erhöhtem Abflusswiderstand im Trabekelwerk.

### Klinik

Die Patienten haben über Jahre hinweg keine Beschwerden. Allmählich entstehende Gesichtsfeldausfälle werden häufig erst dann bemerkt, wenn auch das zentrale Sehen betroffen ist. Der Augeninnendruck liegt meist über 21 mmHg. Ist der Befund auch nach Erstellung eines Tagesprofils nicht eindeutig, kann nur von einem Verdacht auf Glaukom gesprochen werden und es müssen regelmäßige augenärztliche Kontrollen erfolgen.

### Therapie und Prognose

Die **medikamentöse Therapie** kann aus folgenden Komponenten bestehen:

- **Betablocker** (z. B. Timolol, Betaxolol) als Augentropfen senken die Kammerwasserproduktion, ohne Pupille und Ziliarmuskel zu beeinflussen. **Cave:** Kontraindikationen (z. B. Asthma), da auch systemische Wirkung.
- **Miotika** wie Pilocarpin erweitern den Kammerwinkel und setzen den Abflusswiderstand herab. Sie können zu Kopfschmerzen durch Akkommodationskrämpfe und Sehstörungen durch eine passagere Myopisierung führen und die Dunkeladaptation beeinträchtigen.
- **Carboanhydrasehemmer** topisch wie Dorzolamid oder systemisch wie Acetazolamid reduzieren die Kammerwasserproduktion.
- **Sympathomimetika:** Alpha-2-Agonisten topisch wie z. B. Clonidin verringern ebenfalls die Produktion des Kammerwassers.
- **Prostaglandinderivate** topisch wie z. B. Latanoprost verstärken den uveoskleralen Abfluss.

Kommt es mit medikamentösen Maßnahmen nicht zu einer Drucknormalisierung, muss eine **Argon-Laser-Trabekuloplastik** erfolgen (→ Kap. 12).

Ist auch hiermit der Augeninnendruck nicht ausreichend zu senken, stehen verschiedene operative Verfahren zur Senkung des Augeninnendrucks zur Verfügung. Man unterscheidet perforierende (den Augapfel eröffnende) und nicht-perforierende Verfahren.

Am effektivsten lässt sich der Augeninnendruck mit der **Trabekulektomie** senken. Es wird ein künstlicher Abflussweg für das Kammerwasser geschaffen. Dabei wird ein Stück des Trabekelwerks und der peripheren Iris entfernt. Das Kammerwasser wird durch einen zuvor präparierten Skleradeckel unter die Bindehaut geleitet. Dort entsteht ein sog. Filterkissen, aus dem das Kammerwasser resorbiert wird (→ Abb. 31.5 und → Abb. 31.6). Weitere Möglichkeiten liegen in der Implantation von Mikropumpsystemen oder Mikrostents für einen verbesserten Kammerwasserabfluss.

Es besteht auch die Möglichkeit sog. zyklodestruktiver Eingriffe (Zyklokryotherapie, Zyklofotokoagulation), welche die Kammerwasserproduktion durch Verödung des Ziliarkörpers drosseln.

> Etwa 50 % der Patienten befolgen die empfohlene Therapie nicht. Deshalb kommt der Aufklärung über die Folgen der Erkrankung eine wichtige Rolle zu. Der Therapieplan soll auf den Tagesablauf des Patienten abgestimmt sein, ihm sollten ggf. Hilfsmittel wie Tropfhilfen, Tropfkalender etc. an die Hand gegeben werden.

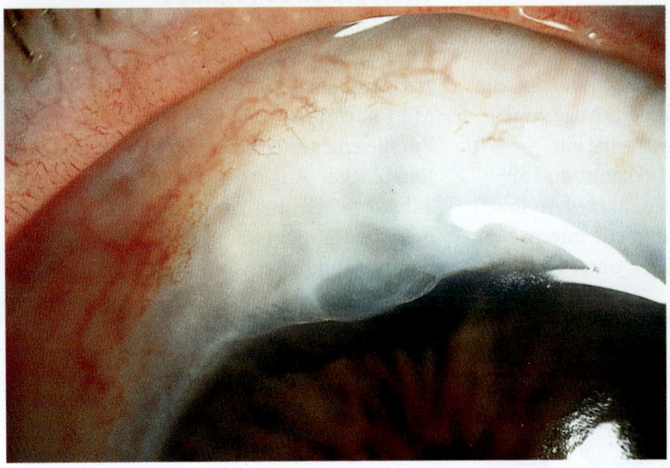

**Abb. 31.5** Filterkissen [E282]

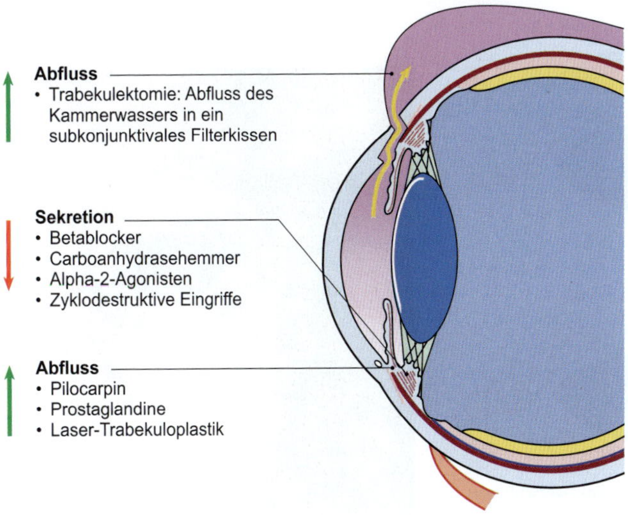


**Abb. 31.6** Therapieoptionen beim Weitwinkelglaukom [L141]

## Winkelblockglaukom

### Definition und Ätiologie

Akuter, meist einseitiger massiver Anstieg des intraokularen Drucks auf ≥ 50 mmHg durch Verlegung des Kammerwinkels durch die Irisbasis. Ursache ist meist ein **Pupillarblock:** Bei anlagebedingter flacher Vorderkammer liegt die Rückfläche der Iris der Vorderfläche der Linse eng an und blockiert den Fluss von Kammerwasser durch die Pupille. Dadurch staut sich das Kammerwasser hinter der Iris, sie wird nach vorne gedrückt und komprimiert den Kammerwinkel (→ Abb. 31.7). Diese Situation wird durch eine Pupillenerweiterung (medikamentös oder physiologisch) verstärkt. Man unterscheidet akuten Winkelblock, intermittierenden Winkelblock und chronisches Winkelblockglaukom. Von „Glaukom" im eigentlichen Sinne spricht man nur, wenn ein Schaden an der Papille aufgetreten ist, was nur beim chronischen Winkelblockglaukom der Fall ist.

Bei flacher Vorderkammer darf die Pupille nicht mit Medikamenten erweitert werden!

### Klinik

Die Patienten haben starke Schmerzen, die von ihnen aber oft nicht dem Auge zugeordnet werden. Deswegen wird ein Glaukomanfall oft nicht erkannt und als Migräne, Zahnschmerzen, akutes Abdomen, Hirndrucksteigerung etc. interpretiert. Viele Patienten leiden unter Übelkeit und Erbrechen, durch Vagusreizung sind auch Herzrhythmusstörungen möglich. Wegen des entstehenden Hornhautödems ist die Sehschärfe vermindert und um Lichtquellen werden regenbogenfarbige Lichtringe gesehen. Man findet weiterhin eine gemischte Injektion, die Pupille ist geweitet, entrundet und lichtstarr (→ Abb. 31.8). Bei der Palpation ist der Bulbus steinhart.

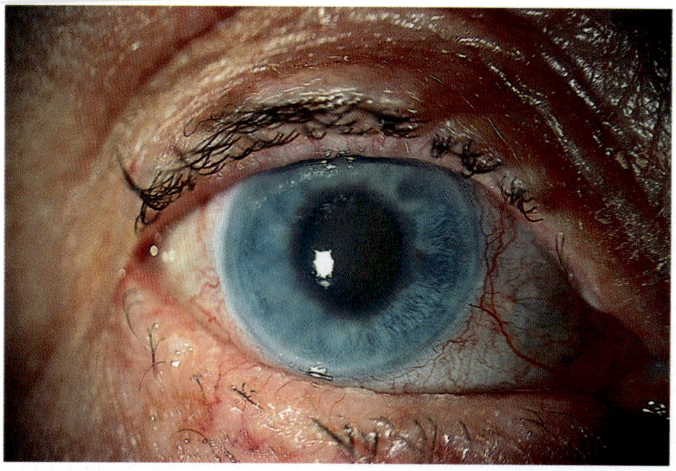

Abb. 31.8 Befunde am Auge bei Glaukomanfall [E943]

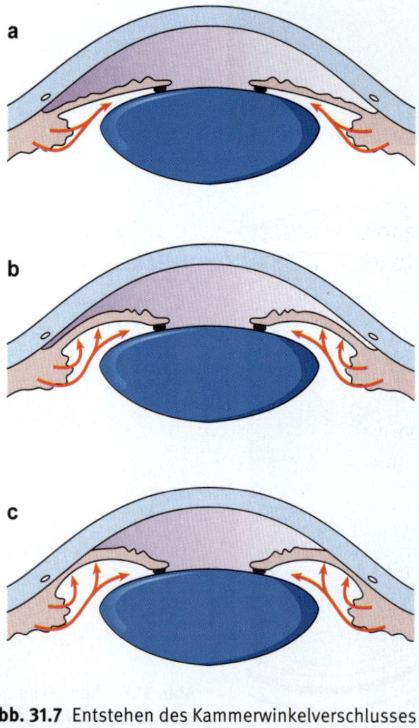


Abb. 31.7 Entstehen des Kammerwinkelverschlusses durch Pupillarblock [L141]

### Therapie und Prognose

Ein Glaukomanfall ist ein Notfall, der Erhalt des Sehvermögens hängt von der rechtzeitigen Behandlung ab!
Mit Pilocarpin-Augentropfen (2 %) wird die Pupille eng gestellt (auch am Partnerauge). Betablocker-Augentropfen und der Carboanhydrasehemmer Acetazolamid i. v. hemmen die Kammerwasserproduktion. Durch die Infusion hyperosmolarer Substanzen (z. B. Mannit 20 %) wird dem Auge Wasser entzogen. Sobald die Hornhaut wieder klar ist, wird eine Laser-Iridotomie durchgeführt, andernfalls muss operiert werden. Das Partnerauge muss wegen der großen Rezidivgefahr (90 % in 12 Monaten) mitbehandelt werden.

Bei adäquater Therapie kann meistens das volle Sehvermögen wiederhergestellt werden. Wird nicht behandelt, kommt es innerhalb von 1–2 Wochen über ein Glaucoma chronicum congestivum zur Erblindung.

## Kongenitales Glaukom

### Definition

Persistierendes embryonales Gewebe im Kammerwinkel blockiert den Abfluss des Kammerwassers. Die Krankheit tritt oft beidseitig auf und manifestiert sich meist im 1. Lebensjahr, kann aber auch schon bei Geburt vorhanden sein. Mit einer Häufigkeit von 1 : 10 000–18 000 ist die Erkrankung zwar selten, sie ist jedoch so schwerwiegend, dass sie unerkannt zur Erblindung führen kann. Deshalb soll sie hier erwähnt werden.

### Klinik

Durch den erhöhten Augeninnendruck kommt es zu einer Vergrößerung der Hornhaut mit Hornhauttrübung und einer Vergrößerung des Bulbus (Buphthalmus = Ochsenauge, → Abb. 31.9). Ist diese noch nicht so ausgeprägt, können die großen Au-

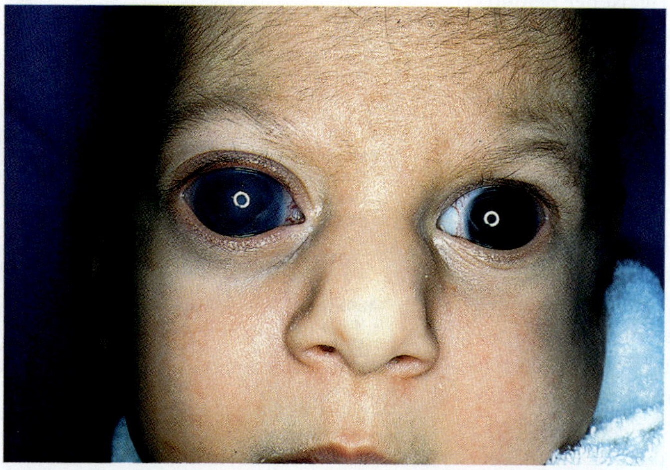

Abb. 31.9 Buphthalmus beidseits. Die rechte Hornhaut ist getrübt. [E282]

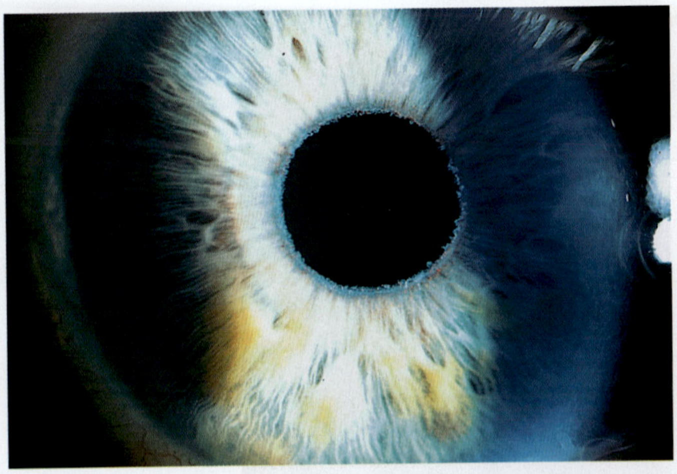

**Abb. 31.10** Ablagerung pseudoexfoliativen Materials am Pupillenrand [E282]

gen des Kindes durchaus sehr schön anzuschauen sein (anders als der Ausdruck „Ochsenauge" impliziert). Die Augen tränen vermehrt und die Kinder sind lichtscheu (→ DD angeborene Tränenwegstenose).

### Therapie und Prognose

Das kongenitale Glaukom ist eine absolute Operationsindikation. Es stehen verschiedene Verfahren zur Auswahl: Bei klarer Hornhaut wird eine Goniotomie durchgeführt: Dabei wird das im Kammerwinkel liegende Gewebe von innen eingeschnitten, sodass das Kammerwasser über den Schlemm-Kanal abfließen kann. Bei trüber Hornhaut wird eine Sonde von außen in den Schlemm-Kanal eingeführt und das Gewebe zwischen Kanal und Vorderkammer durch Schwenken der Sonde in die Vorderkammer zerrissen. Die Prognose ist bei regelmäßigen Nachkontrollen gut.

## Sekundäre Glaukome

Auch bei den sekundären Glaukomen ist eine Behinderung des Kammerwasserabflusses die Ursache. Die wichtigsten Formen sind im Folgenden aufgeführt.

### Neovaskularisationsglaukom (relativ häufig)

Bei Ischämie der Netzhaut (Diabetes!) werden von ihr vaskuläre Wachstumsfaktoren ausgeschüttet, die mit dem Kammerwasser in die vordere Augenkammer gelangen und hier u. a. im Kammerwinkel zu Neovaskularisationen führen. Diese behindern den Kammerwasserabfluss. Die Netzhautischämie wird durch panretinale Laserkoagulation behandelt, die Kammerwasserproduktion wird durch Verödung des Ziliarkörpers gedrosselt. Die Prognose ist schlecht.

### Pseudoexfoliationsglaukom (relativ häufig)

Fibrilläres Matrixmaterial, das von Epithelzellen v. a. des Ziliarkörpers produziert wird, lagert sich auf Trabekelwerk, vorderer Linsenkapsel, Iris (→ Abb. 31.10) und vorderem Glaskörper ab. Verlauf und Therapie sind wie beim primären Weitwinkelglaukom.

### Pigmentdispersionsglaukom

Pigment wird aus der Irisrückfläche freigesetzt, weil diese auf den Zonulafasern reibt. Die Pigmentgranula verstopfen das Trabekelwerk. Engstellung der Pupille und Iridektomie können den Pigmentabrieb verringern. Senkung des Augeninnendrucks wie beim primären Weitwinkelglaukom.

### Kortisonglaukom

Die Gabe von Kortikosteroiden v. a. als Augentropfen, aber auch systemisch kann nach Wochen zur Ablagerung von Mukopolysacchariden im Trabekelwerk führen. Dies betrifft etwa 5 % der Patienten nach Gabe von Kortikosteroid-Augentropfen, bei stark myopen Patienten ist das Risiko sehr viel größer. Die Steroide müssen sofort abgesetzt werden. Normalisiert sich der Druck dann nicht spontan, wird wie beim primären Weitwinkelglaukom behandelt. Ein Sekundär-Glaukom kann sich auch nach Trauma, bei Entzündungen und bei Linsenveränderungen ausbilden.

## Zusammenfassung

- Für die Versorgung der Netzhaut entscheidend ist das Verhältnis von Augeninnendruck und Blutdruck in den retinalen Blutgefäßen; Normaldruckglaukom ↔ okuläre Hypertension.
- Bei der überwiegenden Mehrzahl der Glaukomfälle handelt es sich um Offenwinkelglaukome. Im Verlauf von Jahren kommt es zu einem schmerzlosen Ansteigen des Augeninnendrucks mit Schädigung des Sehnervs.
- Ein Glaukomanfall kann von Herzrhythmusstörungen bis hin zum akuten Abdomen ganz unterschiedliche Symptome verursachen. Daran denken!
- Die Behandlung des Glaukomanfalls muss notfallmäßig erfolgen, weil das Augenlicht akut gefährdet ist.
- Kongenitales Glaukom: An die Möglichkeit eines angeborenen Glaukoms denken, wenn ein Kleinkind auffallend „schöne große Augen" hat.
- Unter den sekundären Glaukomen sind das Neovaskularisationsglaukom und das Pseudoexfoliationsglaukom relativ häufig.
- Kortikosteroide, v. a. als Augentropfen, können ein Glaukom verursachen.

## Papillenschwellung

Die Prominenz der Papillenschwellung wird in Dioptrien angegeben. Dazu werden in der direkten Ophthalmoskopie der am stärksten prominente Punkt der Papille und ein Punkt auf Netzhautniveau scharf eingestellt und die Dioptrien abgelesen. Die Dioptriendifferenz ergibt die Papillenprominenz; dabei entspricht 1 dpt etwa 0,3 mm. Die folgenden Krankheitsbilder kommen als Ursache einer Papillenschwellung infrage.

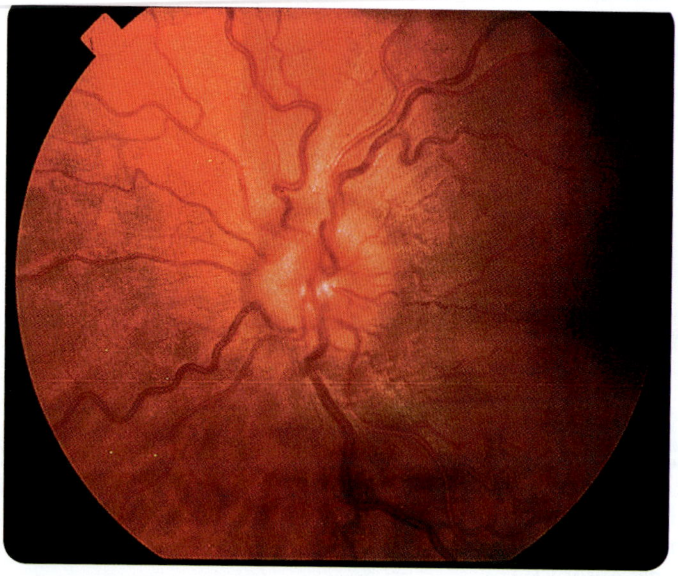

**Abb. 32.1** Stauungspapille. Die Prominenz kann bis zu 12 dpt (4 mm!) betragen. [G097]

### Stauungspapille

#### Definition und Ätiologie

Die Sehnerven sind von den Hirnhäuten umgeben und von Liquor cerebrospinalis umspült. Durch **Steigerung des Hirndrucks** kommt es daher zu einer Papillenschwellung, meist an beiden Augen. 70–80 % aller Stauungspapillen werden durch einen **Hirntumor** verursacht, allerdings verursacht nur die Hälfte aller Hirntumoren überhaupt eine Stauungspapille. Weitere Ursachen sind z. B. Entzündungen wie Meningitiden oder Enzephalitiden, zerebrale Blutungen, Eklampsie, chronische Nephritis, ein lang bestehender Hypertonus oder ein Pseudotumor cerebri. Eine einseitige Stauungspapille kommt bei Tumoren oder Entzündungen der Orbita vor, außerdem beim **Foster-Kennedy-Syndrom.** Dabei kommt es durch direkten Druck eines Tumors in der vorderen Schädelgrube zuerst zu einer Optikusatrophie auf der Seite des Tumors, dann bildet sich durch die Erhöhung des intrakraniellen Drucks auf der Gegenseite eine Stauungspapille aus. Von einer **Stauungspapille e vacuo** spricht man, wenn sich die Stauungspapille nicht durch erhöhten Liquordruck, sondern infolge eines stark verminderten Augeninnendrucks, z. B. nach perforierender Augenverletzung, bildet.

#### Klinik

Die Sehschärfe ist bei der Stauungspapille nicht vermindert. Auch die Überprüfung des Gesichtsfelds ergibt bis auf eine Vergrößerung des blinden Flecks einen Normalbefund. Erst bei lange bestehender chronischer Stauungspapille kommt es zu einer Optikusatrophie mit Gesichtsfeldausfällen. In der Ophthalmoskopie ist bei beginnender Stauungspapille eine nasal stärker als temporal ausgeprägte Randunschärfe der Papille auffallend, außerdem ist diese hyperämisch und leicht prominent (→ Abb. 32.1). Bei sich akut entwickelnder Stauungspapille sind radiär gestellte Blutungen am Papillenrand zu sehen. Eine akute Stauungspapille muss neurologisch und radiologisch mittels CT bzw. MRT weiter abgeklärt werden.

Bei chronischer Stauungspapille sind keine Blutungen mehr zu sehen, die Prominenz der Papille ist stärker ausgeprägt, sodass sie pilzförmig in den Glaskörperraum ragt. Auf ihr sind dilatierte Kapillaren sichtbar.

#### Therapie und Prognose

Um eine Optikusatrophie zu verhindern, muss die Ursache rasch beseitigt werden. Bildet sich eine chronische Stauungspapille nicht zurück, kann durch eine operative Optikusscheidenfensterung der Liquordruck im Sehnerv gesenkt und eine Atrophie verhindert werden. Die Rückbildung der Stauungspapille nach Normalisierung des Liquordrucks nimmt mehrere Wochen in Anspruch.

### Neuritis nervi optici

#### Definition und Ätiologie

Ist der Sehnerv hinter dem Bulbus entzündet, spricht man von **Retrobulbärneuritis,** ist er in seinem intrabulbären Abschnitt entzündet, von **Papillitis.** Meist sind immunologische Prozesse die Ursache für die Erkrankung. Außerdem kommen Entzündungen der Nasennebenhöhlen, Borreliose, Syphilis oder toxische Schädigungen (Methanol) in Betracht. Die Retrobulbärneuritis ist die häufigste Form der Sehnerventzündung beim Erwachsenen und in etwa 30 % der Fälle eine Erstmanifestation einer **multiplen Sklerose.** Die Papillitis kommt meist bei Kindern vor und ist dann häufig durch virale **Infekte** der oberen Atemwege verursacht.

#### Klinik

Eine Neuritis nervi optici geht mit einer schweren **Visusbeeinträchtigung** durch ein **Zentralskotom** bzw. Zentrozökalskotom (mit Einbeziehung des blinden Flecks) einher, evtl. ist auch das **Farbensehen** gestört. Die Patienten können insbesondere bei der Retrobulbärneuritis dumpfe, retrobulbäre **Schmerzen** haben, die sich bei Augenbewegungen und bei Druck auf den Bulbus verschlimmern. Im Wechselbelichtungstest ist eine **afferente Pupillenstörung** des betroffenen Auges zu erheben. In der Ophthalmoskopie ergibt sich bei Retrobulbärneuritis kein pathologischer Befund: „Der Patient sieht nichts, der Arzt auch nicht." Bei der Papillitis ist die Papille unscharf, leicht prominent (1–3 dpt), hyperämisch und die Exkavation ist oft mit einem entzündlichen Exsudat gefüllt.

#### Therapie und Prognose

Wurde eine Infektion als Auslöser der Erkrankung festgestellt, so muss diese spezifisch mit Antibiotika behandelt werden. Bei V. a. Retrobulbärneuritis werden weiterführende Untersuchungen beim Neurologen und HNO-Arzt empfohlen. Ansonsten wird mit hoch dosierten systemischen Kortikosteroiden therapiert. Bei den meisten Patienten verbessert sich das Sehvermögen wieder, selten bleibt ein Zentralskotom zurück.

### Ischämische Optikusneuropathie

#### Definition und Ätiologie

Schädigung des Sehnervs durch Verschluss der versorgenden Blutgefäße. Bei der **anterioren ischämischen Optikusneuropathie (AION)** ist der Sehnervenkopf betroffen, der von dem über die Aa. ciliares posteriores breves gespeisten Circulus arteriosus Zinnii versorgt wird. Bei einem Verschluss einer oder mehrerer dieser versorgenden Arterien kommt es zu einem sektoriellen oder kompletten Infarkt der Papille. Ursächlich kommen bei einer AION lokale **arteriosklerotische Gefäßveränderungen** (nicht arteriitische AION) oder eine **Arteriitis temporalis** (arteriitische AION) infrage. Die AION ist die häufigste okuläre Komplikation der Arteriitis temporalis.

### Klinik

Der Patient bemerkt eine plötzliche, ausgeprägte Sehverschlechterung (Visus < 0,05) und zusätzlich einen Gesichtsfelddefekt (Perimetrie!), typischerweise eine inferiore Hemianopsie. Das Farbsehen kann ebenfalls gestört sein. Ophthalmoskopisch sieht man eine blasse Papille mit einem diffusen oder auf einen Sektor beschränkten Ödem. Es können einzelne splitterförmige Blutungen am Papillenrand auftreten (→ Abb. 32.2). Bei der arteriitischen AION treten zusätzlich oft Prodromi in Form von Kopf-, Nacken- und Kauschmerzen, Fieber und Gewichtsverlust auf. Die A. temporalis ist verhärtet, vermehrt geschlängelt und pulslos. Die Blutkörperchensenkungsgeschwindigkeit ist extrem erhöht (Sturzsenkung).

### Therapie und Prognose

Für die nicht arteriitische AION gibt es keine einheitliche Therapie. Umstritten ist die Wirksamkeit rheologischer Maßnahmen (z. B. Hämatokritsenkung und Infusionen mit Pentoxifyllin). Eine internistische Abklärung der Ursache(n) ist unbedingt notwendig. Bei knapp der Hälfte der Patienten ergreift die Erkrankung im Lauf der Zeit auch das andere Auge. Dies kann in einigen Fällen durch die Gabe von Acetylsalicylsäure verhindert werden. Ist die AION durch einen Morbus Horton ausgelöst, kann durch die sofortige intravenöse Gabe von hoch dosierten Kortikosteroiden eine Erblindung manchmal verhindert werden.

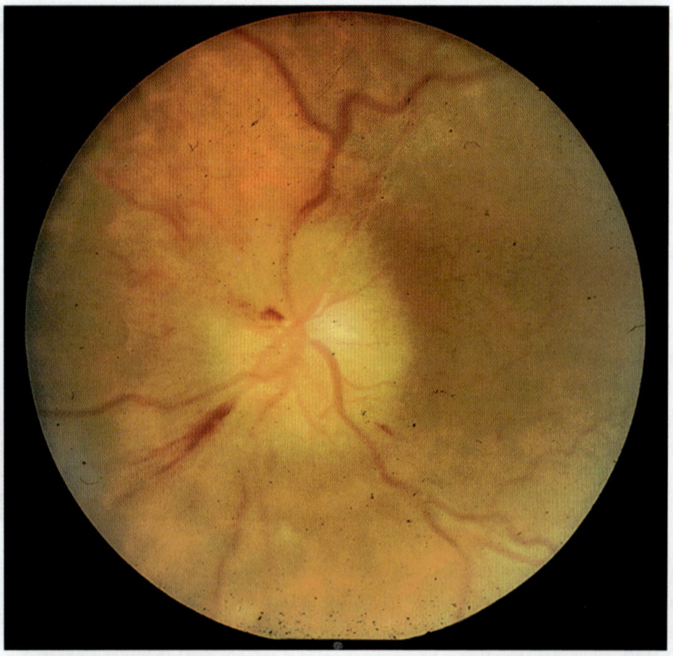

**Abb. 32.2** AION [G042]

Hauptziel ist der Schutz des noch nicht beteiligten Partnerauges vor der Erblindung.

## Optikusatrophie

### Definition und Ätiologie

Durch eine fortschreitende Schädigung des Sehnervs kommt es zu einem irreversiblen Verlust von Axonen, der sich in der Papillenmorphologie bemerkbar macht. Die Optikusatrophie kann den Endzustand einer chronischen/rezidivierenden Neuritis nervi optici, einer AION oder eines Glaukoms darstellen. Als Ursachen kommen aber auch infrage: Trauma (Sturz auf Stirn oder Schläfe), auf den Sehnerv drückende Tumoren, Intoxikationen (Tabak-Alkohol-Schaden, Methanol, Ethambutol, Chinin), hereditäre Optikusatrophien (primäre hereditäre Optikusatrophie, Leber-Optikusatrophie).

### Klinik

Je nach Ausprägungsgrad kommt es zu Gesichtsfeldausfällen und Visusverlust bis hin zur Erblindung. In der Ophthalmoskopie ist eine **blasse Papille** charakteristisch. Die genaue Morphologie der Papille lässt Rückschlüsse auf die Ursache der Atrophie zu (z. B. Papillenexkavation bei Glaukom).

### Therapie und Prognose

Beides hängt von der Grunderkrankung ab. Bei traumatischer Schädigung ist die Prognose schlecht – es gelingt meist nicht, das Sehvermögen wiederherzustellen. Ist ein auf den Sehnerv drückender Tumor die Ursache für die Nervenschädigung, erholt sich das Auge nach Tumorresektion oft erstaunlich gut. Durch die Gabe von Hydroxocobalamin kann ein Tabak-Alkohol-Schaden bei Abstinenz des Patienten relativ gut therapiert werden.

## Zusammenfassung

- Die Prominenz einer geschwollenen Papille wird in Dioptrien angegeben.
- Eine Stauungspapille wird oft durch einen Hirntumor hervorgerufen.
- Eine Retrobulbärneuritis kann beim Erwachsenen die Manifestation einer multiplen Sklerose sein.
- Bei ischämischer Optikusneuropathie eine Arteriitis temporalis ausschließen!
- Gewisse Medikamente wie z. B. Ethambutol können eine Optikusatrophie bewirken.

## Tumoren der Uvea

Der wichtigste bösartige Tumor der Uvea ist das maligne Melanom. Es kann sich sowohl in Aderhaut als auch in Iris und Ziliarkörper entwickeln.

### Aderhautmelanom

#### Definition

Das Aderhautmelanom ist mit einer Inzidenz von 1 : 2 500 der **häufigste bösartige primäre intraokuläre Tumor beim Erwachsenen.** Er entwickelt sich aus den neuroektodermalen Melanozyten in der Aderhaut.

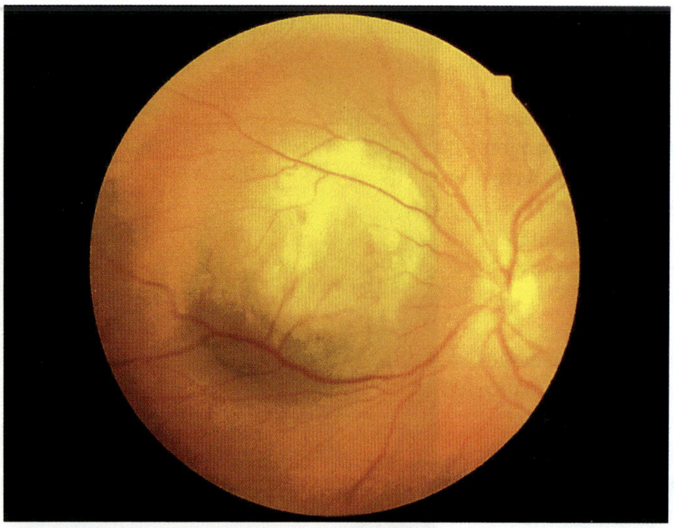

**Abb. 33.1** Aderhautmelanom [T407]

#### Klinik

Das Aderhautmelanom tritt fast immer einseitig hauptsächlich in der 5.–7. Lebensdekade auf. Es macht lange Zeit keine Beschwerden. Erst wenn der Tumor sich in die Sehachse vorwölbt oder zu einer Netzhautablösung führt, bemerken die Patienten eine Sehstörung. In der Ophthalmoskopie sieht man eine rundliche Vorwölbung mit unregelmäßiger Oberfläche (→ Abb. 33.1). Der Tumor kann braun gesprenkelt, aber auch amelanotisch sein. Häufig finden sich Auflagerungen von **orangefarbenem Pigment (Lipofuszin)** auf dem Tumor. Charakteristisch ist eine **tumorferne, seröse Netzhautablösung.**

Mit dem Ultraschall lässt sich solides (Tumor-)Gewebe von einem Nävus oder einer serösen Abhebung abgrenzen. In der Fluoreszenzangiografie sind Tumorgefäße erkennbar.

Vom bösartigen Aderhautmelanom differenzialdiagnostisch zu unterscheiden sind gutartige Aderhautnävi. Sie weisen nur eine geringe Prominenz (< 2 mm) auf, wachsen nicht und sind fluoreszenzangiografisch stumm.

#### Therapie und Prognose

Die Therapie ist komplex und richtet sich u. a. nach Größe, Lokalisation und Ausdehnung des Tumors. Bei geringer Prominenz (2–3 mm) des Tumors empfehlen manche Autoren lediglich eine regelmäßige Verlaufskontrolle. Für größere Tumoren kommt eine Brachytherapie durch Aufnähen eines Strahlenträgers (z. B. $^{106}$Ruthenium) auf den Bulbus infrage. Die Prognose ist bei Brachytherapie die gleiche wie bei Enukleation des Auges. Flache Tumoren können mittels Infrarotlaser (transpupilläre Thermotherapie) behandelt werden. Mittelgroße Tumoren können einer externen Bestrahlung durch Photonen zugeführt oder chirurgisch im Block exzidiert werden. Ist der Tumor sehr ausgedehnt, muss das Auge enukleiert werden. Die Prognose hängt von der histologischen Differenzierung des Melanoms und von seiner Größe ab. Eine Metastasierung erfolgt früh hämatogen in Leber, Lunge und Gehirn. Fünf Jahre nach Diagnosestellung leben noch 50 % der Patienten.

### Weitere Aderhauttumoren

Unter den Aderhauttumoren sind Metastasen, v. a. von Mamma- und Bronchialkarzinom, relativ häufig. Weiter finden sich Aderhauthämangiome, die idiopathisch oder im Zusammenhang mit dem Sturge-Weber-Syndrom auftreten, und sehr selten Aderhautosteome.

### Melanom an Iris und Ziliarkörper

Das **Melanom der Iris** (→ Abb. 33.2) ist seltener als das der Aderhaut. Durch seine exponierte Lage wird es früh entdeckt und hat deshalb eine bessere Prognose als das Aderhaut- und das Ziliarkörpermelanom. Differenzialdiagnose ist v. a. der nicht seltene Nävus der Iris.

**Ziliarkörpermelanome** können eine lokale Braunfärbung der Skleravorderfläche hervorrufen, die deshalb unbedingt zu einer Untersuchung des peripheren Fundus bei maximal erweiterter Pupille Anlass geben muss!

## Tumoren der Retina

### Retinoblastom

#### Definition und Ätiologie

Das Retinoblastom ist mit einer Inzidenz von etwa 1 : 20 000 der **häufigste Augentumor im frühen Kindesalter** und nach dem Aderhautmelanom der **zweithäufigste primäre Augentumor** überhaupt. Es entsteht aus unreifen Netzhautzellen und kann durch Vorwachsen in das Gehirn zum Tod führen. In einem Viertel bis einem Drittel der Fälle sind beide Augen befallen und es können mehrere Tumorherde pro Auge vorhanden sein. Auch die Zirbeldrüse kann betroffen sein („trilaterales Retinoblastom“). Der Tumor entsteht, wenn bei beiden Allelen des Retinoblastom-Gens auf Chromosom 13 eine Inaktivierung oder Deletion vorliegt. Eine Keimzellmutation wird autosomal-dominant mit einer Penetranz von 90 % vererbt. Allerdings treten die meisten Retinoblastomfälle (ca. 94 %) spo-

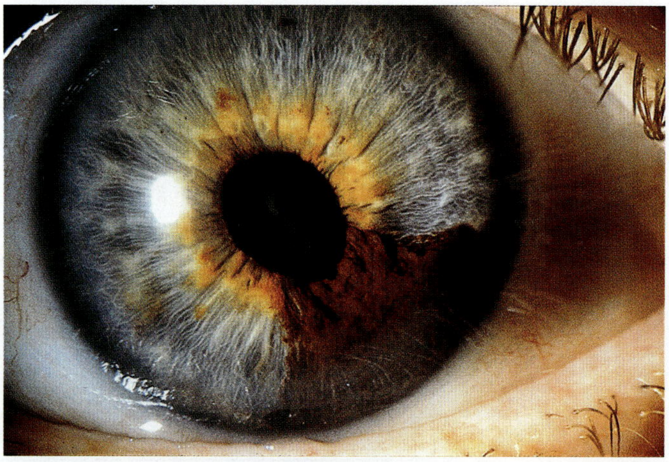

**Abb. 33.2** Irismelanom [E282]

radisch auf. Von diesen sind ein Viertel neue Keimzellmutationen, die weitervererbt werden können, die restlichen drei Viertel sind somatische Mutationen, die nicht erblich sind. Bei multilokulärem Auftreten eines Retinoblastoms muss man von einer Keimzellmutation ausgehen. Wird bei einem Kind ein Retinoblastom diagnostiziert, müssen auch die Eltern untersucht werden. Die genetische Beratung ist schwierig und sollte in Zusammenarbeit mit einem Humangenetiker erfolgen.

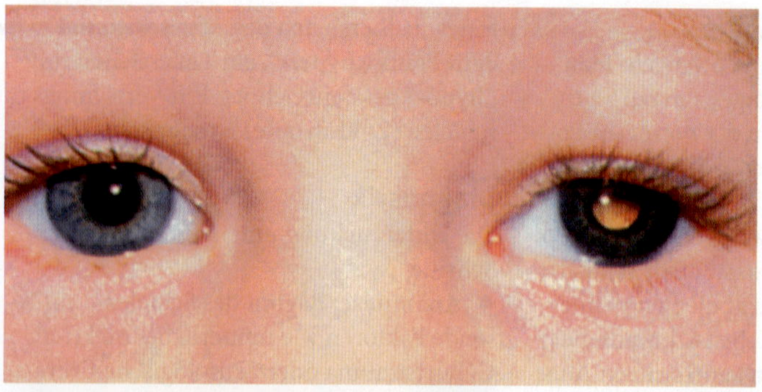

**Abb. 33.3** Leukokorie bei fortgeschrittenem Retinoblastom links [E438]

## Klinik

Das durchschnittliche Alter der Kinder bei Diagnosestellung ist 18 Monate. Der häufigste Befund (60 %) ist ein weißer Pupillenreflex, eine sog. **Leukokorie** (→ Abb. 33.3). Bei 20 % der Patienten findet sich ein Strabismus. Selten sieht man ein Sekundärglaukom oder eine Pseudouveitis mit Hypopyon durch eine Retinoblastominvasion des vorderen Augenabschnitts. Infiltriert der Tumor schon die Orbita, kann das klinische Erscheinungsbild einer Orbitaphlegmone ähneln. Es muss an beiden Augen eine indirekte Ophthalmoskopie mit Skleraeindellung und maximaler Mydriasis durchgeführt werden, um keinen peripheren Tumor zu übersehen. Je nach Wachstumstyp unterscheidet man einen frühen intraretinalen (→ Abb. 33.4), einen endophytischen und einen exophytischen Tumortyp. Letzterer führt zu einer Netzhautablösung. Weiterführende Untersuchungen sind Ultraschall, Röntgen (Verkalkungsherde) und CT.

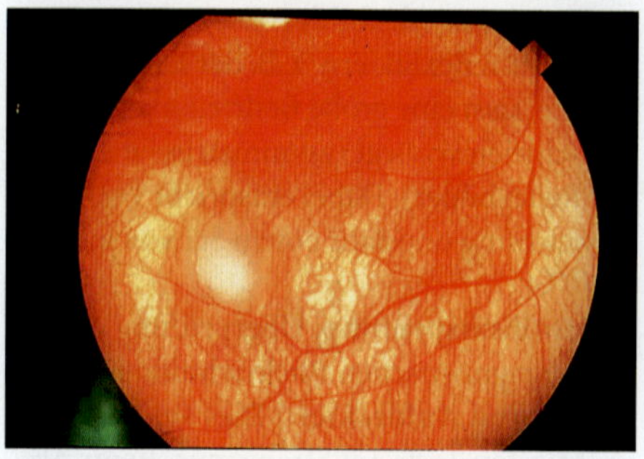

**Abb. 33.4** Intraretinales Retinoblastom [E282]

## Therapie und Prognose

Kleine Tumoren (Durchmesser < 4 mm) können mittels Laser oder Kryosonde zerstört werden. Bei mittelgroßen Tumoren kommt eine Brachytherapie zur Anwendung. Große Tumoren über 12 mm schließlich kann man evtl. mit einer Chemotherapie verkleinern, um eine lokale Therapie zu ermöglichen. Versagt die Chemotherapie oder ist sie bei gesundem Partnerauge zu aggressiv, muss der befallene Bulbus unter Mitnahme eines langen Stücks des N. opticus enukleiert werden.

Das Risiko der Metastasierung ist sehr hoch, deshalb dürfen keine Probebiopsien entnommen werden und der Tumor kann nicht operativ entfernt werden.

Die Prognose ist mit einer Letalität von 5–8 % gut, hängt aber von Differenzierungsgrad und Tumorgröße (Infiltration des N. opticus!) ab. 20 % der geheilten Patienten entwickeln später einen Zweittumor in Form eines weiteren Retinoblastoms oder eines Osteosarkoms, weshalb sie klinisch überwacht werden müssen.

## Zusammenfassung

- Das Aderhautmelanom ist der häufigste maligne primäre intraokuläre Tumor bei Erwachsenen.
- Gutartige Aderhautnävi sind nur gering prominent, haben kein progredientes Wachstum und sind fluoreszenzangiografisch unauffällig.
- Relativ häufige Aderhauttumoren sind Metastasen von Mamma- und Bronchialkarzinom.
- Das Retinoblastom ist der häufigste Augentumor im Kindesalter und der zweithäufigste maligne primäre intraokuläre Tumor überhaupt.
- Schielen und Leukokorie beim Kind sollten an ein Retinoblastom denken lassen.

# Schielen/Strabismus concomitans

## Definition und Ätiologie

Unter Schielen (Strabismus) versteht man die Fehlstellung eines Auges, das bei fixierendem Partnerauge von der normalen Position abweicht. Im engeren Sinne meint man mit Schielen das sog. **Begleitschielen (Strabismus concomitans),** bei dem ein Auge dem anderen in konstantem Winkel folgt. In 80 % der Fälle tritt die Erstmanifestation vor Ende des 2. Lebensjahrs auf. Bei **inkomitantem Schielen** kann sich ein Auge durch Lähmung eines Augenmuskels in eine bestimmte Richtung nicht bewegen, d. h., der Schielwinkel ist bei unterschiedlichen Blickrichtungen des gesunden Auges verschieden groß. Lähmungen der Augenmuskeln treten meist im Erwachsenenalter auf, sie werden im nächsten Kapitel behandelt.
Das Begleitschielen entsteht durch eine Störung des Augenmuskelgleichgewichts, die aufgrund eines anlagebedingten, mangelhaften Fusionsvermögens nicht überwunden werden kann. Dieses Problem tritt in Europa bei etwa 5–7 % der Bevölkerung auf und ist damit recht häufig. Noch häufiger kommt das sog. **latente Schielen** vor: Hierbei kann das muskuläre Ungleichgewicht von der Fusionskraft überwunden werden, sodass ein Strabismus nur unter bestimmten Bedingungen auftritt (z. B. Ermüdung, Aufheben der Fusion beim Abdecktest).
Bei Kindern ist die zentrale Verarbeitung der beidäugigen Seheindrücke noch nicht ausgereift (sensitive Phase in den ersten 5 Lebensjahren, besonders wichtig ist das 1. Lebensjahr). Daher wird die Information des schielenden Auges zur Wahrung eines eindeutigen Informationsgehalts der Seheindrücke unterdrückt. Dies führt dazu, dass sich die Informationsverarbeitung dieses Auges im Gehirn nicht richtig entwickelt und das Auge zeitlebens **schwachsichtig (amblyop)** bleibt. Andere Kompensationsmechanismen sind **exzentrische Fixation** und anomale **retinale Korrespondenz.** Um irreversible Schäden des binokularen Sehens zu vermeiden, ist eine frühzeitige Behandlung des kindlichen Schielens notwendig.
Zur Beschreibung des Strabismus existiert eine spezielle **Terminologie:**

- **Latentes Schielen – manifestes Schielen:** Latentes Schielen wird mit dem Suffix **„-phorie"**, manifestes mit **„-tropie"** bezeichnet.
- **Bezeichnung der Schielrichtung:** Am häufigsten kommt Schielen in horizontaler Richtung vor. Ein konvergentes Schielen wird mit dem Präfix **„eso-"**, ein divergentes Schielen mit **„exo-"** bezeichnet. Beim selteneren Schielen in vertikaler Richtung richtet sich die Nomenklatur nach der Position des rechten Auges: Ein (latentes oder manifestes) Höherstehen des Auges wird mit dem Präfix **„hyper-"**, ein Tieferstehen mit **„hypo-"** gekennzeichnet. Ein Verrollungsschielen **(Zyklotropie)** ist sehr selten.

## Diagnostik

Die **Untersuchung** umfasst v. a. folgende Schritte:

- **Anamnese:** Beginn des Schielens, auslösende Faktoren wie mütterliche Infektion, Geburtstrauma oder neurologische Erkrankungen; Familienanamnese
- **Hornhautreflexbilder:** Die Lage von Hornhautreflexbildern, z. B. der Diagnostikleuchte, lässt eine grobe Beurteilung zu, ob ein Schielen vorliegt (asymmetrische Lage der Reflexbilder). Dabei entspricht 1 mm Abweichung ungefähr einem Schielwinkel von 7°.
- **Motilitätsprüfung:** Überprüfung der sechs diagnostischen Blickrichtungen
- **Ab- und Aufdecktest:** Dies sind die wichtigsten Tests auf Strabismus. Beim Abdecktest (→ Abb. 34.1) beobachtet man das nicht abgedeckte Auge. Führt es eine Einstellbewegung aus, so liegt eine Heterotropie dieses Auges vor. Beim Aufdecktest (→ Abb. 34.2) wird das aufgedeckte Auge beobachtet: Führt es eine langsame Fusionsbewegung aus, so spricht dies für eine Heterophorie. Durch **wechselseitiges Abdecken** der Augen wird der binokulare Fusionsreiz ausgeschaltet, sodass evtl. an beiden Augen Fusionsbewegungen beobachtet werden können.
- **Ausmessen des Schielwinkels:** Die Abweichung der Achse des schielenden Auges von derjenigen des normalen Auges kann mit Prismenabdecktest, Maddox-Kreuz (bei Amblyopie des schielenden Auges) oder am Synoptophor gemessen werden.
- **Visusprüfung und Ausmessen der Refraktion:** Nicht selten ist das Schielen durch einen Refraktionsfehler bedingt. Der Facharzt führt außerdem noch spezielle Tests zur Prüfung der Fixation und des Binokularsehens durch.
- **Untersuchung des vorderen und hinteren Augenabschnitts:** Ausschluss organischer Veränderungen (z. B. Katarakt, Retinoblastom) als Ursache des Schielens.

## Therapie

Bei der Behandlung des kindlichen Schielens wird nach folgendem Schema vorgegangen:

- Korrektur von Refraktionsfehlern: Korrektur einer Hyperopie

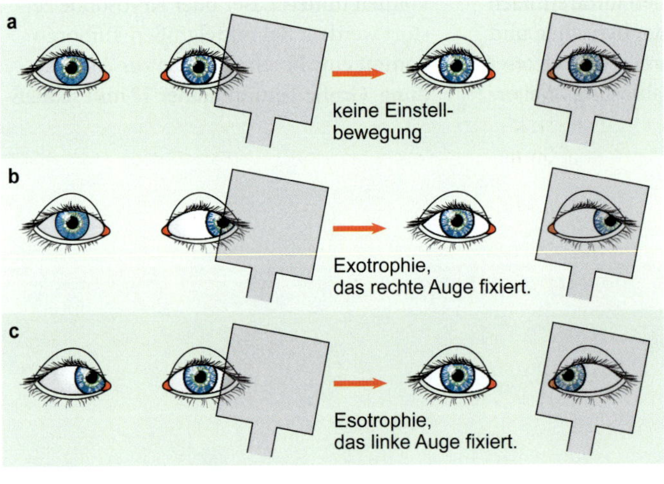


**Abb. 34.1** Mögliche Ergebnisse beim Abdecktest [L141]

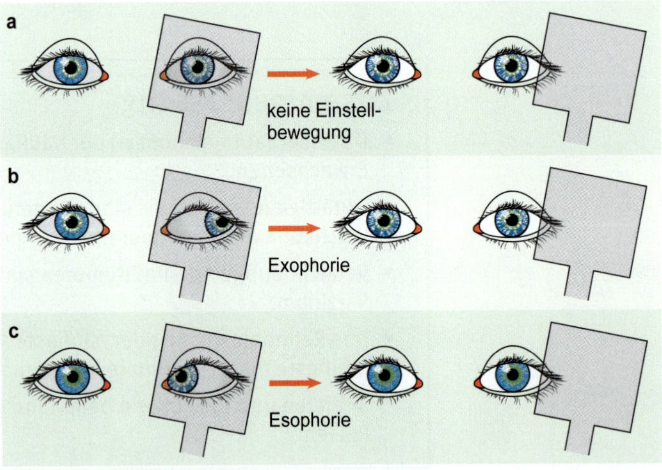


**Abb. 34.2** Mögliche Ergebnisse beim Aufdecktest [L141]

- Okklusionsbehandlung: Ziel ist es, das amblyope Auge wieder zu trainieren und es dem stärkeren Auge gleichwertig zu machen. Die Okklusion erfolgt durch alternierendes Verschließen der Augen mit einem Pflasterverband (**Cave:** Amblyopie des gesunden Auges!).
- Orthoptische Behandlung: Verbesserung des Binokularsehens durch Übungen
- Operation: Stellungskorrektur des Auges durch Verstärkung bzw. Schwächung der beteiligten Augenmuskeln. Die Operation erfolgt beim frühkindlichen Schielsyndrom meist im Vorschulalter, beim normosensorischen Spätschielen so früh wie möglich.

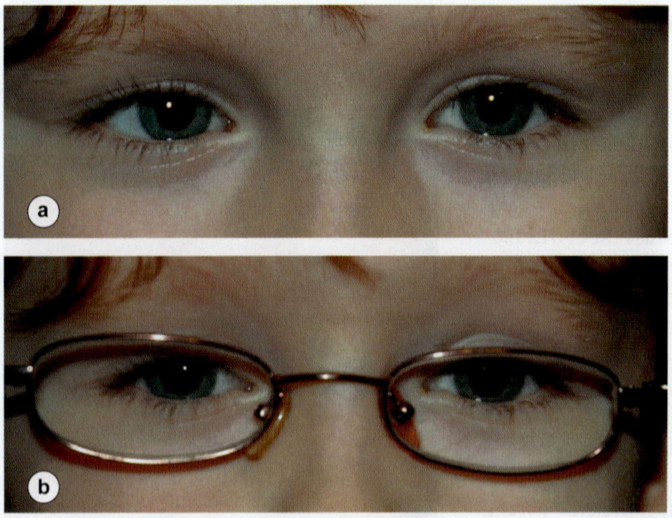

**Abb. 34.3** Vollkommenes Verschwinden einer Esotropie (a) durch Brillenkorrektur einer Hyperopie (b) [E943]

## Strabismus convergens

Oft ist bei kleinen Kindern durch einen breiten Nasenrücken und die nasalen Hautfalten medial weniger Skleraweiß zu sehen als lateral, wodurch der Eindruck entsteht, das Kind schiele **(Pseudostrabismus).** Das manifeste Schielen lässt sich in zwei Hauptgruppen einteilen: Das **frühkindliche Schielsyndrom,** das während der ersten 6 Lebensmonate auftritt, und das sog. **normosensorische Spätschielen.** Letzteres tritt erst in einem Alter auf (nach dem 1. Lebensjahr), in dem sich das binokulare Sehen schon ausgebildet hat. Daher darf keine Zeit mit einer hier unnützen Okklusionsbehandlung verloren werden, sondern es muss gleich die Stellungskorrektur mittels Operation erfolgen. Bei Kindern können beide Augen abwechselnd im Sinne eines **Strabismus alternans** schielen. Die Gefahr einer Amblyopie ist dann nicht so groß, aber die Entwicklung des binokularen Sehens ist gestört. Auch eine Weitsichtigkeit kann zum Schielen führen, da Kinder den Refraktionsfehler bis zu einem gewissen Grad durch Akkommodation ausgleichen. Da aber durch eine zentrale Verschaltung Akkommodation und Konvergenz gekoppelt sind, resultiert ein Strabismus. Durch eine Brille fällt die akkommodative Komponente des Schielens weg (→ Abb. 34.3).

## Strabismus divergens

Der Strabismus divergens (Auswärtsschielen) kann primär oder sekundär (starke Einschränkung der Sehschärfe eines Auges, Folge eines Strabismus convergens) auftreten. Manifestes Auswärtsschielen ist seltener als Einwärtsschielen. Latentes Auswärtsschielen bzw. intermittierendes Auswärtsschielen sind jedoch häufiger. Nach einer Operation wegen Einwärtsschielens kann sich manchmal nach Jahren ein konsekutives Auswärtsschielen entwickeln. Beim Auswärtsschielen ist das Binokularsehen häufig möglich, die Gefahr einer Amblyopie ist geringer als beim Einwärtsschielen. Manchmal besteht ein sog. **Panoramasehen,** d.h., der Patient hat ein vergrößertes binokulares Gesichtsfeld.

## Zusammenfassung

- Das kindliche Begleitschielen entsteht durch ein Ungleichgewicht der Augenmuskeln, das durch ein mangelhaftes Fusionsvermögen nicht überwunden wird.
- Bei kindlichem Schielen besteht die Gefahr, dass sich eine Amblyopie entwickelt.
- Man unterscheidet manifestes und latentes Schielen.
- Eine nicht korrigierte Hyperopie kann einem Schielen zugrunde liegen.
- Organische Ursachen des Schielens (Retinoblastom) müssen ausgeschlossen werden.

## Paralytisches Schielen

***Definition und Ätiologie*** Das paralytische Schielen (Lähmungsschielen) tritt meist im Erwachsenenalter auf. Es entsteht durch Lähmung eines oder mehrerer äußerer Augenmuskeln. Dadurch kann der betroffene Bulbus die von diesen Muskeln bewirkte Blickwendung nicht ausführen und bleibt hinter dem Partnerauge zurück. Man spricht von **inkomitantem Schielen.** Die Ursache für die Lähmung eines Muskels kann dabei an unterschiedlichen Stellen liegen:

- Schädigung eines okulomotorischen Nervs (III, IV, VI) oder seines Kerngebiets
- Störung der neuromuskulären Übertragung
- Schädigung der Muskeln selbst

In → Tab. 35.1 sind Unterschiede zwischen paralytischem Schielen und Begleitschielen aufgeführt.
Der Untersuchungsgang bei Lähmungsschielen beinhaltet die Prüfung der sechs diagnostischen Blickrichtungen und die Ausmessung des Schielwinkels. Der Schielwinkel wird an einer speziellen Tangententafel nach Harms ausgemessen, deren Erklärung hier zu weit führen würde.
***Therapie und Prognose*** Die Ursache muss interdisziplinär abgeklärt und, wenn möglich, behandelt werden. Störende Doppelbilder lassen sich durch Okklusion eines Auges mit einem Mattglas sofort beseitigen. Ein Ausgleich mit Prismengläsern ist meist nicht möglich, da der Schielwinkel ja nicht konstant ist. Lähmungen, die durch Durchblutungsstörungen entstanden sind (Okulomotoriusparese, Abduzensparese), bilden sich oft wieder zurück. Dies kann aber bis zu 1 Jahr in Anspruch nehmen. Nach Ablauf dieser Zeit kann eine Operation erwogen werden, deren Ziel es ist, das doppelbildfreie Sehen zur Mitte hin ins Gebrauchsblickfeld zu verlagern.

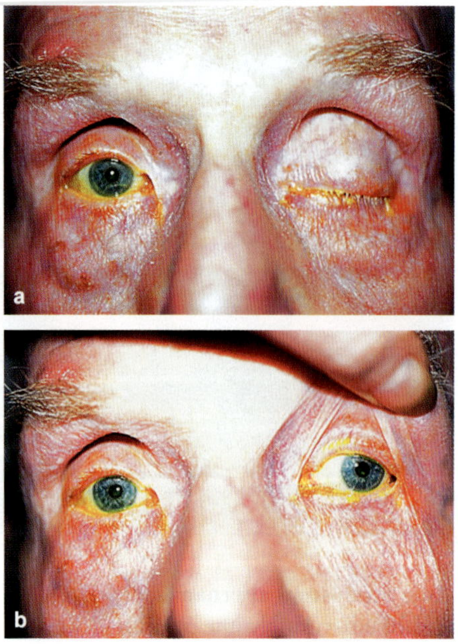

**Abb. 35.1** Äußere Okulomotoriusparese links (a, b) [E282]

### Schädigung eines okulomotorischen Nervs

#### Okulomotoriuslähmung (N. III)

Man unterscheidet gemischte (äußere + innere), äußere und innere Okulomotoriuslähmung:

- **Gemischte Okulomotoriuslähmung:** Abweichen des Bulbus nach außen, weite lichtstarre Pupille, Ptosis (daher keine Doppelbilder!); Ursachen: Aneurysma der A. communicans posterior, Druckschädigung des Nervs durch Hirndruck, epi- oder subdurales Hämatom, Hirnblutung oder Tumor
- **Äußere Okulomotoriusparese:** keine Störung der Pupillomotorik (→ Abb. 35.1); seltene Erkrankung; Ursachen: Durchblutungsstörung des Nervs (Diabetes, arterieller Hypertonus)
- **Innere Okulomotoriuslähmung:** Pupille und Akkommodation gelähmt, äußere Augenmuskeln nicht betroffen; Ursache: Ganglionitis ciliaris

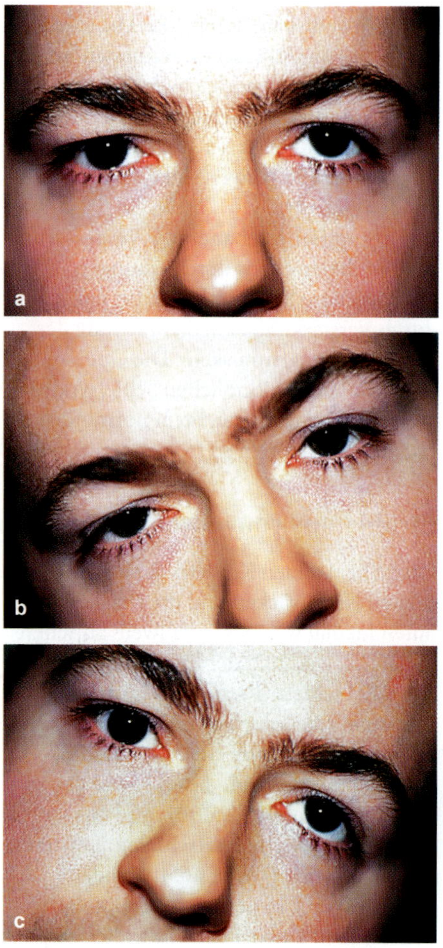

**Abb. 35.2** Trochlearisparese links (a, b, c) [E282]

#### Trochlearislähmung (N. IV)

***Definition und Klinik*** Bei Ausfall dieses Nervs ist der M. obliquus superior betroffen, weshalb bei Geradeausblick der betroffene Bulbus etwas höher steht. Die Patienten nehmen eine charakteristische Kopfhaltung ein, wobei sie den Kopf zur gesunden Seite neigen und drehen und das Kinn senken (okulärer Schiefhals, DD Torticollis), um die vertikalen Doppelbilder zu vermeiden. Die Bulbusfehlstellung wird besonders bei Neigung des Kopfes zur erkrankten Seite deutlich (Kopfneigetest, → Abb. 35.2).
***Ätiologie*** Angeboren, Schädeltraumata (häufig), vaskuläre Läsionen (selten).

**Tab. 35.1** Unterschiede zwischen Lähmungsschielen und Begleitschielen

| | Lähmungsschielen | Begleitschielen |
|---|---|---|
| **Auftreten** | jedes Alter möglich, meist im Erwachsenenalter | meist vor Ende des 2. Lj. (normosensorisches Spätschielen nach dem 2.–3. Lj.) |
| **Ursache** | Muskellähmung | muskuläre Dysbalance, Fusionsschwäche |
| **Doppelbilder** | ja | nein |
| **Orientierungsstörungen** | ja | nein |
| **Schielwinkel** | von Blickrichtung abhängig; sekundärer Schielwinkel › primärer Schielwinkel | in allen Blickrichtungen gleich; primärer und sekundärer Schielwinkel sind gleich |
| **Kompensatorische Kopfhaltung** | ja | nein |
| **Binokulares Sehen** | intakt bei Ausgleich des Schielwinkels | geschädigt |

### Abduzensparese (N. VI)

***Definition*** Bei der Abduzensparese ist der M. rectus lateralis betroffen, weswegen das betroffene Auge nicht abduziert werden kann. Bei Geradeausblick steht das betroffene Auge in leichter Konvergenzstellung. Die Patienten sehen horizontale ungekreuzte Doppelbilder, das Trugbild ist in Richtung des betroffenen Auges verschoben.
***Ätiologie*** Schädigung des Nervs bei Durchblutungsstörungen (Diabetes) oder durch Druck eines Tumors. Häufig ist die Abduzensparese auch ein Fernsymptom. Sie zeigt einen erhöhten Hirndruck an, ohne dass der Tumor direkt im Bereich des Nervs lokalisiert ist.

## Okuläre Myasthenie

***Definition und Ätiologie*** Unter okulärer Myasthenie versteht man eine Myasthenia gravis pseudoparalytica, deren Symptome auf das Auge beschränkt sind. Ursache dieser abnormen Ermüdbarkeit der Willkürmuskulatur ist eine Blockade der neuromuskulären Erregungsübertragung durch **Autoantikörper gegen den Acetylcholinrezeptor** der postsynaptischen Membran der motorischen Endplatte. Bei etwa der Hälfte der Patienten mit Myasthenia gravis beginnt die Erkrankung am Auge, nur bei wenigen bleibt sie jedoch auf das Auge beschränkt.
***Klinik*** Ein- oder beidseitige Ptose, Doppelbilder zunächst nur bei Anstrengung (Lesen), uncharakteristische Augenmuskelparesen, die sich nicht einem oder mehreren Hirnnerven zuordnen lassen, und ausgeprägte Ermüdungsreaktion des M. levator palpebrae (**Simpson-Test:** Absinken eines oder beider Lider bei forciertem Blick nach oben über mehrere Minuten). Gesichert wird die Diagnose mit dem **Tensilon-Test:** Tensilon ist ein kurzwirksamer Cholinesterasehemmstoff, der i. v. injiziert wird und in wenigen Sekunden zur Rückbildung der Symptome führt. Ebenso führt das Kühlen der Lider durch eine Eisblase zu einer temporären Rückbildung der Ptosis (**Eis-Test**). Eine generalisierte Myasthenie muss durch einen Neurologen elektromyografisch ausgeschlossen werden.
***Therapie und Prognose*** Die Therapie übernimmt meist ein Neurologe. Mögliche Therapieoptionen sind Thymektomie, Kortikosteroide, langfristig Azathioprin. Cholinesterasehemmstoffe (Pyridostigmin) können den Zeitraum bis zum Greifen der immunsuppressiven Therapie überbrücken.

## Nystagmus

Unwillkürliche, rhythmisch ablaufende oszillatorische Augenbewegungen. Man unterscheidet horizontalen (häufig), vertikalen (selten) und rotatorischen Nystagmus. Beim Rucknystagmus liegen eine schnelle Komponente und eine langsamere Rückstellbewegung vor. Die Richtung des Nystagmus wird nach der schnellen Komponente bezeichnet. Beim Pendelnystagmus sind die Augenbewegungen in beide Richtungen gleich schnell.

- **Okulärer Nystagmus:** bei hochgradiger, angeborener oder früh erworbener Sehschwäche
- **Zentraler Nystagmus:** Schädigung des Vestibulariskerngebiets, Kleinhirnschäden
- **Blickrichtungsnystagmus:** erschöpflicher Rucknystagmus bei Blick in eine bestimmte Richtung; Ursachen: Störungen des Hirnstamms oder des Kleinhirns
- **Muskelparetischer Nystagmus:** Er tritt beim Abklingen einer Augenmuskelparese bei Blick in die Zugrichtung des betroffenen Muskels auf.

### Zusammenfassung

- Das inkomitante oder Lähmungsschielen tritt meist im Erwachsenenalter auf. Die Patienten sehen Doppelbilder, eine Amblyopiegefahr besteht nicht.
- Bei einer gemischten Okulomotoriusparese muss ein Aneurysma als Ursache ausgeschlossen werden. Sie kann aber auch durch einen erhöhten Hirndruck, Hirnblutung o. Ä. bedingt sein.
- Eine Trochlearisparese ist häufig durch ein Schädeltrauma bedingt.
- Eine Abduzensparese kann auf einen erhöhten Hirndruck oder Tumor hinweisen.
- Bei einer Myasthenia gravis sind häufig die Augen mitbetroffen. In 50 % der Fälle kommt es zu einer Erstmanifestation am Auge.

# Seitenungleiche und abnorme Pupillengröße

Durch die Veränderung der Pupillenweite kann eine schnelle Adaptation an veränderte Lichtverhältnisse erfolgen, während die Hell-Dunkel-Adaptation der Netzhaut wesentlich mehr Zeit in Anspruch nimmt. Um die Ursachen, die zu Veränderungen der Pupillomotorik führen, verstehen zu können, muss man über die **Anatomie der Pupilleninnervation** Bescheid wissen (→ Abb. 36.1 sowie → Kap. 2 und → Kap. 4).

## Pupillenreflexbahn

Sie wird ausschließlich über den Parasympathikus gesteuert und untergliedert sich in einen afferenten und einen efferenten Schenkel. Die Lichtintensität wird von der Netzhaut wahrgenommen, wobei die pupillomotorische Erregbarkeit in der Makula am größten ist und abnimmt, je weiter man sich von ihr entfernt. Die afferente Bahn entspricht zunächst dem Verlauf der Sehbahn, sie läuft über Sehnerv, Chiasma opticum und Tractus opticus. Kurz vor dem Corpus geniculatum laterale zweigt sie dann ab und zieht zu Schaltneuronen in der vorderen Vierhügelregion und den Nuclei praetectales teilweise auch der Gegenseite. Von dort bestehen Verbindungen zum Edinger-Westphal-Kern des Okulomotoriuskerngebiets und zu subkortikalen Naheinstellungszentren, welche Akkommodation, Konvergenz und Miosis koordinieren. Es finden sich auch Verbindungen zu Hypothalamus und Kortex. Die efferente Bahn beginnt im Edinger-Westphal-Kern, dann ziehen die parasympathischen Fasern mit dem N. oculomotorius zum Ganglion ciliare. Dort werden sie auf das postganglionäre Neuron umgeschaltet und gelangen mit den Ziliarnerven zum M. sphincter pupillae. Der **M. dilatator pupillae** ist nicht an der Lichtreaktion beteiligt, er bestimmt aber die Ausgangsweite der Pupille. Seine **sympathische** Innervation stammt aus dem Hypothalamus, das 1. Neuron zieht von dort zum **Centrum ciliospinale** im Halsmark (C8–Th2). Dort wird auf das 2. präganglionäre Neuron umgeschaltet, welches über den sympathischen Grenzstrang (Ganglion cervicothoracicum und Ganglion cervicale medium werden ohne Umschaltung passiert) zum **Ganglion cervicale superius** läuft. Von dort zieht das 3. postganglionäre Neuron mit dem sympathischen Geflecht der A. carotis interna, dann mit dem N. ophthalmicus, zum M. dilatator pupillae.

### Diagnostik

Information über den Zustand des **efferenten Schenkels** erhält man durch Pupillenweite, direkte Lichtreaktion und Naheinstellungsreaktion. Der **afferente Schenkel** wird mit dem **Swinging-flashlight-Test** überprüft. Dabei beleuchtet man die Augen abwechselnd jeweils für etwa 2 s von unten unter einem Winkel von ca. 60 Grad (gleichmäßige Belichtung der Netzhaut durch Streulicht). Man betrachtet dabei nur das jeweils belichtete Auge. Bei intaktem afferentem Schenkel sieht man eine gleichbleibende Pupillenweite, wenn man das Licht auf das andere Auge schwenkt, da durch die konsensuelle Lichtreaktion bereits beide Pupillen eng sind. Bei gestörtem afferentem Schenkel kommt es zu einer Erweiterung der Pupille, wenn man das betroffene Auge belichtet. Beim Zurückschwenken zur gesunden Seite sieht man wieder eine Pupillenverengung. Der Swinging-flashlight-Test ist nur durchführbar, wenn beide efferenten Schenkel intakt sind. Besteht eine efferente Störung, so ist man zur Überprüfung des afferenten Schenkels auf die indirekte Lichtreaktion angewiesen. Wenn die postganglionären Fasern, die ein Organ innervieren, geschädigt sind, wird von ihnen weniger Neurotransmitter ausgeschüttet. In der Folge kommt es im Zielorgan zu einer Up-Regulation der Rezeptoren für diese Neurotransmitter (Denervierungsüberempfindlichkeit). Postganglionäre parasympathische Läsionen lassen sich deshalb mit 0,1-prozentigem Pilocarpin nachweisen: Eine geschädigte Pupille wird miotisch, während eine normale Pupille auf diese schwache Konzentration nicht reagiert. Postganglionäre sympathische Läsionen werden mit Mydriasis auf 0,1-prozentiges Adrenalin nachgewiesen.

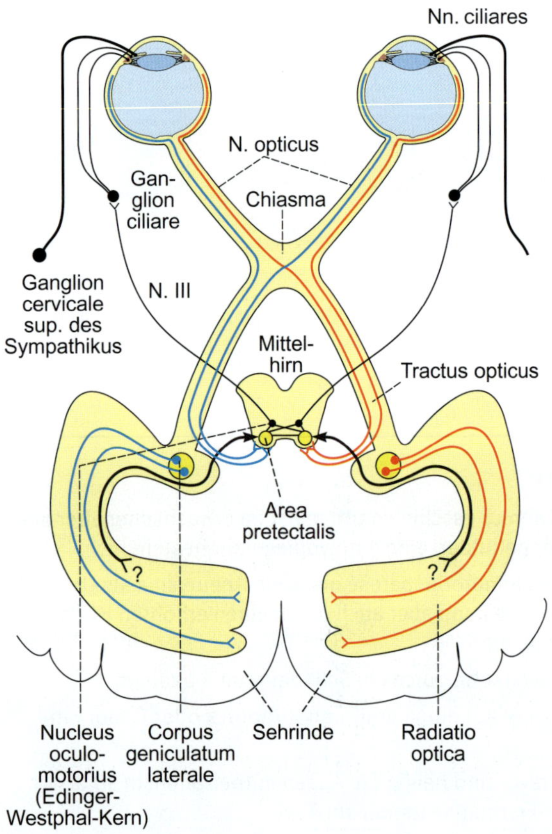


**Abb. 36.1** Anatomie der Pupilleninnervation [L106]

## Anisokorie

Sind die Pupillen beider Augen ungleich weit, so wird dies als Anisokorie bezeichnet. Ursache ist eine Störung des efferenten Schenkels der Pupillenreflexbahn oder der sympathischen Innervierung der Pupille, z. B. nach einseitiger Medikamentengabe, Commotio cerebri, Hirndrucksteigerung. Bei den nachfolgend genannten Krankheiten kann eine Anisokorie als Symptom auftreten. Eine Pupillendifferenz bis 0,5 mm ist physiologisch.

## Pupillotonie und Adie-Syndrom

Die Pupillotonie ist die **häufigste parasympathische Innervationsstörung der Pupille.** Es fällt eine Anisokorie auf, die keine Beschwerden verursacht. Die Pupille des betroffenen Auges ist bei Helligkeit weiter als die des gesunden, bei Dunkelheit enger. Die Lichtreaktion ist verlangsamt, die Erweiterung der Pupille im Dunkeln erfolgt verzögert. Weiter lässt sich eine verzögerte, aber überschießende Naheinstellungsmiosis beobachten. Ursächlich ist eine Fehlinnervation des efferenten Schenkels. Eine Pupillotonie mit gleichzeitiger Störung des Patellar- und Achillessehnenreflexes wird als **Adie-Syndrom** bezeichnet.

## Absolute Pupillenstarre

Die erkrankte Pupille ist erweitert. Durch eine Störung des efferenten Schenkels, v. a. des Edinger-Westphal-Kerns oder des N. oculomotorius, kommt es zu einem Ausfall der direkten und der indirekten Lichtreaktion sowie der Naheinstellungsreaktion. Meist reagiert die Pupille noch auf pharmakologische Reize. Als Ursachen kommen Tumoren, Aneurysmen, Entzündungen, Schädelbrüche oder Hämatome infrage.

> Eine plötzliche Okulomotoriusparese bei einem bewusstlosen Patienten stellt immer einen Hinweis auf eine lebensbedrohliche Erkrankung dar.

## Amaurotische Pupillenstarre

Das betroffene Auge ist erblindet, beide Pupillen sind gleich weit. Deckt man das gesunde Auge ab, wird die Pupille des amaurotischen Auges weit. Durch eine Störung des afferenten Schenkels (Netzhaut, N. opticus, Sehbahn bis Corpus geniculatum laterale) ist die direkte Lichtreaktion erloschen, während indirekte Lichtreaktion und Naheinstellungsreaktion vorhanden sind. Am gesunden Partnerauge ist die konsensuelle Lichtreaktion nicht auslösbar. Die Reaktion der Pupille auf pharmakologische Reize ist intakt.

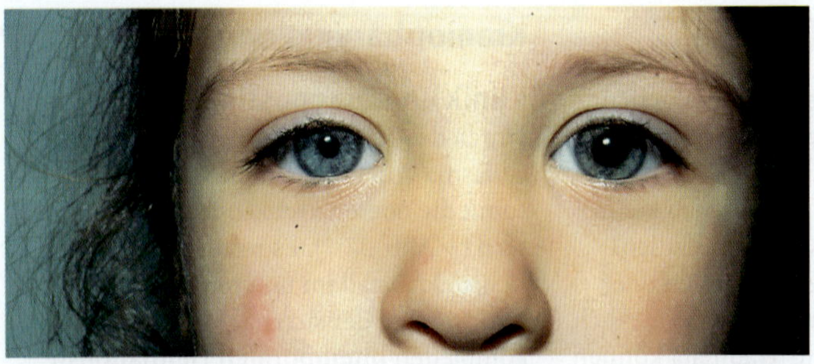

**Abb. 36.2** Rechtsseitiges Horner-Syndrom [E282]

> Die amaurotische Pupillenstarre ist ein objektiver Nachweis für Erblindung eines Auges (**Cave:** nicht bei Blindheitsursachen proximal des Corpus geniculatum laterale).

## Reflektorische Pupillenstarre (Argyll-Robertson-Syndrom)

Die Erkrankung tritt meist beidseitig auf, die Pupillen sind oft miotisch (auch im Dunkeln) und entrundet. Direkte und indirekte Lichtreaktion sind erloschen, die Naheinstellungsreaktion hingegen ist erhalten. Ursächlich ist eine Störung der Pupillenreflexbahn zwischen prätektaler Region und Edinger-Westphal-Kern, die in 90 % der Fälle durch eine **Neurolues** bedingt ist. Eine pharmakologische Erweiterung der Pupille ist kaum möglich.

## Horner-Syndrom

### Definition

Man findet die typische Trias von **Ptosis, Miosis** und **Hebung des Unterlids mit scheinbarem Enophthalmus** (→ Abb. 36.2).

### Ätiologie

Ursache ist eine Schädigung der sympathischen Pupilleninnervation, wobei die Läsion im ersten (selten bei Läsionen des Hirnstamms), zweiten (Halsverletzungen, Struma, Pancoast-Tumor) oder dritten Neuron (Aneurysma der A. carotis interna, Cluster-Kopfschmerz, Tumoren im Bereich des Sinus cavernosus und des Nasopharynx) liegen kann. Bei einer Läsion des zweiten Neurons findet sich außerdem eine Anhidrose des Gesichts und des Arms. Die Sicherung der Diagnose eines Horner-Syndroms gelingt mit folgendem pharmakologischen Test: Kokain blockiert an der postganglionären sympathischen Synapse die Wiederaufnahme von Noradrenalin. Deshalb führen 4-prozentige Kokain-Augentropfen bei intakter sympathischer Innervierung zu einer Mydriasis, bei deren Schädigung jedoch nicht. Bei Schädigung der postganglionären Fasern kommt es zu einer Denervierungsüberempfindlichkeit (s. o.).

## Zusammenfassung

- Der M. constrictor pupillae ist parasympathisch innerviert, der M. dilatator pupillae sympathisch.
- Die sympathische Innervation der Pupille läuft nicht über die Pupillenreflexbahn.
- Der efferente Schenkel der Pupillenreflexbahn wird durch Pupillenweite, direkte Lichtreaktion und Naheinstellungsreaktion beurteilt.
- Der afferente Schenkel wird durch indirekte Lichtreaktion und Swinging-flashlight-Test beurteilt.

## Chiasmale Läsionen

Läsionen im Bereich des Chiasma opticum resultieren in einer **bitemporalen Hemianopsie** oder anderen ein- oder beidseitigen Gesichtsfeldausfällen. Diagnostisch kann eine afferente Pupillenstörung auffallen (→ Kap. 36). Verschiedene Tumoren oder Aneurysmen können ursächlich sein. Auch Demyelinisierungen und Traumata können chiasmale Läsionen bewirken. Häufige Symptome sind auch Kopfschmerzen, endokrine Störungen und Doppelbilder.

### Hypophysenadenome

#### Definition und Ätiologie

Beim Tumor des Hypophysenvorderlappens sind das Cushing-Syndrom, Akromegalie und Galaktorrhö typisch.

#### Klinik und Diagnostik

Ein Hypophysenadenom komprimiert das Chiasma von unten vorne (→ Abb. 37.1) und damit die kreuzenden unteren nasalen Fasern. Es resultiert ein initialer Gesichtsfeldausfall im oberen temporalen Quadranten, welcher sich nach unten zu einer **kompletten bitemporalen Hemianopsie** ausbreiten kann. Neben einer evtl. Visusminderung kann ophthalmoskopisch eine Optikusatrophie auffallen. Im Röntgenbild zeigen sich eine Vergrößerung und Destruktion der Sella turcica, ein CT ist erforderlich.

#### Therapie und Prognose

Die Therapie erfolgt chirurgisch oder evtl. medikamentös mittels Bromocriptin. Bei frühzeitiger Diagnose und Therapie ist eine Rückbildung der okulären Ausfälle möglich.

### Kraniopharyngeom

#### Klinik und Diagnostik

Durch das Kraniopharyngeom wird das Chiasma von hinten oben komprimiert und somit die oberen kreuzenden nasalen Fasern (→ Abb. 37.1). Es resultiert ein Gesichtsfeldausfall im unteren temporalen Quadranten, der sich nach oben zu einer kompletten **bitemporalen Hemianopsie** ausbreiten kann. Neben einer eventuellen Visusminderung kann ophthalmoskopisch eine Optikusatrophie auffallen. In der zerebralen Bildgebung können sich Zysten, Knoten und Verkalkungen zeigen.

#### Therapie und Prognose

Die Therapie erfolgt chirurgisch, bei frühzeitiger Diagnose und Therapie ist eine Rückbildung der okulären Ausfälle möglich.

### Meningeom und Aneurysma

#### Definition und Ätiologie

Es sind Meningeome des Planum sphenoidale und des Tuberculum sellae möglich. Aneurysmen entstehen durch eine Dilatation der A. carotis interna oder des Circulus Willisii.

#### Klinik und Diagnostik

Je nach Lokalisation resultieren unterschiedliche Ausfälle beim Meningeom. Aneurysmen komprimieren das Chiasma von lateral. Es kommt initial zu einem ipsilateralen halbseitigen Gesichtsfeldausfall nach nasal. Ein beidseitiger Ausfall ist möglich, wenn das Ciasma gegen die kontralaterale A. carotis interna gedrückt wird. Neben einer eventuellen Visusminderung kann ophthalmoskopisch eine Optikusatrophie auffallen. Eine zerebrale Bildgebung ist erforderlich.

#### Therapie und Prognose

Die Therapie erfolgt chirurgisch, bei frühzeitiger Diagnose und Therapie ist eine Rückbildung der okulären Ausfälle möglich.

## Retrochiasmale Läsionen

### Läsionen im Tractus-opticus-Bereich

#### Definition und Ätiologie

Retrochiasmale Läsionen im Bereich des Tractus opticus können durch Tumoren im Frontallappen, Schläfenlappen, Thalamus, in der Vierhügelplatte oder der Hirnbasis hervorgerufen werden sowie durch Aneurysmen, Apoplex oder basale Meningitis.

#### Klinik und Diagnostik

Selten findet sich eine Visusreduktion, bei Makulabeteiligung eine schlechte Lesefähigkeit. Die Pupillenreaktion zeigt einen kontralateralen afferenten Defekt. Ophthalmoskopisch und perimetrisch findet sich ipsilateral eine temporale Papillenabblassung. Ein Ausfall der temporalen Netzhauthälfte führt zu einem nasalen Gesichtsfelddefekt. Kontralateral kommt es zur bandförmigen horizontalen Papillenatrophie. Der Ausfall der nasalen Netzhauthälfte zeigt sich im temporalen Gesichtsfelddefekt.
In der zerebralen Bildgebung (CT, MRT) findet sich meist eine Raumforderung.
Läsionen zwischen dem Chiasma und dem Corpus geniculatum laterale führen innerhalb von 4–6 Wochen zu einer Optikusatrophie, Läsionen jenseits des Corpus geniculatum laterale haben keine Optikusatrophie zur Folge.

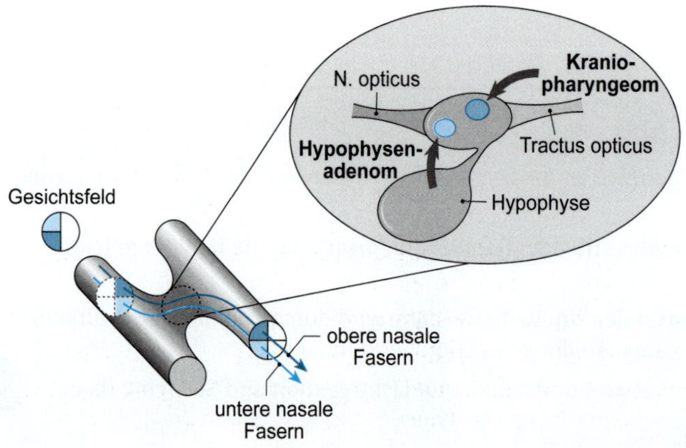


**Abb. 37.1** Verlauf der Fasern im Chiasma und mögliche Läsionen [L141]

## Läsionen von Sehstrahlung und Sehrinde

### Definition und Ätiologie

Läsionen der Sehstrahlung und der Sehrinde sind häufig bedingt durch einen Verschluss der A. cerebri media oder posterior, selten durch eine Hirnblutung oder durch Tumoren des Parietal- und Okzipitallappens oder Abszesse.

### Klinik und Diagnostik

Es findet sich seltener eine Visusreduktion, eine Beteiligung der Makula führt zu einer schlechten Lesefähigkeit. Perimetrisch zeigt sich eine **homonyme Hemianopsie,** wobei die Makula ausgespart ist bei einer Sehrindenläsion (→ Abb. 37.2). In 30 % der Fälle zeigt sich ein kontralateraler afferenter Pupillendefekt bei Schädigung der Sehrinde.
Eine Schädigung der vorderen Sehrinde führt zu einem temporalen unilateralen Halbmond-Gesichtsfelddefekt.
Eine Schädigung des **Temporallappens** zeigt eine homonyme **obere** Quadrantenanopsie, während eine Schädigung des **Parietallappens** eine homonyme **untere** Quadrantenanopsie zeigt.
Kongruente Ausfälle bei Läsionen der Sehrinde sind zurückzuführen auf die Konvergenz von Nervenfasern derselben Netzhautstelle auf dieselbe Kortexzelle.
Eine zerebrale Bildbegung (CT, MRT) ist obligat.

### Therapie und Prognose

Die Therapie erfolgt neurologisch bzw. neurochirurgisch, meist bilden sich die Gesichtsfelddefekte nicht zurück.

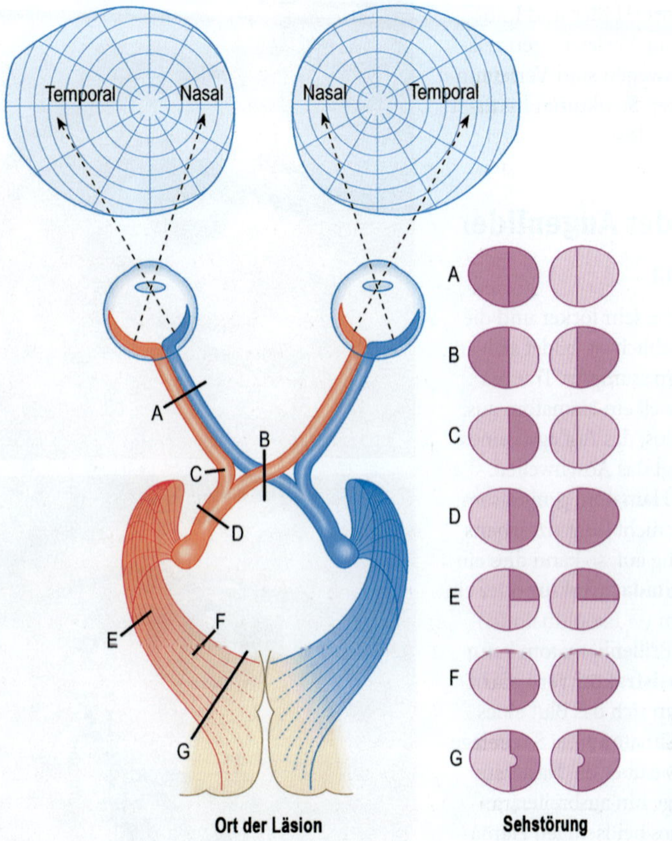


**Abb. 37.2** Die Sehbahn und Gesichtsfelddefekte bei Läsionen [E850]

## Zusammenfassung

- Chiasmale Läsionen: Meist findet sich eine bitemporale Hemianopsie. Hypophysenadenome, Kraniopharyngeome, Meningeome und Aneurysmen sind meistens ursächlich, seltener Traumata oder Demyelinisierungen.
- Retrochiasmale Läsionen: Für Läsionen im Bereich des Tractus opticus, der Sehstrahlung und der Sehrinde sind meist Tumoren oder Hirninfarkte verantwortlich. Die homonyme Hemianopsie ist das typische Bild bei diesen Läsionen.

Der Augapfel wird durch Lider und knöcherne Augenhöhle vor Verletzungen relativ gut geschützt. Deswegen sind Verletzungen dieser schützenden Strukturen häufiger als solche des Bulbus selbst.

## Verletzungen der Augenlider

### Stumpfes Trauma

Da das Lidbindegewebe sehr locker und die Lidhaut leicht verschieblich ist, bildet sich an den Lidern nach einem stumpfen Trauma (Schneeball o. Ä.) schnell ein Hämatom aus. Dieses ist meist harmlos, das Auflegen eines Eisbeutels beschleunigt das Abschwellen. Tritt ein periokuläres Hämatom gemeinsam mit einer nach hinten nicht begrenzten subkonjunktivalen Blutung auf, so kann dies ein Hinweis auf eine **Orbitadachfraktur** oder ein **Retrobulbärhämatom** (→ Exophthalmus) sein. Ein beidseitiges Brillenhämatom kann durch eine **Schädelbasisfraktur** verursacht sein. Andererseits kann sich das Blut eines einseitigen Monokelhämatoms bei Seitenlage im subkutanen Gewebe über die Nase hinweg zum anderen Auge hin ausbreiten, sodass der Eindruck eines beidseitigen Hämatoms entstehen kann. Ein **Lidemphysem** entsteht bei Fraktur der Lamina papyracea des Siebbeins, da Luft aus den Nasennebenhöhlen unter die Lid- und Bindehaut eindringen kann. Beim Schnäuzen und bei Palpation des Lids hört man ein leises Knistern.

### Risswunden

Häufig entstehen Risswunden der Lider durch **Windschutzscheibenverletzungen** bei nicht angeschnallten Autofahrern. **Hundebissverletzungen** im Gesicht sind bei Kindern nicht selten. Dabei werden häufig Unterlider und Tränenkanälchen durch die Reißzähne des Tieres zerrissen. Verbrennungen und Verätzungen der Lider können durch Narbenzug zu Lidfehlstellungen oder zum Symblepharon (Verwachsen von bulbärer und tarsaler Bindehaut) führen.
Verletzungen von Haut und M. orbicularis oculi, die nicht den Lidrand betreffen, heilen i. d. R. komplikationslos. Da die Blutversorgung des Lids so gut ist, heilen auch Gewebelappen, die wie abgestorben aussehen, meist wieder gut ein.
Zerreißungen des Lidrands (→ Abb. 38.1) und Verletzungen mit Beteiligung des M. levator palpebrae superioris oder des medialen Lidwinkels können zu dauerhaften kosmetischen und funktionellen Einbußen führen und sollten von einem erfahrenen operierenden Augenarzt versorgt werden. Hierbei werden zuerst die Lidränder durch nicht absorbierbares Nahtmaterial, das

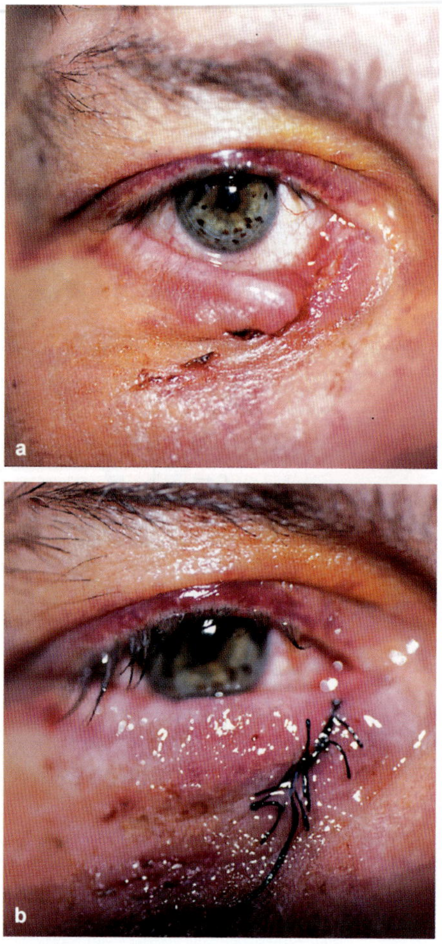


**Abb. 38.1** Risswunde des Unterlids: vor (a) und nach (b) Naht [E282]

durch die Öffnungen der Meibom-Drüsen geführt wird, adaptiert (→ Abb. 38.2a). Dann wird der Tarsus mit nicht durchgreifenden Nähten mit einem resorbierbaren Nahtmaterial geschlossen (→ Abb. 38.2b). Als Nächstes wird die Lidkante exakt mit nicht resorbierbarem Faden genäht (Intermargi-

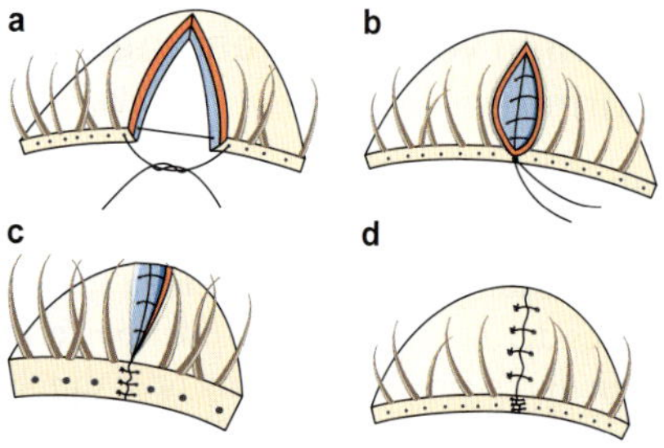


**Abb. 38.2** Versorgung einer Risswunde des Lidrands [L141]

nalnaht) und schließlich wird die Haut mit gleichem Nahtmaterial durch Einzelknopfnähte verschlossen (→ Abb. 38.2c und d). Die Hautnähte werden nach etwa 10 Tagen entfernt, die Intermarginalfäden später.
**Verletzungen der Tränenkanälchen** kommen bei Zerreißungen des medialen Lidrands vor. Diagnostisch erweitert man die Tränenpünktchen mit einer konischen Sonde und sondiert dann mit der Bowman-Sonde. Ein Austritt der Sonde aus der Wunde beweist eine Verletzung der Tränenwege. Sie müssen dann durch Intubation mit einem Silikonschläuchlein geschient werden, um Stenosen zu verhindern. Sind die Tränenkanälchen nicht durchgängig oder können die Tränen durch eine Lidfehlstellung nicht in die Tränenpünktchen gelangen, ist eine Epiphora (Tränenträufeln) die Folge.

## Verletzungen der Orbita

### Blow-out-Fraktur

#### Definition

Fraktur der knöchernen Wände der Orbita, die durch eine Druckerhöhung in der Orbita durch Gewalteinwirkung von außen auf den Bulbus zustande kommt. Klassischer

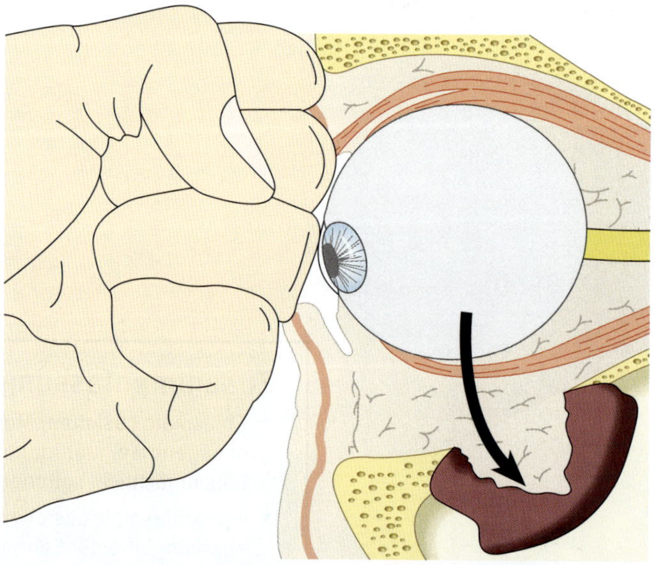

**Abb. 38.3** Mechanismus der Blow-out-Fraktur [L141]

Mechanismus ist ein Faustschlag auf das Auge oder ein irregeleiteter Tennisball (→ Abb. 38.3). Am häufigsten ist eine Blow-out-Fraktur des Orbitabodens, seltener eine Fraktur der Siebbeinzellen.

### Klinik

Periokulär findet man Ekchymose, Ödem und subkutanes Emphysem. Ist bei einer Blow-out-Fraktur des Orbitabodens auch der Canalis infraorbitalis betroffen, findet sich eine **Anästhesie im Versorgungsgebiet des N. infraorbitalis** (Unterlid, Wange, Nasenseite, obere Zähne mit Zahnfleisch). **Doppelbilder** entstehen, wenn die Beweglichkeit des betroffenen Bulbus durch Ödem und Einblutung der Muskelfaszie des M. rectus inferior eingeschränkt ist. Eine Einklemmung des Muskels im Frakturspalt kommt nur selten vor. Bei schweren Frakturen findet sich ein **Enophthalmus**, der sich allerdings meist erst nach einigen Tagen ausbildet, wenn das Ödem zurückgeht. Durch Spaltlampenuntersuchung und Ophthalmoskopie muss eine Verletzung des Bulbus ausgeschlossen werden. Mittels CT können Ausmaß und Lokalisation der Fraktur genau bestimmt werden. In der Aufnahme sieht man das Zeichen des sog. „hängenden Tropfens" in der Kieferhöhle (→ Abb. 38.4). Dabei handelt es sich um ein Blutkoagel bzw. prolabiertes orbitales Gewebe.

### Therapie und Prognose

Bei leichten Brüchen ohne Motilitätsstörung muss meist nicht operiert werden. Antibiotikagabe verhindert eine Infektion der Orbita mit Keimen aus der Kieferhöhle, die Patienten werden angewiesen, sich nicht zu schnäuzen. Bei Inkarzeration von Gewebe muss der Orbitaboden innerhalb von 2 Wochen chirurgisch wiederhergestellt werden. Die Prognose ist bei rechtzeitiger Operation meist gut.

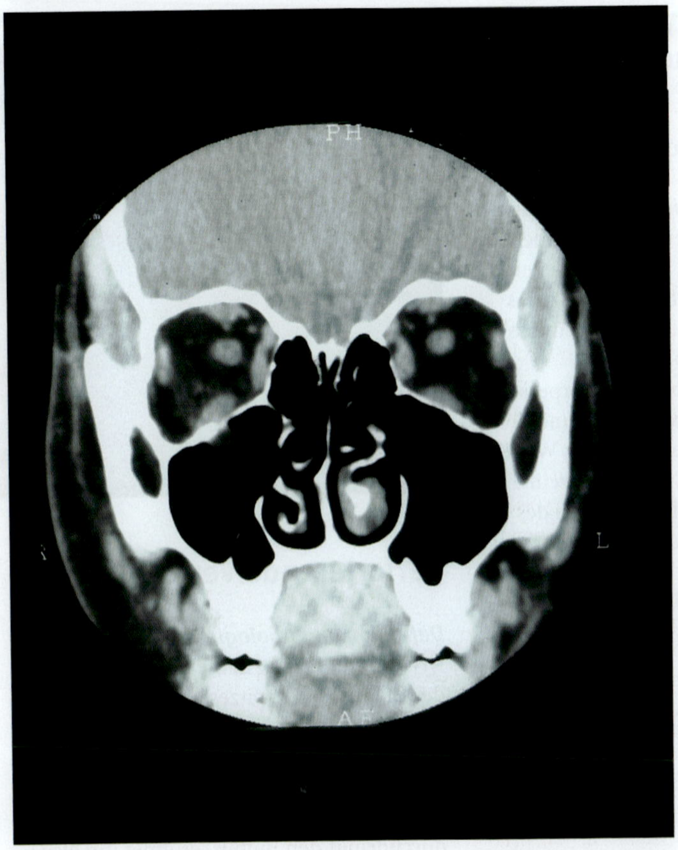

**Abb. 38.4** Blow-out-Fraktur des rechten Orbitabodens im koronaren CT [E282]

## Frakturen des Gesichtsschädels

Frakturen des Gesichtsschädels werden nach Le Fort eingeteilt und können auch die Orbita miteinbeziehen. Die chirurgische Wiederherstellung ist schwierig und erfolgt interdisziplinär.

# Schädelverletzungen

Ein Sturz auf Stirn oder Schläfe kann durch Ruptur des N. opticus oder Zerrung mit Schädigung der versorgenden Gefäße im Canalis opticus zur **sofortigen Erblindung** führen. Bei der Prüfung der Pupillenreaktion lässt sich eine Schädigung des afferenten Schenkels erheben. In der CT ist die Schädigung des Nervs zu erkennen. Eine Papillenatrophie bildet sich erst nach einigen Wochen aus. Therapeutisch versucht man, durch hoch dosierte Prednisolongaben (1 000 mg i. v.) eine ödembedingte Strangulation des Sehnervs im Canalis opticus zu verhindern. Bei Frakturen des Sehnervenkanals kann evtl. eine Entdachungsoperation des Kanals den Sehnerv noch retten. Die Prognose bezüglich des Sehvermögens ist jedoch schlecht.

## Zusammenfassung

- Verletzungen der Lider heilen i. d. R. gut.
- Verletzungen der Lidränder und der Tränenkanälchen müssen sorgfältig rekonstruiert werden, weil sonst funktionelle Einbußen und Schäden am Auge entstehen können.
- Bei einer Blow-out-Fraktur finden sich typischerweise Anästhesie im Versorgungsgebiet des N. infraorbitalis, Doppelbilder und Enophthalmus.
- Ein Sturz auf Stirn oder Schläfe kann durch Verletzung des Sehnervs im Canalis opticus zur sofortigen Erblindung führen.

## Oberflächliche Verletzungen des vorderen Augenabschnitts

### Subtarsaler Fremdkörper

***Definition und Ätiologie*** Fremdkörper wie z. B. Sandkörner können sich im Bindehautsack unter dem oberen Tarsus festsetzen.
***Klinik*** Fremdkörpergefühl, Abwehrtrias (Lichtscheu, Lidkrampf und Tränenfluss) und konjunktivale Hyperämie.
***Therapie*** Entfernen des Fremdkörpers. Dazu wird das Lid **ektropioniert** und der Bindehautsack mit einem feuchten Wattestäbchen ausgewischt. Mit Fluoreszein-Augentropfen kann man durch Reiben des Fremdkörpers evtl. entstandene Hornhauterosionen sichtbar machen (→ Abb. 39.1), die ggf. behandelt werden müssen.

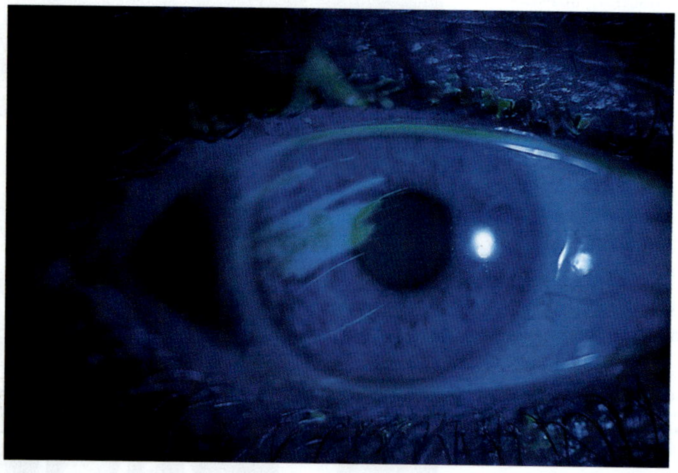

**Abb. 39.1** Hornhauterosionen durch einen subtarsalen Fremdkörper, mit Fluoreszein angefärbt [E282]

### Hornhautfremdkörper

***Definition und Ätiologie*** Fremdkörper können in die Hornhaut eingesprengt werden. Typisch sind Metallteilchen, die beim Arbeiten mit dem Trennschleifer ins Auge gelangen.
***Klinik*** Fremdkörpergefühl oder sogar Schmerzen, Abwehrtrias, gemischte Injektion. Unter der Spaltlampe kann man die genaue Eindringtiefe des Fremdkörpers bestimmen und nach evtl. noch weiter eingedrungenen Teilchen (z. B. in die Linse) suchen.
***Therapie*** Entfernen des Fremdkörpers mit der Fremdkörpernadel in Tropfanästhesie (z. B. mit Tetracain-Augentropfen). Entfernen eines evtl. Rosthofs (eisenhaltige Fremdkörper) mit einer Hornhautfräse; anschließend steriler Verband, antibiotische Salbe und evtl. Zykloplegikum zur Ruhigstellung des Auges.

### Erosio corneae

***Definition und Ätiologie*** Hornhautepitheldefekt, der bis zur Bowman-Membran reichen kann. Auftreten spontan oder posttraumatisch.
***Klinik*** Fremdkörpergefühl, Schmerzen, Abwehrtrias und gemischte Injektion.
***Therapie*** Antibiotischer Salbenverband nach Ausschluss eines subtarsalen Fremdkörpers, evtl. therapeutische Kontaktlinse. Bei großen Defekten Mydriatika, um einer Iritis vorzubeugen und die Schmerzen zu lindern. **Cave:** Sekundärinfektionen mit Ulkusbildung und eine rezidivierende Erosio corneae. Tägliche Nachkontrollen, bis der Defekt verheilt ist!

## Perforierende Verletzung

***Definition und Ätiologie*** Ursache für diese Art von Verletzung kann ein stumpfes (Riss des Bulbus) oder spitzes Trauma (klassisch: Hammer-Meißel-Verletzung) sein.
- Penetrierende Verletzung: Bulbuseröffnung durch Eindringen eines Fremdkörpers
- Perforierende Verletzung: Fremdkörper durchdringt den Bulbus, eröffnet ihn also zweimal.

***Klinik*** Hyposphagma, Pupillenentrundung, Irisprolaps (→ Abb. 39.2), abgeflachte Vorderkammer, Linsenquellung, Blutspiegel in der Vorderkammer (Hyphäma, → Abb. 39.3), Glaskörperblutung, Sehverschlechterung und meist erhebliche Verminderung des Drucks im betroffenen Bulbus. Bei kleineren Perforationen kann durch Selbsttamponade der Augeninnendruck normal sein.
***Therapie und Prognose*** Steriler Augenverband ohne Druck auf das Auge, systemisch und lokal Antibiotika zur Infektionsprophylaxe (nur Augentropfen, keine Salben!). Kontrolle und ggf. Auffrischung des Tetanusschutzes. Die weitere operative Behandlung muss in einer Augenklinik erfolgen (z. B. Entfernen evtl. vorhandener intraoku-

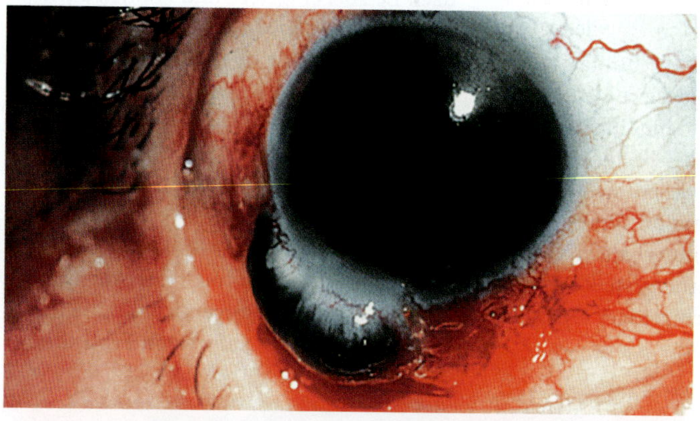

**Abb. 39.2** Hyphäma und Irisprolaps [E426]

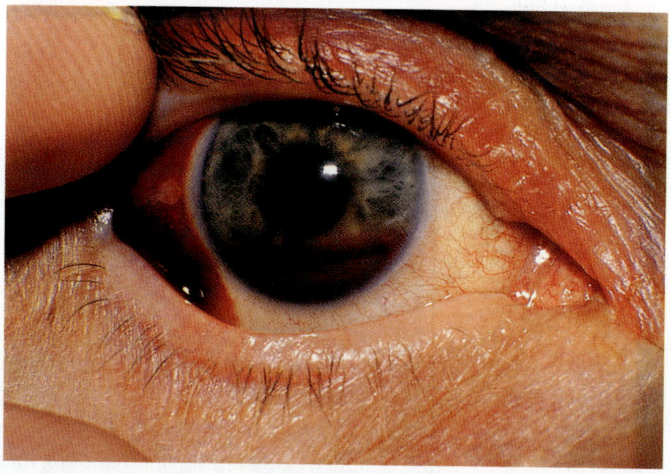

**Abb. 39.3** Hyphäma und Hyposphagma [G040]

larer Fremdkörper mit einem Magneten oder einer Pinzette im Rahmen einer Vitrektomie, Reposition eines Irisprolapses etc.). Die Prognose hängt von der Schwere der Verletzung ab.

***Komplikationen*** Ausbildung einer proliferativen Vitreoretinopathie mit Netzhautablösung und Glaukomentstehung, sympathische Ophthalmie, Siderose bzw. Chalkose bei eisen-/kupferhaltigen Fremdkörpern, Kataraktbildung.

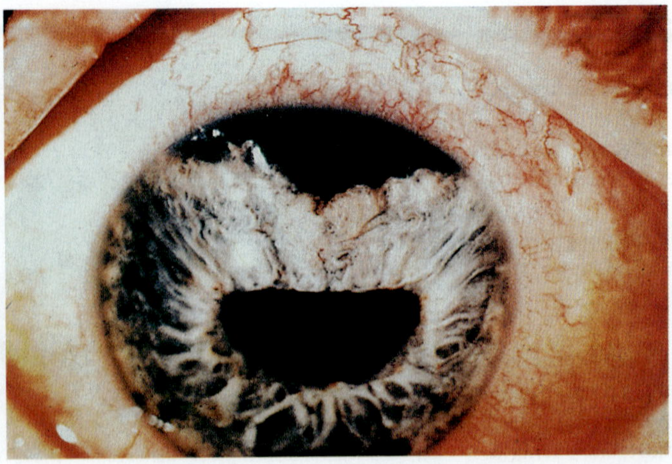

**Abb. 39.4** Iridodialyse [T407]

## Contusio bulbi

***Definition und Ätiologie*** Prellung des Augapfels durch stumpfe Gewalteinwirkung. Häufig sind Faustschläge, Squashbälle und Sektkorken.

***Klinik*** Einblutungen in die Vorderkammer (Hyphäma) und unter die Bindehaut (Hyposphagma), Abriss der Iriswurzel (Iridodialyse, → Abb. 39.4) mit monokularer Diplopie, gemischte Injektion, Sehverschlechterung, Luxation der Linse, Berlin-Ödem der Netzhaut, Netzhautrisse und -abhebungen, Netzhautblutungen, Glaskörperblutungen, Aderhautrisse. Daran denken, dass auch die Orbita beteiligt sein kann (z. B. Blow-out-Fraktur, retrobulbäres Hämatom) – deshalb werden Röntgenaufnahmen der Orbita angefertigt. Bei abnormem Pupillenspiel erfolgt die Fundoskopie zunächst ohne medikamentöse Weitstellung der Pupille, da sonst eine irreversible Mydriasis auftreten kann. Erst nach Normalisierung des Pupillenspiels erfolgt eine gründliche Fundusuntersuchung in Mydriasis.

***Therapie und Prognose*** Netzhautkomplikationen müssen operativ versorgt werden. Das Auge wird durch eine Lochbrille ruhiggestellt und dem Patienten wird Bettruhe und absolutes Leseverbot verordnet. Die Prognose hängt von auftretenden Komplikationen ab.

***Komplikationen*** Noch Jahre später kann sich ein **Sekundärglaukom** entwickeln, wenn durch die Kontusion Veränderungen am Kammerwinkel entstanden sind. Deshalb sollte der Augeninnendruck regelmäßig kontrolliert werden. Eine sich ausbildende Trübung der Linse (**Kontusionskatarakt**) kann mittels Kataraktoperation behandelt werden.

## Strahlenschäden

### Keratitis photoelectrica

***Definition und Ätiologie*** Durch UV-Strahlen kommt es zu einer Lockerung der Hornhautepithelhaftung mit multiplen kleinen Erosionen (**Keratitis superficialis punctata**) im Lidspaltenbereich, z. B. beim Schweißen (**„Verblitzen“**) oder im Hochgebirge (**Gletscher-/Schneeblindheit**).

***Klinik*** Etwa 7 h nach Exposition meist beidseitig starke Augenschmerzen und Abwehrtrias mit konjunktivaler Injektion.

***Therapie*** Reepithelialisierende Augensalben und systemische Schmerzmittel, Ruhigstellung der Augen durch einen beidseitigen Augenverband. Lokalanästhetika werden vom Augenarzt einmalig gegeben und dürfen dem Patienten nicht ausgehändigt werden, da sie bei häufigem Gebrauch die Epithelheilung verzögern.

## Verbrennung und Verätzung

***Einteilung***

- **Grad 1:** Rötung des Auges durch konjunktivale Injektion, Keratitis punctata superficialis
- **Grad 2:** Chemosis, Gefäße am Limbus teilweise geschädigt, Defekte des Hornhautepithels (Erosio) und leichte Hornhauttrübung
- **Grad 3:** Nekrosebildung, weißlich getrübte Hornhaut, Schädigung des Augeninneren. Die Maximalvariante wird als „gekochtes Fischauge“ bezeichnet.

Säuren und Verbrennungen verursachen eine Koagulationsnekrose, Laugen eine Kolliquationsnekrose.

***Therapie*** Sofortige ausgiebige **Spülung** (Wasser, NaCl, Pufferlösung) auch der Bindehautsäcke in Tropfanästhesie. Im Auge verbliebene Feststoffe wie z. B. Kalk müssen sofort entfernt werden. Es wird eine Entzündungsprophylaxe mit antibiotischen Augentropfen durchgeführt. Die Augen werden während der ersten 24 h weiter regelmäßig gespült. Lokale Steroide unterdrücken die Entzündungsreaktion, Vitamin-C-Augentropfen verbessern die Wundheilung. Bei schweren Defekten wird eine Illig-Schale zur Symblepharon-Prophylaxe eingelegt.

### Zusammenfassung

- Subtarsale Fremdkörper können Hornhauterosionen hervorrufen.
- Hornhautfremdkörper werden mit der Fremdkörpernadel entfernt.
- Bei perforierenden Augenverletzungen kann es später zu einer sympathischen Ophthalmie kommen.
- Nach Kontusionen des Augapfels kann sich nach Jahren noch ein Sekundärglaukom entwickeln.

## Sehbehinderung

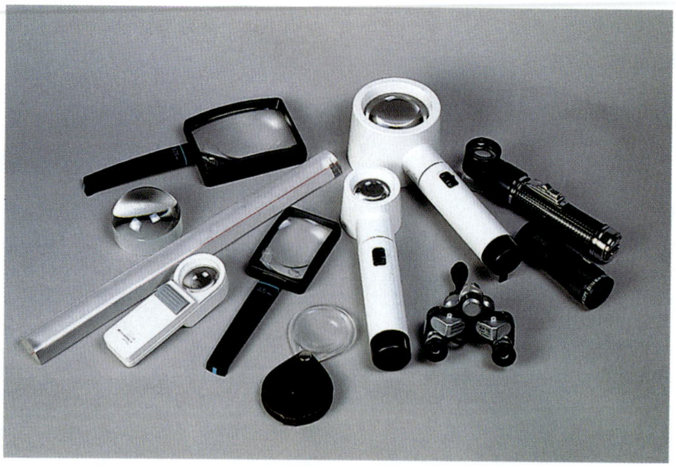

**Abb. 40.1** Verschiedene vergrößernde Sehhilfen [G040]

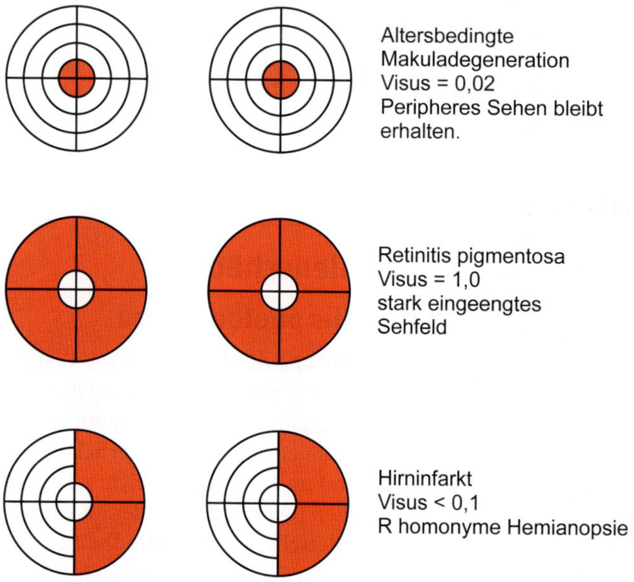


**Abb. 40.2** Gesichtsfeldausfälle, die als Blindheit definiert werden [G040]

**Folgende Definitionen zur Sehbehinderung sind wichtig:**

- **Wesentliche Sehbehinderung:** Visus des besseren Auges zwischen 0,3 und 0,02 (1/50)
- **Hochgradige Sehbehinderung:** Sehschärfe zwischen 1/30 und 1/50 oder schwere Gesichtsfeldschäden

Kinder mit einer wesentlichen Sehbehinderung sollten auf eine Sehbehindertenschule gehen. Hier stehen spezielle Hilfsmittel wie Lupenbrillen, Fernsehlesegeräte, Bücher in Großdruck etc. zu Verfügung, mit denen der Behinderung des Kindes besser Rechnung getragen werden kann. In Einzelfällen kann auch eine sog. „integrierte Beschulung" durchgeführt werden. Dazu muss das Kind noch einen relativ guten Nahvisus haben und die Schule muss mit entsprechenden Hilfsmitteln ausgestattet sein. Hochgradig sehbehinderte Kinder, die auch mit den entsprechenden Hilfsmitteln nicht mehr lesen können, müssen eine Blindenschule besuchen.

## Vergrößernde Sehhilfen

Für Sehbehinderte steht eine Reihe von vergrößernden Sehhilfen v. a. zum Lesen zur Verfügung, die helfen, den Restvisus optimal zu nutzen. Lupen reichen in ihrer Ausführung vom einfachen Lesestein (→ Abb. 40.1, 2. Position von links) über Handlupen (1. Position) bis zu beleuchteten Leselupen (4. Position). Bei Lupenbrillen handelt es sich im Prinzip um Lesebrillen, die stärkere Plusgläser enthalten. Durch den kleineren Leseabstand wird eine stärkere Vergrößerung erreicht. Damit die Augen durch den kleinen Abstand nicht zu stark konvergieren müssen, sind in die Gläser Prismen integriert.

## Blindheit

Blindheit im Sinne des Gesetzes ist im Bundessozialhilfegesetz definiert. Sie besteht, wenn die Sehschärfe des besseren Auges nicht mehr als 1/50 (0,02) beträgt. Blindheit liegt außerdem auch bei ausgedehnten Gesichtsfeldausfällen, die eine Orientierung im Raum nicht mehr zulassen, vor. Dies können z. B. sein: eine konzentrische Einengung des Gesichtsfelds auf 5 Grad und weniger bei intaktem Visus oder eine homonyme Hemianopsie bei einem Visus unter 0,1 und einem Gesichtsfeld in der Horizontalen von nicht mehr als 30 Grad (→ Abb. 40.2). Blinde Personen haben Anspruch auf Blindengeld. Von **Amaurose** spricht man, wenn das betroffene Auge keinen Lichtschein mehr wahrnimmt.

### Ätiologie und Epidemiologie

In den unterschiedlichen Gebieten der Erde sind andere Ursachen für häufige Erblindung verantwortlich. In Europa und anderen Industrienationen sind das v. a. (nach Häufigkeit geordnet):

- Diabetische Retinopathie (Gruppe von 20–65 Jahren)
- Altersbezogene Makuladegeneration (Gruppe über 65 Jahren)
- Retinale Venenverschlüsse (v. a. bei älteren Personen), Glaukom
- Nicht therapierbare Netzhautablösung
- Optikusatrophie
- Retinopathia pigmentosa
- Uveitis
- Verletzungen

In **Entwicklungsländern** findet man eher **Trachom, Katarakt, Onchozerkose** und bei Kindern **Xerophthalmie** sowie Hornhautnarben nach Maserninfektion.

In Europa ist etwa ein Mensch von 1 000 erblindet, wobei diese Zahl wegen des zunehmenden Alters der Bevölkerung steigt. Bis zu 4 % der Bevölkerung sind in Trachom-Gebieten erblindet, in Onchozerkose-Gebieten können es sogar bis zu 20 % sein.

### Hilfsmittel für Blinde

Hier sind der weiße Langstock, die gelbe Armbinde mit drei schwarzen Punkten oder ein speziell trainierter Führhund zu nennen. Die Verwendung des Langstocks wird in einem etwa 80 h umfassenden Mobilitätstraining erlernt, das zusammen mit dem Langstock vom Augenarzt verordnet wird. Die **Blindenschrift** wurde von Louis Braille (1809–1852) im Alter von 16 Jahren erfunden. Er war im Alter von 3 Jahren nach einer Augenverletzung und sympathischer Ophthalmie des anderen Auges erblindet. Die Braille-Schrift besteht aus erhabenen Punkten, die in dickes Papier gepresst werden (→ Abb. 40.3). Weltweite Verbreitung fand die Schrift erst nach dem

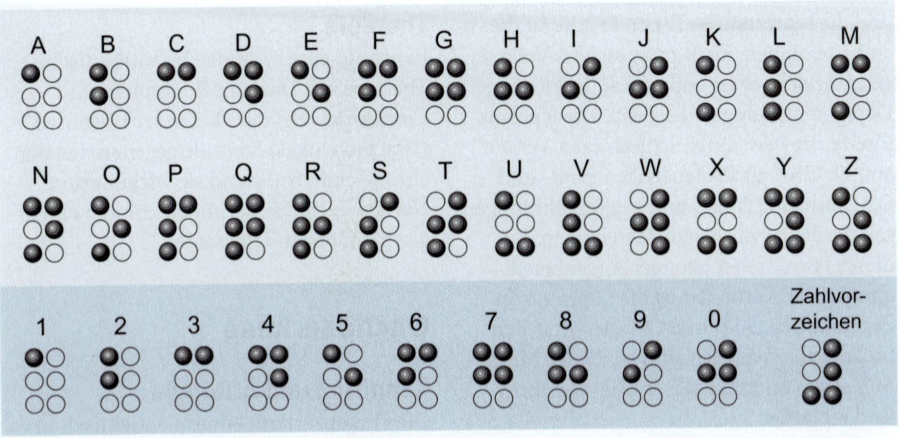


**Abb. 40.3** Braille-Alphabet [A400]

Tod ihres Schöpfers. Es gibt spezielle Bibliotheken für Blinde, wo Literatur in Braille-Schrift ausgeliehen werden kann. Außerdem gibt es elektronische Vorlesegeräte, die geschriebenen Text als Sprache oder als Braille-Schrift ausgeben.

### Berufsausbildung von Blinden

Blinde Kinder besuchen die Blindenschule und können sich in Berufsbildungswerken und Berufsförderungswerken für Sehbehinderte und Blinde ausbilden lassen. Es besteht auch die Möglichkeit eines Hochschulstudiums. Spät Erblindete werden in Rehabilitationszentren auf ein selbstständiges Leben vorbereitet. Für Blinde kommen verschiedenste Berufe infrage, klassische Beispiele sind Masseur, Programmierer, Klavierstimmer, Telefonist, aber auch Musiker, Dolmetscher oder Richter.

## Begutachtung

Im Rahmen eines medizinischen Gutachtens werden erhobene pathophysiologische Befunde in vorgegebene Rechtsbestimmungen eingeordnet. Es gilt, sowohl den kausalen Zusammenhang zwischen der vermuteten Ursache und dem aufgetretenen Schaden als auch den Grad der Beeinträchtigung zu klären.
Für ein augenärztliches Gutachten wurden von der Deutschen Ophthalmologischen Gesellschaft Richtlinien herausgegeben. In einer Tabelle sind zentrale Sehschärfe und Minderung der Erwerbsfähigkeit (MdE) zueinander in Bezug gesetzt. Eine einseitige Erblindung entspricht dabei einer MdE von 25 %, eine beidseitige einer MdE von 100 %. Gesichtsfeldausfälle und andere Beeinträchtigungen der Sehfähigkeit müssen berücksichtigt werden.

## Zusammenfassung

- In Sehbehindertenschulen stehen spezielle Hilfsmittel für stark Sehbehinderte zur Verfügung.
- Blindheit ist im Bundessozialhilfegesetz definiert.
- In Europa ist die häufigste Erblindungsursache die altersbezogene Makuladegeneration, weltweit betrachtet ist es das Trachom.
- Eine einseitige Erblindung entspricht einer MdE von 25 %, eine beidseitige einer MdE von 100 %.

# Augenheilkunde in den Tropen

In tropischen Ländern spielen Infektionskrankheiten des Auges eine viel größere Rolle als in Europa. Dies liegt zum einen daran, dass sich viele Erreger aufgrund des kühleren Klimas bei uns gar nicht vermehren können. Zum anderen zählen viele Länder mit tropischem Klima noch zu den Entwicklungsländern, sodass eine schlechte hygienische Infrastruktur die Grundlage für die Verbreitung solcher Krankheiten schafft. Fehlende finanzielle Mittel und mangelnde medizinische Versorgung lassen so viele Menschen an Augenkrankheiten erblinden, die im westlichen Gesundheitssystem ohne Probleme behandelt werden können.

## Trachom

Die Erkrankung wird an anderer Stelle besprochen (→ Kap. 19). Sie stellt weltweit die häufigste vermeidbare Erblindungsursache dar. Es handelt sich um eine Infektion mit bestimmten Serotypen von Chlamydia trachomatis.

## Katarakt

Die Erkrankung wird an anderer Stelle besprochen (→ Kap. 24). Während in der westlichen Welt die Katarakt leicht behandelbar ist, zählt sie in Entwicklungsländern zu den häufigsten vermeidbaren Erblindungsursachen, da finanzielle Mittel für Operationen und Intraokularlinsen bzw. Brillen fehlen. Die Katarakt tritt in einigen Regionen (v. a. Indien) in wesentlich jüngerem Alter auf als bei uns, wofür genetische und Umweltfaktoren wie schlechte Ernährung und starke UV-Exposition verantwortlich gemacht werden. Heute wird meist auch in Entwicklungsländern die extrakapsuläre Kataraktextraktion durchgeführt. Die Operation gelingt auch unter sehr einfachen Bedingungen in sog. „eye camps", also improvisierten Operationssälen, die aus wenig mehr bestehen als aus einer Liege für den Patienten.

## Lepra

### Definition und Ätiologie

Es handelt sich um eine systemische Infektion mit *Mycobacterium leprae.* Die Erkrankung manifestiert sich v. a. an Haut, peripheren Nerven und im vorderen Augensegment. Lepra ist mit einer Augenkomplikationsrate von 90 % der Erkrankten die Systemerkrankung mit der höchsten Augenbeteiligung überhaupt. Man unterscheidet zwei Formen des klinischen Verlaufs: die **tuberkuloide** und die **lepromatöse** Form. Erstere ist durch einen benignen, nicht progressiven Verlauf gekennzeichnet, es finden sich fleckförmige Depigmentierungen der Haut. Die lepromatöse Form weist einen schlechteren Verlauf auf, sie führt zu knotenartigen Haut- und Schleimhautläsionen und Nervenlähmungen mit der Folge von Verstümmelungen. Bei dieser Form treten häufiger Augenbeteiligungen auf. Verbreitet ist die Lepra v. a. in Zentralafrika, Süd- und Ostasien und Zentralamerika. Weltweit sind ca. 10–12 Mio. Menschen erkrankt, 0,5–1 Mio. von ihnen sind erblindet.

### Klinik

Häufige Augenveränderungen bei Lepra sind Madarosis (Verlust der Wimpern), Lagophthalmus bei Fazialisparese und eine neurotrophe Keratitis bei Befall des N. trigeminus. Die akute Iritis geht mit einer Exazerbation der Allgemeinsymptome einher oder wird durch ein Aussetzen der antibiotischen Therapie ausgelöst. Sie wird durch die Ablagerung von Immunkomplexen verursacht.
Zur Erblindung kommt es meist infolge einer chronischen Iritis. Sie ist durch weiße Endothelpräzipitate gekennzeichnet, mit der Spaltlampe sind glitzernde Perlen auf der Irisoberfläche am Pupillarsaum zu erkennen. In weiter fortgeschrittenen Stadien finden sich atrophische Löcher in der Iris, die Pupille ist starr und eng. Die chronische Iritis entsteht durch direkte Infektion der Nerven des vorderen Augenabschnitts. Der Erregernachweis gelingt mikroskopisch nach Ziehl-Neelsen-Färbung abgeschabten Materials von Haut und Schleimhaut.

### Therapie

Es erfolgt eine systemische antibiotische Therapie mit Dapson, Rifampicin und Clofazimin. Bei der akuten Iritis werden zusätzlich lokale Steroide gegeben, bei der chronischen Iritis sind sie wirkungslos. Narbige Lidveränderungen können chirurgisch gut behandelt werden.

## Onchozerkose

### Definition und Ätiologie

Die Onchozerkose kommt endemisch in den tropischen Ländern Afrikas und Südamerikas und im südlichen Arabien vor. Weltweit sind ca. 17,6 Mio. Menschen infiziert, in Endemiegebieten sind 1–20 % der Bevölkerung erblindet. Die Krankheit zählt zur Gruppe der **Filariosen,** sie wird durch **Onchocerca volvulus** verursacht. Die Übertragung erfolgt durch **Simulium-Mücken (Kriebelmücken,** ***black flies*****),** die an fließenden Gewässern brüten. Deshalb tritt die Erkrankung v. a. an Flussläufen auf und wird auch **„Flussblindheit"** genannt.

### Klinik

Durch den Stich einer Kriebelmücke gelangen die Mikrofilarien in das Unterhautgewebe, wo sie sich in männliche und weibliche Makrofilarien differenzieren. Diese leben bis zu 15 Jahre in Bindegewebsknoten der Subkutis. Die 25–50 cm langen weiblichen Makrofilarien produzieren weitere Mikrofilarien (Länge ca. 0,3 mm), die über die Lymphspalten der Dermis in andere Körperpartien wandern. Dabei können sie über Binde- und Hornhaut ins Auge ein-

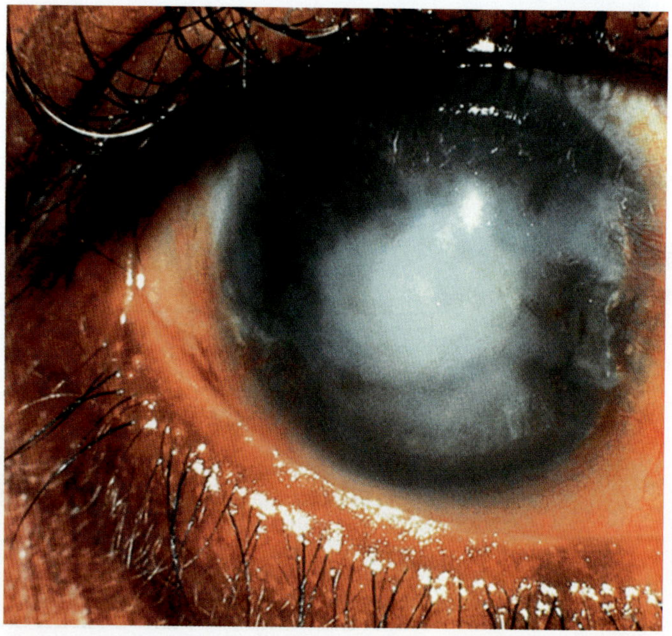

**Abb. 41.1** Sklerosierende Keratitis bei Onchozerkose [E791]

dringen, v. a. wenn die Hautknoten in Hals- und Kopfregion sitzen. Absterbende Mikrofilarien rufen eine Entzündungsreaktion hervor. Am Auge sind punktförmige Hornhauttrübungen zu sehen. Ursache für eine Erblindung ist meist eine sklerosierende Keratitis (→ Abb. 41.1), die sich in einem fortgeschritteneren Krankheitsstadium ausbildet. Weitere Folgen sind Uveitis mit Sekundärglaukom, Sekundärkatarakt, chorioretinale Atrophie oder eine Neuritis nervi optici bis hin zu Optikusatrophie. Die Mikrofilarien lassen sich mit der Spaltlampe in der Hornhaut und der Vorderkammer erkennen oder in Hautbiopsien der betroffenen Regionen nachweisen.

### Therapie

Eine prophylaktische Maßnahme ist der Schutz vor Mückenstichen. Ist es zur Infektion gekommen, wird mit Ivermectin behandelt. Das Medikament muss nur 1- bis 2-mal pro Jahr gegeben werden, man muss die Behandlung allerdings über mehrere Jahre durchführen. Parasitenhaltige Knoten in Augennähe sollten exzidiert werden.

## Xerophthalmie

### Definition und Ätiologie

Veränderungen am Auge durch Vitamin-A-Mangel. Die Erkrankung ist in Entwicklungsländern durch Mangelernährung bedingt. Meist ist ein Proteinmangel vergesellschaftet, wodurch die Erkrankung wegen des Fehlens des Vitamin-A-Transportproteins verschlimmert wird. Besonders Kinder in Entwicklungsländern in Afrika, Südostasien, Zentral- und Südamerika sind von der Erkrankung betroffen. Xerophthalmie kann durch Durchfallerkrankung und Maserninfektion zum Ausbruch gebracht werden.

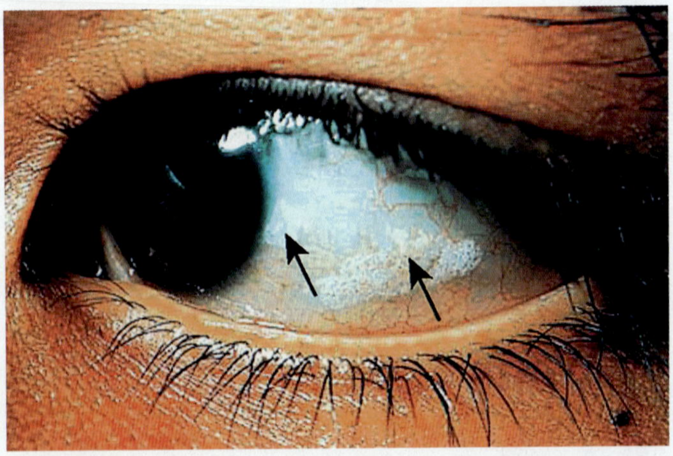

**Abb. 41.2** Bitot-Flecke (Pfeile) an der temporalen Lidspalte [E570]

### Klinik

Die Erkrankung entwickelt sich je nach Ausprägung des Vitaminmangels stadienhaft. Am Anfang steht die **Nachtblindheit,** da Vitamin A ein wichtiger Bestandteil des Stäbchenpigments Rhodopsin ist. Bei weiterem Fortschreiten kommt es zum Austrocknen der Bindehaut mit metaplastischem Ersatz des schleimbildenden Epithels durch Plattenepithel **(Xerose der Bindehaut).** Abgestorbene Epithelzellen sammeln sich im Lidspaltenbereich zu schaumig-weißlichen Ablagerungen, sog. **Bitot-Flecken** (→ Abb. 41.2), an. Schließlich bildet sich eine **Hornhautxerose** mit Keratitis punctata superficialis und Schwellung der Hornhaut. Es kommt zu Ulzerationen und Perforation der Hornhaut mit Exposition der Iris **(Keratomalazie)** und Erblindung.

### Therapie

Substitution von Vitamin A (2-mal 200 000 IE Vitamin A per os oder 100 000 IE Vitamin A i. m.). Zusätzlich können lokal Vitamin-A-Augentropfen gegeben werden. Eigentliches Ziel muss jedoch die Verbesserung der Ernährungssituation in den betroffenen Ländern sein. Durch eine flächendeckende Masernimpfung könnte die Häufigkeit der Xerophthalmie in den entsprechenden Gebieten um etwa die Hälfte gesenkt werden.

## Zusammenfassung

- Das Trachom ist weltweit die häufigste vermeidbare Erblindungsursache.
- Die Katarakt zählt ebenfalls zu den sehr häufigen vermeidbaren Erblindungsursachen.
- Lepra ist die Systemerkrankung mit der höchsten Rate an Augenbeteiligungen.
- Die Onchozerkose tritt in Gebieten entlang von Flussläufen auf (Flussblindheit).
- Die Xerophthalmie entsteht durch Vitamin-A-Mangel.

# Fallbeispiele

BASICS

# Fall 1: Allmähliche Sehverschlechterung

## Fallbeschreibung

Ein 68-jähriger Mann sucht seinen Hausarzt auf und beklagt eine schmerzlose Verschlechterung des Sehens über die vergangenen 6 Monate, wobei das rechte Auge stärker betroffen sei als das linke. Der Patient trägt eine Lesebrille, ansonsten hatte er in der Vergangenheit keine Augenprobleme. An Allgemeinerkrankungen ist ein arterieller Hypertonus bekannt, der aber mit Diuretika gut eingestellt ist.

### Welche Verdachtsdiagnosen kommen infrage?

Die häufigsten Ursachen für eine allmähliche Sehverschlechterung sind:

- Katarakt
- Primäres Weitwinkelglaukom
- Altersbezogene Makuladegeneration
- Diabetische Makulopathie

Der Patient klagt über zunehmende Schwierigkeiten beim Sehen, alles sei unscharf und wenig farbig, wie im Nebel. Helles Licht führe zu vermehrter Blendung, mit dem Autofahren habe er aufhören müssen. Bei der Visusbestimmung fällt im Vergleich zur letzten Untersuchung 2 Jahre zuvor eine Zunahme der Kurzsichtigkeit auf.

### Was ist die wahrscheinlichste Diagnose? Warum?

Die wahrscheinlichste Diagnose ist eine Katarakt. Verschiedene morphologische Ausprägungen können eine Bandbreite von Symptomen hervorrufen, wie z. B. vermehrtes Blendungsempfinden und monokulare Doppelbilder. Durch eine Brechkrafterhöhung der Linse im Verlauf der Erkrankung kann es zu einer zunehmenden Kurzsichtigkeit kommen.

### Welches klinische Zeichen ist in → Abb. 42.1 zu sehen? Welche weiteren einfachen Untersuchungen können beim Hausarzt durchgeführt werden?

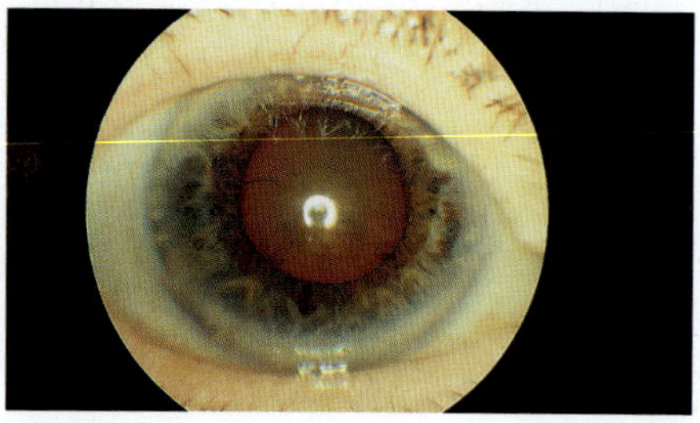

**Abb. 42.1** [G040]

Hier ist ein abnormaler roter Fundusreflex zu sehen, der auf eine Trübung der brechenden Medien hindeutet, in diesem Fall eine Katarakt. Weitere einfache Untersuchungen sind die Bestimmung des besten korrigierten Visus mit und ohne stenopäische Lücke und der Swinging-flashlight-Test zum Ausschluss einer afferenten Pupillenstörung. Es sollte eine Ophthalmoskopie durchgeführt werden.

### Welche Behandlung ist zu empfehlen? Wie ist die Prognose?

Die einzige Therapie ist die operative Kataraktextraktion. Die Indikation zur Operation hängt davon ab, wie stark das Sehvermögen eingeschränkt ist bzw. wie stark der Patient durch sein eingeschränktes Sehvermögen behindert wird. So wird man bei jüngeren Patienten die Operationsindikation früher stellen als bei älteren. Allerdings muss berücksichtigt werden, dass durch die Kunstlinse dem Patienten die Fähigkeit zum Akkommodieren verloren geht. In der überwiegenden Mehrzahl der Fälle wird durch die Operation ein Visus besser als 0,5 erreicht. Vorbestehende Netzhauterkrankungen, wie z. B. eine Makuladegeneration, sind der Hauptgrund für eine unbefriedigende Visusverbesserung.

## Fallbeschreibung

Am Nachmittag kommt ein weiterer Patient zum Hausarzt. Der 70-Jährige leidet ebenfalls unter einseitiger schmerzfreier Sehverschlechterung seit ca. 4 Monaten. Der Patient gibt an, dass er sich beim Treppensteigen zunehmend unsicher fühle, da er die Stufen schlecht erkenne. Wenn er die Straße überqueren wolle, müsse er den Kopf wenden, um nahenden Verkehr zu sehen. Personen, die sich von seitlich nähern, bemerke er oft erst spät.

### An welche Erkrankung ist zu denken?

Der häufigste Grund für einen allmählichen peripheren Visusverlust ist das primäre Weitwinkelglaukom. Die Sehverschlechterung tritt erst in fortgeschrittenen Krankheitsstadien auf. Die zentrale Sehschärfe ist erst sehr spät vermindert. Differenzialdiagnostisch ist auch an eine neurologische Erkrankung (z. B. homonyme Hemianopsie) oder eine Netzhautablösung zu denken. Der Perimeter-Ausdruck in → Abb. 42.2 zeigt rechtsseitig inferiore und superiore Bogenskotome, wie sie für ein chronisches Weitwinkelglaukom typisch sind.

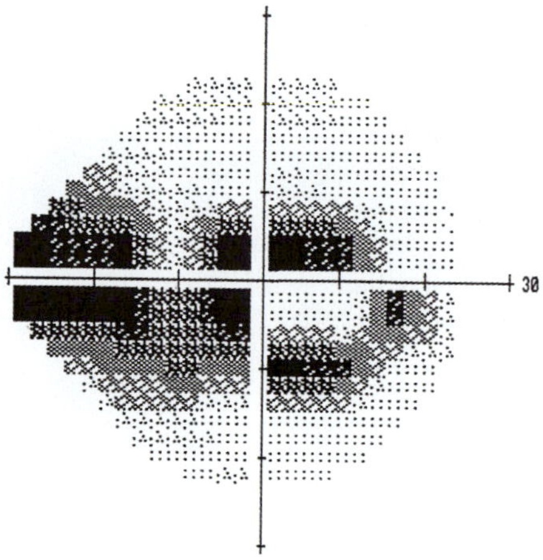


**Abb. 42.2** [E282]

### Welche Untersuchungen sind zur Sicherung der Diagnose nötig?

Entscheidend sind Tonometrie, Perimetrie und die Beurteilung der Sehnervenpapillen in der Ophthalmoskopie. Eine positive Familienanamnese ist ein wichtiger Risikofaktor für die Entwicklung eines Glaukoms, sodass Verwandten regelmäßige Vorsorgeuntersuchungen zu empfehlen sind.

### In → Abb. 42.3 sind die Papillen des Patienten dargestellt. Beschreiben Sie, was Sie sehen.

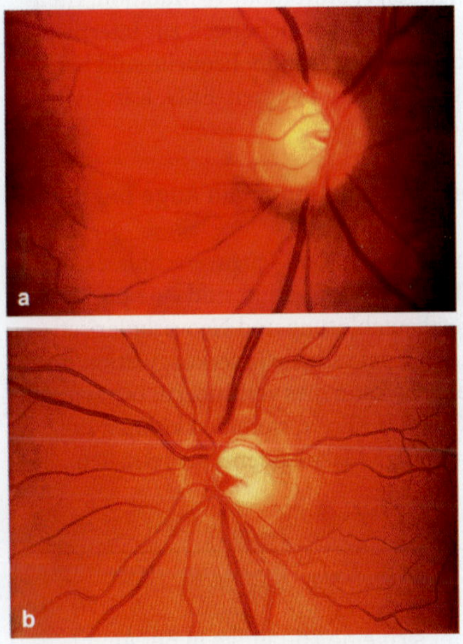


**Abb. 42.3** [E943]

Man sieht eine randständig glaukomatös exkavierte Papille rechts (→ Abb. 42.3a), auch die linke Papille (→ Abb. 42.3b) zeigt mit einer Cup-/Disc-Ratio von 0,8 einen Glaukomschaden.

### Der intraokuläre Druck war rechts 30 mmHg und links 28 mmHg. In der Gonioskopie waren offene Kammerwinkel beidseits zu sehen. Welche Behandlungsoptionen gibt es?

Man versucht, den Augendruck medikamentös zu senken. Topische Mittel der Wahl sind hier Betablocker, Alpha-2-Agonisten, Prostaglandinderivate, Karboanhydrasehemmer und Miotika. Es stehen verschiedene andere topische und systemische Medikamente zur Verfügung. Gelingt die Kontrolle des Augendrucks nicht medikamentös, muss er mittels Laserbehandlung oder chirurgisch mittels Trabekulektomie oder Goniotrepanation gesenkt werden.

## Fallbeschreibung

Am nächsten Tag stellt sich ein 65-jähriger Mann vor, der über Sehverschlechterung über das letzte halbe Jahr klagt. Der Visus ist rechts < 0,2 und links 0,4. Das zentrale Sehen ist eingeschränkt, sodass erhebliche Probleme beim Lesen bestehen. Das periphere Sehen ist nicht beeinträchtigt, deshalb sind Orientierung und Sehen in der Ferne besser möglich.

### Wie lautet die wahrscheinlichste Diagnose?

Die Beschwerden sind in dem Alter des Patienten typisch für eine altersbezogene Makuladegeneration. Differenzialdiagnostisch kommen auch andere Formen der Makulopathie, wie z. B. die diabetische Makulopathie, infrage.

### Welche Untersuchungen müssen durchgeführt werden? Welche Besonderheiten sind in → Abb. 42.4 zu sehen?

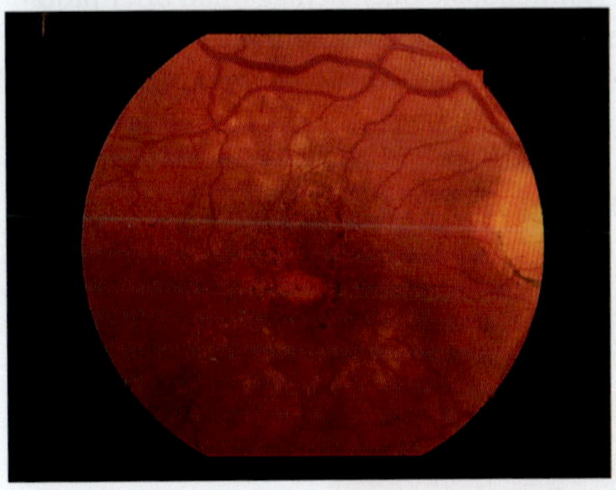

**Abb. 42.4** [E282]

Bitten Sie den Patienten, in Ihr Gesicht zu blicken. Es wird für ihn nur undeutlich zu erkennen sein, während das periphere Sehen, durch Fingerzählen nach Quadranten getestet, normal sein wird. In dem Fundusfoto sind eine umschriebene Atrophie des retinalen Pigmentepithels und Drusen zu sehen. Eine OCT-Untersuchung kann eine exsudative von einer nicht-exsudativen Form der AMD differenzieren.

### Wie ist die Behandlung?

Es gibt keine Therapiemöglichkeit der trockenen Verlaufsform, man kann den Patienten aber mit vergrößernden Lesehilfen helfen. Ein schwacher Trost mag für die Patienten sein, dass das periphere Sehen von der Erkrankung nicht ergriffen wird.

**Allmähliche Sehverschlechterung**

- Katarakt: vermehrtes Blendungsempfinden, Myopisierung, Umwelt erscheint weniger farbig. Der rote Fundusreflex ist verändert.
- Primäres Weitwinkelglaukom: Beeinträchtigung des peripheren Sehens durch bogenförmige Skotome; Untersuchung der Papillen
- Altersbezogene Makuladegeneration (trockene Form): Beeinträchtigung des zentralen Sehens bei intaktem peripherem Sehen; Drusen und Pigmentverschiebungen am Fundus
- Diabetische Makulopathie: Hinter einer allmählichen Sehverschlechterung kann sich auch eine diabetische Makulopathie im Rahmen eines noch nicht diagnostizierten Diabetes mellitus verbergen.

# Fall 2: Plötzliche Sehstörung

## Fallbeschreibung

Eine 75 Jahre alte Frau wird von ihrem Nachbarn in die Ambulanz der Augenklinik gebracht. Sie berichtet, dass sie vor 1 h plötzlich auf dem rechten Auge schlecht gesehen habe und dass sich die Situation seitdem nicht gebessert habe. Die Patientin hat keine Schmerzen, das Auge ist nicht gerötet. Sie hatte in der Vergangenheit keine Erkrankungen am Auge. An systemischen Erkrankungen sind eine koronare Herzerkrankung und ein Hypertonus bekannt, die medikamentös gut eingestellt sind.

### Was sind die Hauptursachen für eine plötzliche Sehstörung?

Wichtige Gründe einer plötzlichen Sehstörung bei einem reizlosen Auge (keine Rötung oder Entzündung) sind: Glaskörperblutung, Netzhautablösung, altersabhängige Makuladegeneration vom feuchten Typ, anteriore ischämische Optikusneuropathie (arteriitisch oder nicht arteriitisch), Neuritis nervi optici, retinaler Gefäßverschluss, homonyme Hemianopsie nach Schlaganfall oder plötzliches Bewusstwerden eines schon länger bestehenden monokularen Visusverlusts. Mit Ausnahme der Neuritis nervi optici kommen Augenschmerzen nicht vor.

### Der Visus ist rechts 0,1 und links 0,7. Es findet sich eine schwach ausgeprägte afferente Pupillenstörung rechts. In → Abb. 43.1 ist das Fundusbild gezeigt. Wie lautet die Diagnose?

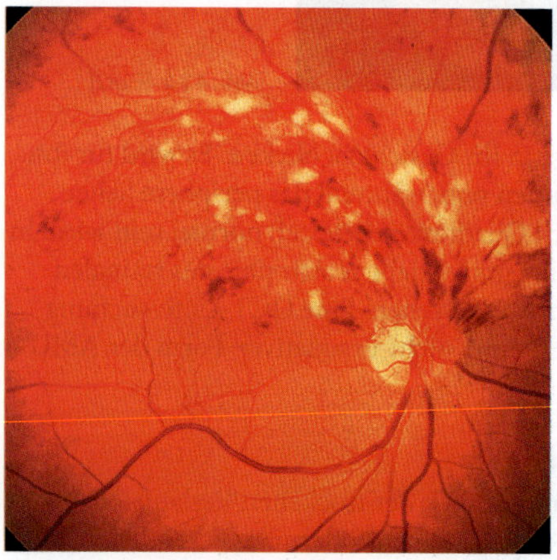

**Abb. 43.1** [T407]

In der → Abb. 43.1 ist der Verschluss eines retinalen Venenasts zu sehen. Man sieht streifige, flammenförmige Blutungen und Cotton-wool-Herde. Ganz anders sieht das Fundusbild bei einem retinalen Arterienverschluss aus. Hier sieht man ein Netzhautödem, verdünnte Arteriolen mit segmentierter Blutsäule und einen kirschroten Makulafleck (→ Abb. 43.2).

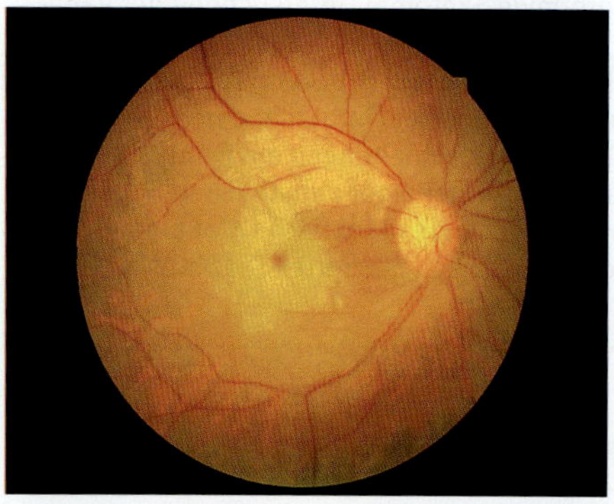

**Abb. 43.2** [T407]

### Welche allgemeinen Untersuchungen sollte man bei der Patientin durchführen?

Assoziierte Krankheiten sind Arteriosklerose und verstärkte Blutgerinnung. Da ein Bluthochdruck die am häufigsten assoziierte systemische Erkrankung ist, sollte der Blutdruck gemessen werden (Langzeitblutdruckmessung, um zirkadiane Blutdruckspitzen zu erfassen). An Laboruntersuchungen sollten mindestens Blutbild, BKS und CRP, Lipidstatus und Blutzucker bestimmt werden. Bei jungen Patienten oder einem untypischen Krankheitsbild sind weitere Untersuchungen indiziert, z. B. Gerinnungsfaktoren (Abklärung einer Gerinnungsneigung), Prothrombin-A-Mutation, rheumatologische Abklärung. Weitere Untersuchungen zur internistischen Abklärung und Suche nach einer Emboliequelle sind bei einem arteriellen Verschluss indiziert: Langzeit-EKG, Karotis-Doppler-Echokardiografie.

### Was sind die häufigsten Komplikationen am Auge bei dieser Erkrankung?

Wichtige Komplikationen eines retinalen Venenverschlusses sind ein Makulaödem mit bleibendem Visusverlust und eine proliferative Retinopathie, die zu Netzhautablösung und Neovaskularisationsglaukom führen kann. Eine panretinale Laserkoagulation des ischämischen Netzhautbereichs kann dies verhindern. Intravitreale Injektionen mit Anti-VEGF oder Kortikosteroiden können hilfreich sein bei Visusverlust infolge Makulaödems bei retinalem Gefäßverschluss.

## Fallbeschreibung

Kurze Zeit später meldet sich eine 70-Jährige in der Ambulanz, die ebenfalls unter einer plötzlichen einseitigen Sehstörung leidet. Mit dem rechten Auge können nur grobe Handbewegungen wahrgenommen werden, mit dem linken Auge wird ein Visus von 1,0 erreicht. Es findet sich eine ausgeprägte afferente Pupillenstörung rechts. Die rechte Sehnervenpapille zeigt ein Bild wie in → Abb. 43.3. Ansonsten ist die rechte Netzhaut normal. Die übrige Untersuchung des Auges ist unauffällig und es bestehen keine Hinweise auf eine Raumforderung in der Orbita.

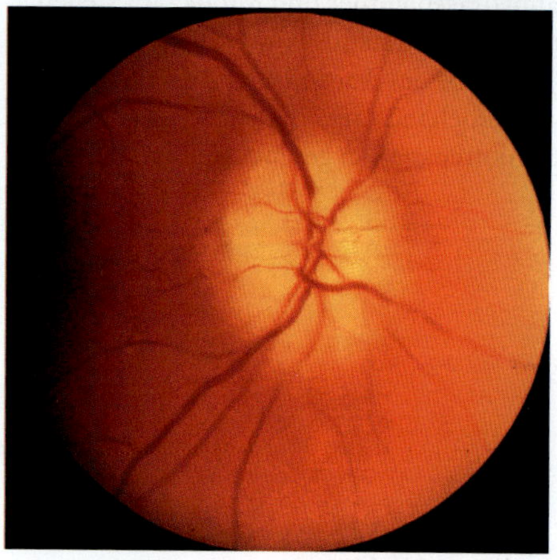

**Abb. 43.3** [F218–002]

### Was fällt an der abgebildeten Sehnervenpapille auf? Was ist wahrscheinlich die Ursache der Sehstörung?

Die Sehnervenpapille ist geschwollen und blass. Der plötzliche, sehr ausgeprägte Visusverlust, das Aussehen der Papille, das Alter der Patientin und die vaskuläre Vorerkrankung sprechen für eine anteriore ischämische Optikusneuropathie (AION). Typischerweise verursacht eine AION eine inferiore Hemianopsie. Die Schwellung der Papille ist oft oben oder unten betont. Bei einem jungen Patienten wäre eine Neuritis nervi optici wahrscheinlicher, obwohl diese normalerweise einen durch Augenbewegungen verstärkten Schmerz verursacht. Andere Ursachen einer Papillenschwellung sind weit weniger wahrscheinlich.

**Die Patientin gibt an, in den letzten 6 Monaten mäßige bis starke Kopfschmerzen gehabt zu haben. Ihr sei auch eine Berührungsschmerzhaftigkeit ihrer Kopfhaut beim Haarekämmen aufgefallen. Kauen verursache Schläfenkopfschmerz. Sie beklagt ein allgemeines Unwohlsein während dieser Zeit und hat ungewollt 5 kg an Gewicht verloren. An welche systemische Krankheit lässt diese Anamnese denken? Welche Untersuchungen helfen bei der Abklärung?**

Diese Symptome sind typisch für eine Arteriitis temporalis. Die Arteria temporalis superficialis ist verhärtet, vermehrt geschlängelt und pulslos. Bei Verdacht auf AION oder Verschluss einer Netzhautarterie muss man nach Symptomen einer Arteriitis temporalis fragen und Blutkörperchensenkung (typischerweise eine Sturzsenkung) und C-reaktives Protein (CRP erhöht) bestimmen. Die Diagnose lässt sich mit einer Biopsie der Arteria temporalis sichern, allerdings schließen weder eine niedrige Blutsenkung noch ein negativer histologischer Befund die Erkrankung aus.

**Wie wird diese Erkrankung behandelt?**

Wenn die AION durch eine Arteriitis temporalis verursacht wird, muss sofort mit einer hoch dosierten Kortikosteroidtherapie begonnen werden. Im weiteren Verlauf wird dann das Kortison unter engmaschiger Kontrolle des CRP vorsichtig reduziert und niedrig dosiert weiter verabreicht.

## Fallbeschreibung

Am nächsten Tag wird eine 73-Jährige in die Ambulanz gebracht, die auch über eine einseitige plötzlich verstärkte Sehstörung ohne Schmerzen klagt. Der Visus beträgt 5/25 rechts und 1,0 links. Gezieltes Nachfragen ergibt, dass es schon seit einigen Tagen zu einem verzerrten Sehen auf dem betroffenen Auge gekommen war. Die Patientin beschreibt dies als einen dunklen Schatten, der immer im Zentrum des Gesichtsfelds ist (→ Abb. 43.4). Das ophthalmoskopische Bild ist in → Abb. 43.5 zu sehen.

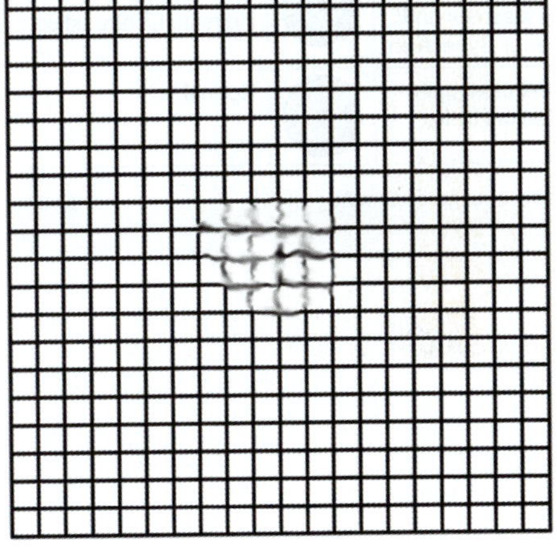

**Abb. 43.4** [P164]

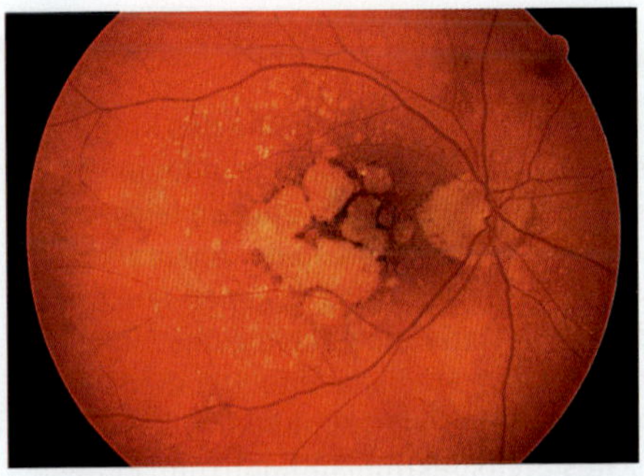

**Abb. 43.5** [E431]

**Wie lautet die wahrscheinlichste Diagnose?**

Das Amsler-Gitter zeigt ein großes zentrales Skotom, was fast immer auf eine Makulaschädigung hinweist. Bei älteren Patienten legt eine schnell fortschreitende Verzerrung des zentralen Sehens bei erhaltenem peripherem Sehen den Verdacht auf eine feuchte altersbezogene Makuladegeneration nahe. Im Fundusbild sind seröse Exsudate und Blutungen der Makula des rechten Auges zu sehen.

**Mit welcher Untersuchung lässt sich die Makula genauer beurteilen?**

Mit der Fluoreszenzangiografie kann man die Diagnose sichern. In der optischen Kohärenztomografie (OCT) lässt sich eine Flüssigkeitsansammlung in der Netzhaut erkennen.

**Die Makulaschädigung ist therapierefraktär. Der Visus verschlechtert sich weiter, bis die Patientin vorgehaltene Finger nicht mehr zählen kann. Was kann man ihr in Bezug auf das andere Auge raten?**

Bei ungefähr der Hälfte der Patienten ergreift die Erkrankung innerhalb von 5 Jahren auch das andere Auge. Sobald der Patientin irgendeine Verzerrung des Sehens auffällt, soll sie sofort zum Augenarzt gehen, um, wenn möglich, intravitreale Injektionen von Anti-VEGF zu erhalten.

**Plötzliche Sehstörung**

- Die meisten Fälle beruhen auf einer venösen oder arteriellen Gefäßobstruktion in der Netzhaut oder am Sehnerv.
- Gefäßobstruktionen der Netzhaut führen zu charakteristischen Fundusbildern; bei der Anamneseerhebung an vaskuläre Risikofaktoren denken (Hypertonus, Diabetes mellitus, Arteriosklerose).
- Anteriore ischämische Optikusneuropathie (AION) führt typischerweise zu einem Gesichtsfelddefekt in der unteren Gesichtsfeldhälfte (inferiore Hemianopsie) und zu einer blassen, geschwollenen Papille; eine Arteriitis temporalis muss ausgeschlossen werden!
- Die altersbezogene Makuladegeneration verursacht in ihrer trockenen Form eine Minderung der zentralen Sehschärfe. Bei der selteneren feuchten Form kommt es zusätzlich zu einer Metamorphopsie. Das periphere Sehen ist nicht beeinträchtigt.

# → 44 Fall 3: Das akut gerötete Auge

## Fallbeschreibung

Eine 48-jährige Frau kommt in die Notaufnahme des Krankenhauses. Ihr linkes Auge ist seit 2 Tagen entzündet und tränt. Sie beklagt verschwommenes Sehen und ein leichtes Fremdkörpergefühl im Auge. Kein Trauma in der Anamnese, das rechte Auge ist beschwerdefrei. Keine Augenerkrankungen in der Vorgeschichte. Die Patientin hat ein gutes Allgemeinbefinden und nimmt keine Medikamente. Der diensthabende Arzt diagnostiziert eine virale Konjunktivitis und verschreibt ein topisches Breitspektrumantibiotikum. Er bestellt sie zur Verlaufskontrolle in 3 Tagen wieder ein, empfiehlt ihr aber, früher zu kommen, sollten sich die Symptome verschlimmern.

**Das akut gerötete Auge ist ein häufiger Grund für augenärztliche Konsultationen. Nennen Sie mindestens sechs Ursachen für ein gerötetes Auge.**

Wichtige Ursachen für ein gerötetes Auge sind:

- Konjunktivitis: Infektionen (bakteriell, viral), Allergien, blasenbildende mukokutane Erkrankungen
- Keratitis: Infektionen (viral, bakteriell)
- Episkleritis, Skleritis
- Akute Iritis
- Akutes Winkelblockglaukom
- Trauma: Hyposphagma (auch spontan), Epithelverletzung der Hornhaut, Hornhautfremdkörper, perforierende Verletzung

**Die Patientin kommt am selben Tag wieder ins Krankenhaus, weil die Schmerzen im linken Auge schlimmer geworden sind. Sie hat jetzt einen frontalen Kopfschmerz, Übelkeit und Kollapssymptomatik. Der Visus des betroffenen Auges ist rapide schlechter geworden, die Patientin sieht Ringe um Lichter. Das Auge ist stark gerötet, die Hornhaut zeigt eine beginnende Trübung (→ Abb. 44.1). Die Pupille ist oval konfiguriert und zeigt weder eine direkte noch eine indirekte Lichtreaktion. Wie lautet die wahrscheinlichste Diagnose?**

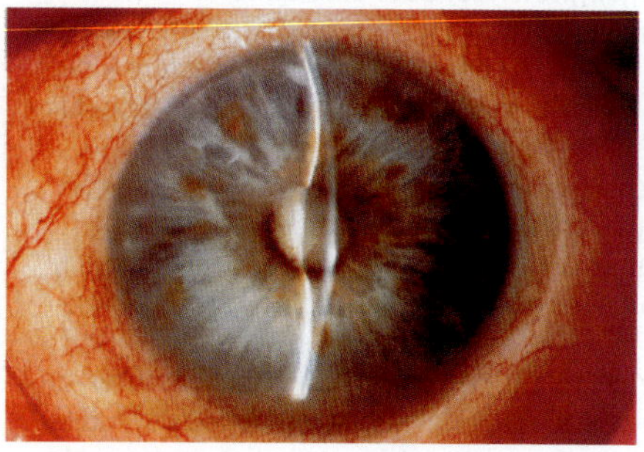

**Abb. 44.1** [T407]

Akutes Winkelblockglaukom! Beachten Sie die extrem flache, in der Peripherie aufgehobene Vorderkammer (erkennbar an den Lichtreflexen auf Iris und Hornhaut).

**Welche anamnestischen Hinweise und welche in der Untersuchung erhobenen Befunde bringen Sie zu dieser Diagnose?**

Einseitiger Augenschmerz, oft in Kombination mit Kopfschmerzen, schlechtes Sehen, gerötetes Auge, trübe Hornhaut (Ödem) und eine ovale, mittelweite, lichtstarre Pupille sind typische Zeichen für ein akutes Winkelblockglaukom. Aufgrund des Hornhautödems sehen die Patienten Ringe (Halos) um Lichtquellen. Steinharter Bulbus (vergleichende Palpation mit gesundem Auge!).

**Welche Differenzialdiagnosen gibt es?**

Die wichtigste Differenzialdiagnose ist die Iritis. Nur wenige andere Erkrankungen verursachen so starke Schmerzen kombiniert mit einer Sehverschlechterung. Konjunktivitis und Blepharitis führen eher zu einem Fremdkörpergefühl. Akute Affektionen der Hornhaut verursachen zwar Schmerzen, doch ist normalerweise ein Trauma der Auslöser oder ein leicht zu erkennendes Ulcus corneae.

**Wie ist mit der Patientin weiter zu verfahren?**

Es muss eine schnellstmögliche Behandlung durch einen Augenarzt erfolgen, da es zu bleibenden Sehschäden oder zur Erblindung kommen kann, wenn die Behandlung nicht prompt und korrekt erfolgt. Der Augeninnendruck wird mit Pilocarpin- und Betablocker-Augentropfen und systemisch verabreichtem Acetazolamid gesenkt. Eine Iridotomie muss durchgeführt werden, sobald die Hornhaut aufgeklart ist. Der Eingriff muss auch am unbeteiligten Partnerauge vorgenommen werden.

## Fallbeschreibung

Stellen Sie sich nun folgendes Szenario vor: Die Patientin aus der ersten Fallbeschreibung kommt zur Verlaufskontrolle. Der Zustand des linken Auges ist gebessert, aber nun treten am rechten Auge dieselben Symptome auf. Der Visus ist beidseits 1,0 und die Pupillen reagieren normal. Beide Augen zeigen eine seröse Sekretion bei hyperämischen Bindehäuten. Keine Hornhauttrübung.

**Die Diagnose lautet virale Konjunktivitis. Woran erkennen Sie, dass keine schwerwiegende Erkrankung vorliegt?**

Die Sehschärfe ist beidseitig gut, obwohl leicht verschwommenes Sehen bei einer Konjunktivitis auftreten kann. Ein seröses Sekret mit verklebten Augenlidern am Morgen ist typisch. Die Sekretion bei einer bakteriellen Konjunktivitis ist eitrig, während sie bei einer allergischen Konjunktivitis schleimig aussieht. Die Pupillenreflexe sind normal (→ Abb. 44.2) und die Hornhäute sind klar, es gibt keinen Anhalt für eine intraokuläre Entzündung (keine Entzündungszellen, kein Tyndalleffekt in der Vorderkammer).

| Erkrankung | Konfiguration | | Reaktion |
|---|---|---|---|
| Akutes Winkelblockglaukom | Mittelweit, oval | 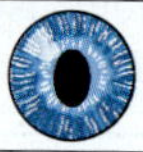 | Weder direkte noch indirekte Lichtreaktion |
| Akute Iritis | Kann normal sein, oft miotisch aufgrund eines Irisspasmus und/oder hinterer Synechien | 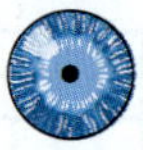 | Normale oder verminderte direkte und indirekte Lichtreaktion |
| Konjunktivitis | Normal bei unkomplizierter Konjunktivitis | 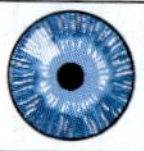 | Normal |

**Abb. 44.2** Pupillendiagnostik bei akut gerötetem Auge [L141]

### Was ist auf → Abb. 44.3 zu sehen?

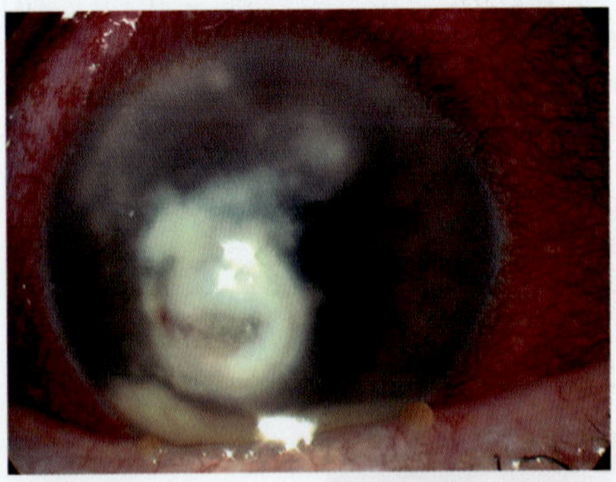

**Abb. 44.3** [E943]

Die → Abb. 44.3 zeigt ein Ulcus corneae, wahrscheinlich bakterieller Genese. Es handelt sich um eine seltene Komplikation einer einfachen Konjunktivitis, sie kommt gewöhnlich in Verbindung mit anderen Faktoren wie Sensibilitätsstörungen der Hornhaut, trockenem Auge, Lidschlussdefekten oder Kontaktlinsentragen vor. Eine einfache Hornhauterosion ist klar, ohne Trübung der Hornhaut. **Bei gerötetem Auge muss die Hornhaut immer sorgfältig untersucht werden.**

### Wie sollte man angesichts des Befunds von → Abb. 44.3 weiter verfahren?

Dringende Überweisung zum Augenarzt. Es handelt sich um ein entzündliches Infiltrat der Hornhaut mit der Gefahr einer Ulkusentstehung und der Perforation!

### Was ist auf → Abb. 44.4 zu sehen und wie ist die weitere Vorgehensweise?

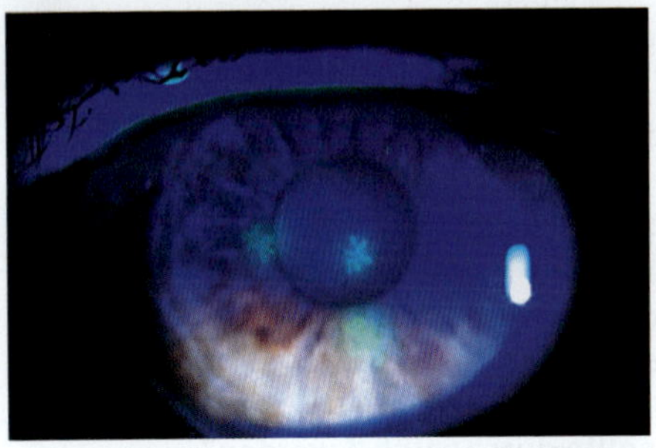

**Abb. 44.4** [G040]

Es handelt sich hierbei um ein dendritisches Ulkus (mit Fluoreszein gefärbt, unter Blaulicht betrachtet), das von Herpes-simplex-Viren hervorgerufen wird. Es darf nicht mit topischen Kortikosteroiden behandelt werden, da es sich darunter verschlimmern kann. Überweisung zum Augenarzt. Es wird mit Aciclovir-Augensalbe behandelt. Meist erfolgt eine Abheilung ohne bleibende Narben, allerdings kommt es häufiger zu Rezidiven.

## Fallbeschreibung

Stellen Sie sich nun folgendes Szenario vor: Die Patientin aus der ersten Fallbeschreibung erscheint wie vereinbart zur Verlaufskontrolle. Der Zustand des linken Auges hat sich verschlechtert, der Visus ist auf 5/15 reduziert. Es besteht eine ausgeprägte Fotophobie. → Abb. 44.5 zeigt den klinischen Befund.

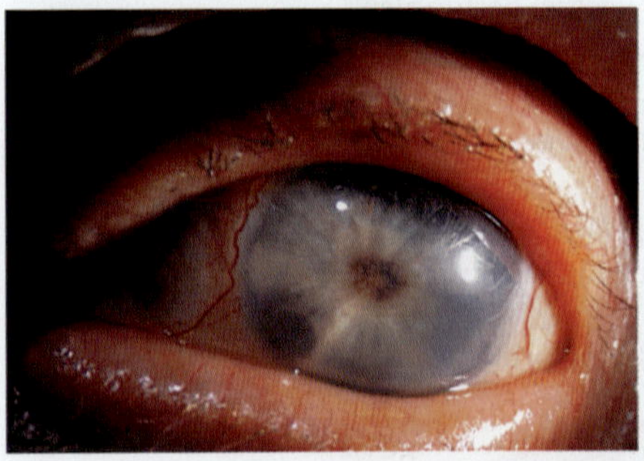

**Abb. 44.5** [G040]

### Beschreiben Sie den Befund und stellen Sie eine Verdachtsdiagnose.

Die Iris sieht verwaschen aus, die Hornhaut ist leicht getrübt mit Endothelbeschlägen, zusammen mit den Entzündungszellen und dem Fibrin im Kammerwasser entsteht dieser trübe Aspekt. Die Pupille ist aufgrund eines Spasmus oder hinterer Synechien verengt und ist irregulär konfiguriert. Hier handelt es sich um eine akute Iritis.

### Wie wird behandelt?

Die Pupille wird medikamentös (z. B. Atropin-Augentropfen) weit gestellt. So wird die Bildung von Synechien verhindert und der Schmerz gelindert. Topische Kortikosteroide bringen die Entzündung zum Abklingen.

### Nennen Sie sechs assoziierte systemische Krankheiten.

Drei Viertel der Fälle von Iritis sind idiopathisch. Ankylosierende Spondylitis, Reiter-Syndrom und andere seronegative Arthritiden, Sarkoidose, entzündliche Darmerkrankungen und bei Kindern die juvenile rheumatoide Arthritis sind die häufigsten assoziierten systemischen Erkrankungen.

**Das akut gerötete Auge**

- Eine deutliche Sehstörung und eine Beeinträchtigung der Pupillenreaktion weisen auf eine ernstzunehmende Erkrankung hin.
- Das akute Winkelblockglaukom verursacht typischerweise starke Schmerzen und Rötung des Auges; die Sehschärfe ist reduziert, die Hornhaut getrübt und die Pupille lichtstarr und mittelweit, der Bulbus ist steinhart.
- Eine Konjunktivitis kann durch die Ansammlung von Sekret zu verschwommenem Sehen führen; die Hornhaut ist klar, die Pupillenreaktion normal.
- Eine akute Iritis kann unterschiedlich starke Schmerzen, Fotophobie und verschwommenes Sehen hervorrufen; typischerweise findet man eine ziliare Injektion und eine Reizmiosis, evtl. mit hinteren Synechien.

# Fall 4: Verletzungen des Auges

## Fallbeschreibung

Nachts wird ein Obdachloser in die Notaufnahme eines Krankenhauses gebracht. Er wurde zusammengeschlagen. Es lässt sich keine verwertbare Anamnese erheben. Das Auge schmerzt und das Sehen ist verschwommen.

### Was ist zu tun?

- Versuchen Sie, den Visus zu bestimmen.
- Untersuchen Sie das Auge mit einer Diagnostikleuchte oder mit der Spaltlampe.
- Geben Sie Fluoreszein-Augentropfen und untersuchen Sie unter Blaulicht.
- Vorsichtig Bulbi palpieren: Augeninnendruck erhöht? Auge hypoton (→ evtl. Hinweis auf penetrierende Verletzung)?

### Was ist auf → Abb. 45.1 zu sehen?

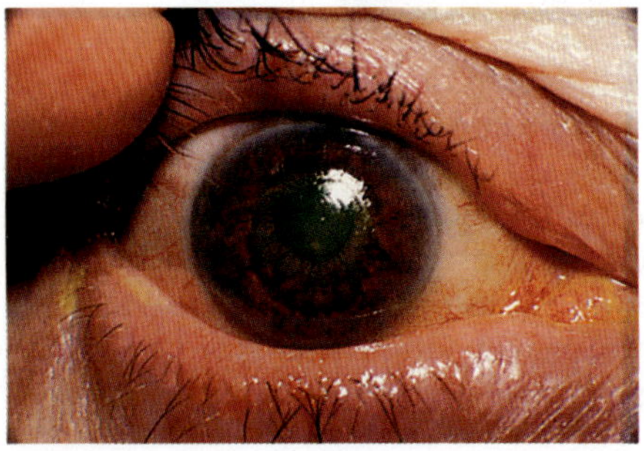

**Abb. 45.1** [G040]

Fluoreszein ist eingetropft worden und färbt eine große, zentral gelegene Hornhauterosion.

### Wie wird behandelt?

- Antibiotische Augensalbe mit breitem Spektrum (z. B. Ofloxacin-Augensalbe)
- Anlegen eines Augenverbands

Es sollten tägliche Nachkontrollen bis zum Abheilen der Hornhauterosion durchgeführt werden.

### Wie ist die Prognose?

Die meisten Hornhauterosionen heilen schnell, ohne bleibende Schäden zu hinterlassen. Manchmal kann es zu einer infektiösen Keratitis kommen, besonders dann, wenn die Verletzung verschmutzt ist oder ein Hornhautfremdkörper vorliegt. Die Keratitis muss antibiotisch behandelt werden.
Eine weitere mögliche Komplikation ist das Auftreten einer rezidivierenden Erosio corneae. Dabei haftet das neu gebildete Epithel nicht fest genug auf seiner Unterlage. Es bilden sich umschriebene, bläschenförmige Abhebungen, die besonders beim morgendlichen Erwachen durch den Lidschlag aufgerissen werden. Folge sind rezidivierende Schmerzen, Fremdkörpergefühl und Tränenträufeln. Zwischen den Episoden ist bei der Untersuchung mit der Diagnostikleuchte nichts zu sehen. Therapiert wird mit Hornhautgleitmitteln und reepithelialisierenden Augensalben. Führt dies nicht zur Besserung, wird eine Abrasio des defekten Epithels vorgenommen, nach der sich meist intaktes Epithel bildet.

## Fallbeschreibung

Am nächsten Abend liefert die Polizei einen Mann ein, der an einer Schlägerei teilgenommen hat. Der junge Mann kann keine genauen Angaben machen; er erinnert sich aber, ins Gesicht geschlagen und getreten worden zu sein. Er sieht auf dem rechten Auge sehr schlecht, die Lider beginnen stark anzuschwellen.

### Was ist in → Abb. 45.2 zu sehen?

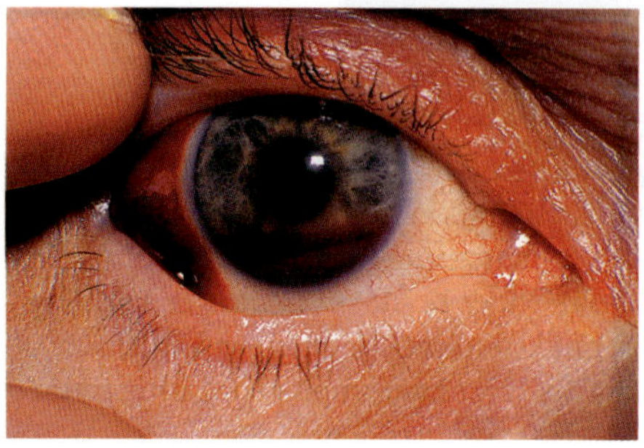

**Abb. 45.2** [G040]

Es sind Blutungen unter die Bindehaut (Hyposphagma) und in die Vorderkammer (Hyphäma) zu sehen.

### Welche Augenverletzungen könnten vorliegen?

Ein Hyphäma, also eine Blutung aus der Iris in die Vorderkammer, ist ein Hinweis auf ein größeres Trauma. Dadurch kann auch jede andere Struktur des Auges verletzt worden sein. Zu denken ist u. a. an:

- Hornhauterosion
- Iridodialyse (Gonioskopie!)
- Sekundärglaukom
- Katarakt, Luxation der Linse
- Glaskörperblutung
- Schädigung der Netzhaut: Ödem, Riss, Netzhautablösung
- Aderhautblutung
- Contusio nervi optici
- Blow-out-Fraktur der Orbita

### Welche Behandlung sollte durchgeführt werden?

Sorgfältige Untersuchung der Netzhaut, bei schlechtem Einblick ggf. Ultraschall. Die Hyphäma wird durch Bettruhe und Ruhigstellung der Augen durch eine Lochbrille behandelt. Dazu wird der Patient stationär aufgenommen. Kortikosteroid-Augentropfen verhindern eine Entzündungsreaktion. Engmaschige Augeninnendruckkontrollen.

### Welche Symptome verursacht eine Blow-out-Fraktur der Orbita?

Symptome einer Blow-out-Fraktur sind:

- Enophthalmus, der zu Beginn durch ein Orbitaödem maskiert sein kann
- Anästhesie im Versorgungsgebiet des N. infraorbitalis
- Eingeschränkte vertikale Beweglichkeit des Bulbus, wodurch es zu vertikalen Doppelbildern kommt
- Lidemphysem

Nur sehr selten ist der Orbitarand an der Fraktur beteiligt, sodass die Palpation nur bedingt weiterhilft. Bei V. a. Vorliegen einer Fraktur ist eine Computertomografie des Gesichtsschädels indiziert, eine konventionelle Röntgenaufnahme hilft hier wenig weiter.

## Fallbeschreibung

Noch in derselben Nacht wird ein Mann von seinen Freunden in die Notaufnahme gebracht. Er wurde auf einer Party zusammengeschlagen. Es finden sich multiple Gesichtsverletzungen, manche enthalten Glassplitter. Es scheint, als wäre der Patient mit einer Flasche geschlagen worden. Der Visus des betroffenen Auges ist extrem herabgesetzt.

### Was ist auf → Abb. 45.3 zu sehen?

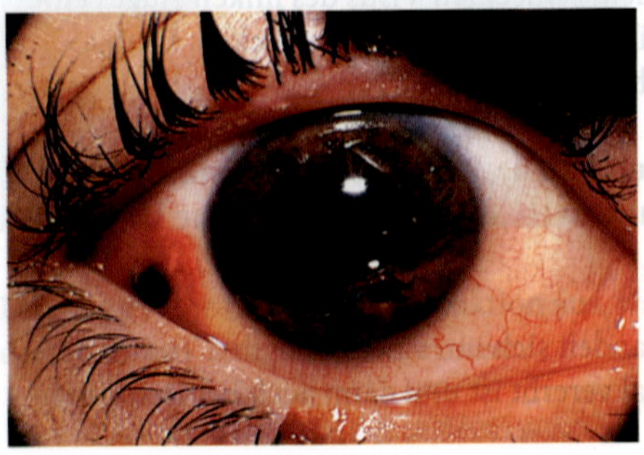

**Abb. 45.3** [G040]

Iris und Pupille sind verzogen. Man sieht eine penetrierende Verletzung der Hornhaut und eine Skleralblutung, sodass auch hier eine penetrierende Verletzung zu vermuten ist.

### Wie ist das weitere Vorgehen?

Ein intraokulärer Fremdkörper muss ausgeschlossen werden. Neben einer Augenspiegelung sind dazu auch Röntgen und unbedingt eine CT notwendig. Es besteht das Risiko einer Endophthalmitis. Daher muss eine Antibiotikaprophylaxe lokal und intravenös durchgeführt werden. Notfallmäßige chirurgische Versorgung (Fremdkörperentfernung, Bulbusrekonstruktion).

### Welche Langzeitkomplikationen hat diese Verletzung?

Wichtige Langzeitkomplikationen sind:

- Hornhautnarben, die zu Astigmatismus und Trübung führen können
- Katarakt
- Netzhautablösung, proliferative Vitreoretinopathie
- Glaukom
- Sympathische Ophthalmie

Hornhautnarben beeinträchtigen das Sehen am meisten, wenn sie zentral gelegen sind, aber auch periphere Narben können einen starken Astigmatismus bewirken. Einer Netzhautablösung kann durch Laserkoagulation von Netzhautrissen vorgebeugt werden. Ist es schon zu einer Ablösung gekommen, so wird diese durch eine Plombenoperation und Vitrektomie behandelt. Die sympathische Ophthalmie ist eine zwar seltene, aber schwere Form der Panuveitis am Partnerauge nach perforierender Verletzung eines Auges. Sie kann durch rechtzeitige Enukleation des verletzten Auges verhindert werden. Frühsymptom der sympathischen Ophthalmie: Abnahme der Akkommodationsbreite.

**Trauma**

- Hornhauterosionen sind häufig und heilen meist problemlos ab; Therapie mit antibiotischen Augensalben und Augenverband.
- Ein Hyphäma weist auf ein schweres Augentrauma hin und ist meist mit weiteren Verletzungen am Auge vergesellschaftet.
- Ein spitzes Trauma muss an eine Perforation des Auges mit evtl. verbliebenem intraokularem Fremdkörper denken lassen.

# → 47 Fall 6: „Flecken vor den Augen“

## Fallbeschreibung

Ein 63-jähriger Mann sucht seinen Hausarzt auf, da er „Flecken vor den Augen“ sehe. Diese Umschreibung sollte den Mediziner an zwei Symptome denken lassen:

- Flimmerskotom – wird oft mit dem verzerrenden Effekt von Wasser verglichen, das über eine Glasscheibe läuft, oder auch mit einem Kaleidoskop-Muster oder Zickzack-Linien.
- „Rußflocken“ – es handelt sich hier um eine Steigerung des physiologischen Phänomens der Mouches volantes, die man sieht, wenn man auf eine helle Fläche in der Ferne (z. B. Sommerhimmel) starrt.

### Welche Ursachen können diese beiden Symptome haben?

- Ein Flimmerskotom tritt bei einer Mangelperfusion der Netzhaut oder der Hirnrinde auf. Migräne ist ein typischer Fall; es sollte aber auch an Perfusionsstörungen von Sehnerv/Netzhaut gedacht werden (z. B. Embolien, Riesenzellarteriitis).
- Mit „Mouches volantes“ (fliegende Mücken) wird der Seheindruck umschrieben, der durch mobile Trübungen des Glaskörpers entsteht. Typische Ursachen sind: Glaskörpertrübung (physiologisch, aber auch verstärkt im Rahmen einer Uveitis) und hintere Glaskörperabhebung. „Rußflocken“ oder ein „Schwarm schwarzer Punkte“ werden durch eine massive Trübung des Glaskörpers bei einer Einblutung hervorgerufen.

### Der Mann sagt, er sehe seit 3 oder 4 Tagen mehrere durchsichtige Streifen und Flecken wie „Spinnweben“ und Lichtblitze auf dem linken Auge. Es habe kein Trauma stattgefunden. Der Patient ist kurzsichtig. Warum spielt das eine Rolle?

Die zwei Differenzialdiagnosen, die es abzuwägen gilt, sind Netzhautablösung und hintere Glaskörperabhebung (mit oder ohne Netzhautriss). Bei Kurzsichtigen tritt beides vermehrt auf.

### Der Visus beträgt 5/5 auf jedem Auge. Erlaubt dies den Schluss, dass keine das Sehvermögen bedrohende Erkrankung vorliegt?

Die Sehschärfe eines Auges mit Netzhautablösung ist nur herabgesetzt, wenn die Makula mit beteiligt ist. Man darf sich daher durch einen guten Visus nicht in falscher Sicherheit wiegen. Eine Netzhautablösung, die die Makula noch nicht ergriffen hat, hat nach einer chirurgischen Intervention die bessere Prognose.

### Welche Bedeutung hat die Wahrnehmung von Fotopsien?

Wenn eine hintere Glaskörperabhebung stattfindet, kann der Glaskörper einen Zug auf die Netzhaut ausüben, die dadurch stimuliert wird und Lichtblitze sehen lässt. Genannter Zug kann zu einem Netzhautriss führen. Lichtblitze und Netzhautriss müssen jedoch nicht unbedingt miteinander einhergehen.

### Welche einfachen Untersuchungen sollten durchgeführt werden?

Man kann eine orientierende Überprüfung des Gesichtsfelds durchführen. Im Falle einer Netzhautablösung kann man so einen peripheren Gesichtsfelddefekt erkennen. Betrachten Sie mit dem Ophthalmoskop die Netzhautperipherie. Die Netzhaut muss unbedingt dringlich von einem Augenarzt bei **erweiterter Pupille** untersucht werden!

## Fallbeschreibung

Eine Woche später kommt eine 65-Jährige in die Praxis. Die Patientin gibt an, pro Woche drei oder vier Episoden von Sehstörungen gehabt zu haben, die jeweils etwa 10 min gedauert hätten. Sie beschreibt, helle, gezackte Linien gesehen zu haben, die auf einer Seite begonnen und sich langsam zur Peripherie derselben Gesichtsfeldhälfte ausgebreitet hätten. Diese Beschwerden habe sie schon seit 4 oder 5 Jahren, in der letzten Zeit habe ihre Häufigkeit aber zugenommen.

### Nach welchen klinischen Symptomen sollte man fragen?

Die wahrscheinlichste Diagnose ist Migräne, obwohl man auch eine Embolie oder ein anderes vaskuläres Problem in Betracht ziehen sollte. Nach Folgendem sollte gefragt werden:

- Dauer einer einzelnen Episode: bei Migräne typischerweise 5–20 min
- Kopfschmerz: Migräneschmerz ist pulsierend, meist einseitig und folgt den visuellen Symptomen. Jedoch muss für die Diagnosestellung nicht unbedingt ein Kopfschmerz vorhanden sein.
- Migränefälle in der Familie?
- Andere neurologische Symptome?
- Vaskuläre Risikofaktoren wie arterieller Hypertonus, Diabetes mellitus, ischämische Herzerkrankung, Erkrankungen der hirnversorgenden Arterien (z. B. Karotisstenose), periphere arterielle Verschlusserkrankung, Hyperlipidämie, Rauchen, Polyzythämie, Arteriitis, Hormontherapie, Familienanamnese

Bei jungen Patienten mit typischer Migräne-Anamnese ist außer der klinischen Untersuchung meist keine weiterführende Diagnostik notwendig. Anhaltende Sehstörungen müssen aber abgeklärt werden.

### Worauf sollte man bei der körperlichen Untersuchung außer den Augen achten?

Neurologische Untersuchung und kardiovaskuläre Abklärung.

### In → Abb. 47.1 ist der Befund der Fundoskopie zu sehen. Was ist zu erkennen und wie beeinflusst das Ihr weiteres Vorgehen?

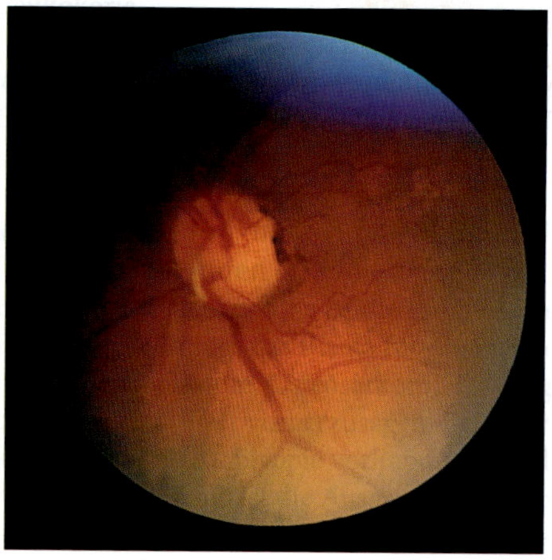

**Abb. 47.1** [G040]

Es ist ein Embolus zu sehen, der eine Netzhautarterie okkludiert. Wahrscheinlich stammt er aus der A. carotis derselben Seite oder aus einem kardialen Thrombus (z. B. bei Vorhofflimmern). Emboli, die den hinteren Hirnkreislauf beeinflussen, verursachen normalerweise Symptome auf beiden Augen. Man muss nach kardiovaskulären Risikofaktoren fragen und nach dem Ursprungsort der Embolie fahnden.

## Fallbeschreibung

Am Nachmittag meldet sich ein 66-Jähriger an, der „Flecken vor den Augen" sieht. Der Patient gibt an, auf dem linken Auge morgens direkt nach dem Erwachen verschwommen gesehen zu haben. Der Visus beträgt rechts 5/10 und links 5/30. Keine afferente Pupillenstörung.

### Was ist auf dem Fundusbild des linken Auges in → Abb. 47.2 zu sehen?

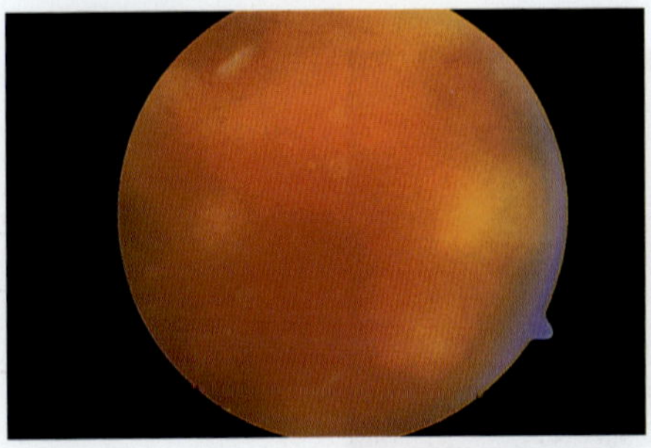

**Abb. 47.2** [G040]

Man sieht einen deutlich reduzierten Funduseinblick. Am Augenhintergrund sind keine Strukturen zu erkennen. Glaskörpertrübungen bewegen sich bei Augenbewegungen des Patienten mit. In unserem Fall hat der Patient eine Glaskörperblutung.

### In → Abb. 47.3 ist die Netzhaut des beschwerdefreien Auges zu sehen. Was ist zu erkennen? Können Sie eine Verbindung zwischen den Symptomen und den beiden Fundusbildern herstellen? Welche Behandlung muss erfolgen?

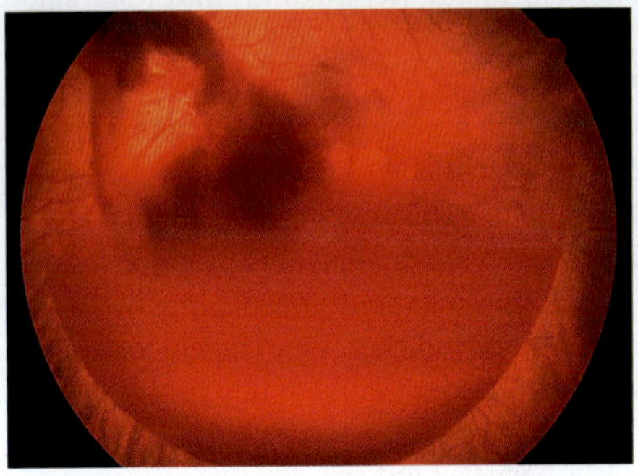

**Abb. 47.3** [E431]

Es handelt sich um Fundusveränderungen bei proliferativer diabetischer Retinopathie. Am linken Auge ist es zu einer Glaskörperblutung gekommen, sodass man vermuten kann, dass auch Neovaskularisationen vorlagen. Das rechte Auge ist noch nicht beeinträchtigt, da es hier noch nicht zu einer größeren Glaskörperblutung gekommen ist. Außerdem ist die Makula bisher von den Neovaskularisationen nicht betroffen. Es muss hier dringend eine Laserbehandlung durchgeführt werden. Wenn die Blutung im linken Auge über mehrere Wochen bestehen bleibt und dadurch eine Laserbehandlung verhindert wird, muss eine Vitrektomie durchgeführt werden.

### Welche andere Ursache könnten die Fundusveränderungen des linken Auges haben?

Meist treten Glaskörperblutungen bei Fundusveränderungen infolge eines Diabetes mellitus auf. Andere Ursachen sind proliferative Retinopathie nach Gefäßverschluss, Makulablutung bei exsudativer altersbezogener Makuladegeneration und Makroaneurysmen der Netzhautarterien.

**„Flecken vor den Augen"**

- Mouches volantes sind durch Glaskörpertrübungen oder durch eine hintere Glaskörperabhebung verursacht.
- Durch Zug des Glaskörpers an der Netzhaut kann der Patient Lichtblitze sehen; es kann zu einem Netzhautriss kommen, der in eine Netzhautablösung übergehen kann.
- Ein neu aufgetretener Schwarm schwarzer Punkte weist auf eine Glaskörperblutung hin. An einen Diabetes als Ursache denken!
- Bei folgenden Symptomen ist eine sofortige Überweisung zu einem Augenarzt geboten: neu aufgetretenes Sehen von „Blitzen", „Flecken" und/oder „Mauer" bzw. „Vorhang" vor dem Auge.
- Auch durch eine retinale oder zerebrale Minderperfusion und durch Migräne können verschiedene optische Eindrücke hervorgerufen werden.

# Fall 7: Gereizte Augen

## Fallbeschreibung

Eine 37-jährige Frau wird von ihrem Hausarzt zum Augenarzt überwiesen. Sie klagt über ein seit 2 Jahren bestehendes Fremdkörpergefühl und Brennen in beiden Augen, oft tränten die Augen auch und seien gerötet. Die Symptome seien fast immer da.

### Nennen Sie mögliche Ursachen.

Häufige Gründe für chronisch gereizte Augen sind:

- Blepharitis
- Trockene Augen
- Tragen von Kontaktlinsen
- Chronisch-allergische Konjunktivitis (z. B. auch allergische Reaktion auf topische Augenmedikamente)
- Trichiasis
- Entropium, Ektropium
- Rezidivierende infektiöse Konjunktivitis (z. B. Chlamydien)
- Endokrine Orbitopathie (Schilddrüsenfehlfunktion)

### Die Patientin berichtet, dass die Symptome besonders bei warm-trockenem Klima gegen Abend schlimmer würden. Der Hausarzt hatte „trockene Augen" diagnostiziert und deswegen künstliche Tränen verschrieben, die etwas Linderung brachten. Die Patientin klagt auch über einen ständig trockenen Mund. Vor einigen Jahren war eine rheumatoide Arthritis diagnostiziert worden. Ist es in Anbetracht dieser Anamnese wahrscheinlich, dass die Diagnose des Hausarztes korrekt ist?

Die Patientin hat ziemlich wahrscheinlich trockene Augen, dies ist eine häufige okuläre Komplikation der rheumatoiden Arthritis. Das zusätzliche Vorhandensein trockener Mundschleimhäute lässt an ein Sjögren-Syndrom denken. Das geschilderte Tränen der Augen ist paradox: Die Irritation des Auges bewirkt eine reflektorische Tränensekretion bei weiter vorhandener Ursache des trockenen Auges.

### Welche einfache Untersuchung kann durchgeführt werden, um festzustellen, ob wirklich ein trockenes Auge (also eine eingeschränkte Tränenproduktion) vorliegt?

Die Quantität der produzierten Tränen lässt sich mit dem Schirmer-Test überprüfen. Die Verteilung des mit Fluoreszein gefärbten Tränenfilms und seine Aufrisszeit kann man unter der Spaltlampe beurteilen. Eventuell sieht man auch punktförmige Epithelerosionen des unteren Hornhautdrittels und Schleimfäden.

### Schlagen Sie einen Therapieplan vor.

Durch Anfeuchten trockener Raumluft und Schutz des Auges vor Zugluft lässt sich die Verdunstung des Tränenfilms vermindern. Es stehen verschiedene Tränenersatzmittel zur Verfügung (Tropfen, Gel, Salbe). Der Patient sollte ausprobieren, mit welcher Form er am besten zurechtkommt. Augensalbe führt zu verschwommenem Sehen, sodass sie meist nur zur Nacht angewandt wird. Viele Patienten reagieren allergisch auf die Konservierungsmittel in Augentropfen. Hier sind konservierungsmittelfreie Präparate sinnvoll, die allerdings teurer sind. Künstliche Tränen haben nur eine sehr kurze Verweildauer im Auge, sodass je nach Beschwerden sehr oft getropft werden muss. Wenn genannte Behandlungsmethoden nicht ausreichend sind, kann der Verschluss der Tränenpünktchen erwogen werden. Patienten mit arthritischen Veränderungen der Hände kommen evtl. mit der Handhabung der Tropfenfläschchen nicht zurecht. In behandlungsresistenten Fällen kann die immunmodulierende Wirkung von Ciclosporin sinnvoll sein.

## Fallbeschreibung

Kurze Zeit später stellt sich eine 35-Jährige vor. Die Hauptbeschwerde der Patientin ist Juckreiz. Im Frühjahr seien die Symptome schlimmer als zu anderen Jahreszeiten. Als Kind hatte die Patientin Asthma und leidet schon immer unter Ekzemen. Es findet sich eine familiäre Vorbelastung für Atopie. Die Lidhaut ist gerötet, das Auge zeigt eine fädige schleimige Sekretion. Bei ektropionierten Oberlidern sieht man große Bindehautpapillen (→ Abb. 48.1). Weiter findet man Vernarbungen der Hornhaut.

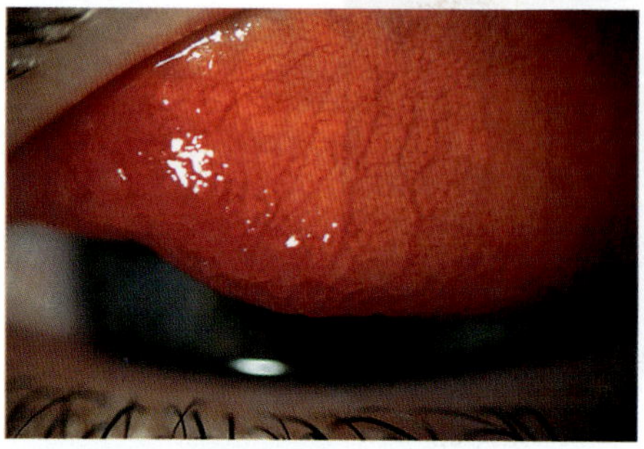

**Abb. 48.1** [E943]

### Wie lautet die Diagnose?

Die Diagnose lautet: atopische Keratokonjunktivitis, eine chronische Form der allergischen Konjunktivitis. Am häufigsten erkranken junge Männer mit Atopie in der Eigen- oder Familienanamnese.

### Zu welchen Komplikationen kann es kommen?

Es handelt sich um eine potenziell das Sehen bedrohende Erkrankung, die schwer zu behandeln ist. Komplikationen sind Ulzerationen und Vernarbungen der Hornhaut, Keratokonus und Katarakt.

### Wie sollte man behandeln?

Bekannte Allergene sollten gemieden werden. Die Behandlung erfolgt in erster Linie mit topischen Mastzellstabilisatoren (Cromoglyzinsäure, Nedocromil). Augentropfen mit vasokonstringierenden und antihistaminergen Wirkstoffen bringen kurzfristige, aber prompte Linderung. Auch systemische Antihistaminika sind sinnvoll. In schwereren Fällen sind topische Kortikosteroide indiziert. Eine längere topische Anwendung kann aber zu Katarakt oder Glaukom führen!

## Fallbeschreibung

Am nächsten Tag besucht ein 65-Jähriger Ihre Augenarztpraxis. Die Symptome Fremdkörpergefühl, Brennen und Rötung sind am schlimmsten beim morgendlichen Aufwachen. Die Lider sind dann leicht verkrustet und verklebt.

### Beschreiben Sie den Befund in → Abb. 48.2 und stellen Sie eine Diagnose.

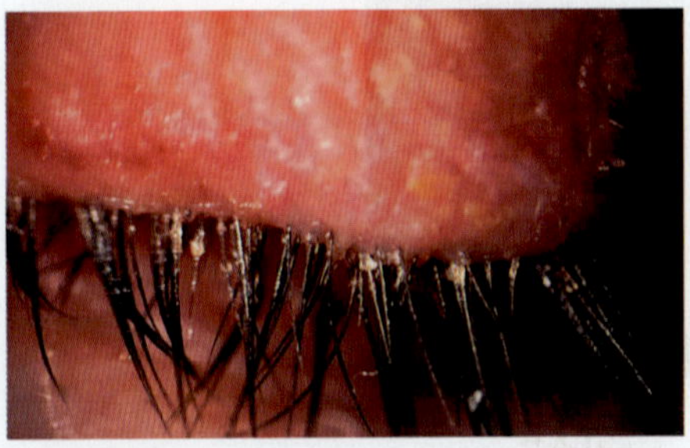

**Abb. 48.2** [E943]

Die Lidhaut ist besonders an den Lidrändern verdickt und entzündet. Man sieht Krusten und Schuppen an den Wimpern. Der Patient hat eine schwere Blepharitis: Es besteht eine chronische Entzündung der Lider mit einer infektiösen Komponente. Komplikationen, die eigentlich nur bei schweren Verläufen auftreten, umfassen Vernarbung der Lidränder (Blepharitis ulcerosa) oder marginale Keratitis (Hypersensitivität auf Staphylokokkentoxine).

### Welche Behandlung ist angebracht?

Die Basis der Behandlung ist die tägliche Lidrandhygiene, um Krusten und Schuppen zu entfernen und die bakterielle Besiedlung zu reduzieren. Desinfizierende und antibiotische Augensalben, 1- bis 2-mal täglich auf den Lidrand aufgetragen, sind sinnvoll. Die Erkrankung zeigt meist einen chronisch rezidivierenden Verlauf, kann aber mit diesen einfachen Methoden zufriedenstellend behandelt werden. Bei hartnäckiger Erkrankung kann über 6–12 Wochen eine niedrig dosierte orale Tetrazyklintherapie durchgeführt werden.

### Welche Hauterkrankung ist in → Abb. 48.3 zu sehen und in welchem Zusammenhang steht sie mit Ihrer Diagnose?

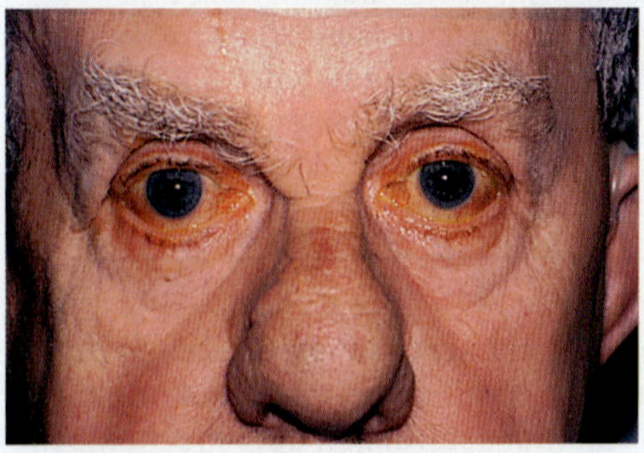

**Abb. 48.3** [G040]

Es handelt sich um eine Acne rosacea, die zu Teleangiektasien, Papeln und Pusteln der Gesichthaut führt (Beachte auch das Rhinophym!). Anders als bei der Acne vulgaris finden sich keine Komedonen. Blepharitis und Blepharokonjunktivitis treten bei Patienten mit Acne rosacea häufig auf. Auch Hornhautkomplikationen finden sich häufiger und können einen schweren Verlauf zeigen.

**Gereizte Augen**

- Ein trockenes Auge kann Fremdkörpergefühl und paradoxerweise auch eine Epiphora hervorrufen.
- Bei einer allergischen Konjunktivitis findet man Juckreiz, fädigen weißen Schleim und große konjunktivale Papillen; bei den meisten Patienten findet sich anamnestisch auch eine atopische Veranlagung.
- Blepharitis:
  - Beschwerden oft sehr viel gravierender als der klinische Befund
  - Schuppung und Verkrustung der Wimpern
  - Verklebte Augen am Morgen
  - Assoziiert mit Acne rosacea
  - Behandlung: regelmäßige Lidrandhygiene, antibiotische Salben, künstliche Tränen, evtl. systemisch ein niedrig dosiertes Tetrazyklin

# Fall 8: Doppelbilder

## Fallbeschreibung

Ein 58 Jahre alter Mann sucht seinen Hausarzt auf, weil er seit 2 Tagen horizontale Doppelbilder sieht. Der Abstand der Bilder sei bei Blick nach links am größten. Bei Abdecken eines Auges verschwänden die Doppelbilder. Die Anamnese ist leer. Der Hausarzt verständigt einen Augenarzt, der den Patienten sofort untersucht.

**Die meisten Doppelbilder bei Erwachsenen entstehen durch inkomitantes (Lähmungs-)Schielen, das durch neurologische oder muskuläre Funktionsstörungen oder mechanische Behinderung der Bulbusbewegung hervorgerufen wird. Nennen Sie vor diesem Hintergrund einige Ursachen.**

Ursachen für inkomitantes Schielen sind:

- Neurologisch: Lähmung eines okulomotorischen Nervs (III, IV, VI) oder ein zentrales neurologisches Problem (z. B. Schädigung eines okulomotorischen Kerngebiets)
- Muskulär: Myasthenia gravis
- Mechanisch: endokrine Orbitopathie, Blow-out-Fraktur, orbitaler Tumor oder Pseudotumor

Andere Ursachen für Doppelbilder sind chirurgische Überkorrektur eines Strabismus, Dekompensation eines latenten Strabismus und falsch angepasste Brillen. Veränderungen von Hornhaut, Iris oder Linse (Keratokonus, Iriskolobom, Katarakt, Dislokation der Linse) können eine monokulare Diplopie hervorrufen.

**Der Abdecktest zeigt einen moderaten konvergierenden Strabismus links, der bei Blick in die Ferne stärker ist als bei Blick in die Nähe. Die Abduktion des linken Auges ist eingeschränkt (→ Abb. 49.1). Ansonsten ist der ophthalmologische Befund ebenso wie der neurologische normal. Welcher Augenmuskel ist betroffen und durch welchen Nerv wird er versorgt?**

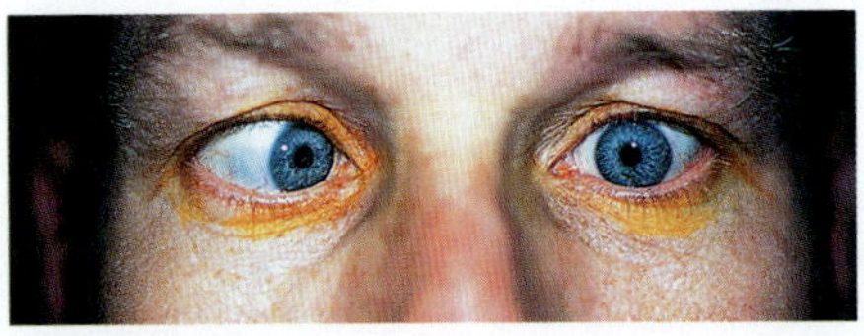

**Abb. 49.1** [E943]

Betroffen ist der M. rectus lateralis, der vom VI Hirnnerv (N. abducens) versorgt wird.

**Wie können die Doppelbilder vorübergehend beseitigt werden?**

Ein okkludierender Verband über einem Auge beseitigt die Doppelbilder sofort.

**Welche Untersuchungen müssen durchgeführt werden?**

Da Abduzenslähmungen oft durch Durchblutungsstörungen bedingt sind, muss eine Untersuchung des Gefäßsystems erfolgen. Zum Ausschluss intrakranieller Ursachen sollte eine zerebrale Bildgebung erfolgen. Ist die Lähmung progredient oder treten weitere neurologische Symptome auf, ist dies ein Zeichen für eine ernstere zugrunde liegende Problematik, die entsprechend abgeklärt werden muss.

**Wie lautet die Prognose bezüglich der Doppelbilder?**

Die Lähmung bildet sich oft wieder spontan zurück, dies kann allerdings bis zu 1 Jahr in Anspruch nehmen.

## Fallbeschreibung

Einen Tag später kommt ein 70-Jähriger in die Augenklinik, der ähnliche Symptome hat wie der Mann aus der ersten Fallbeschreibung. Zudem finden sich folgende Symptome: Die Augen sind seit ein paar Monaten gerötet und gereizt. Es fällt der starre Blick des Patienten auf (→ Abb. 49.2).

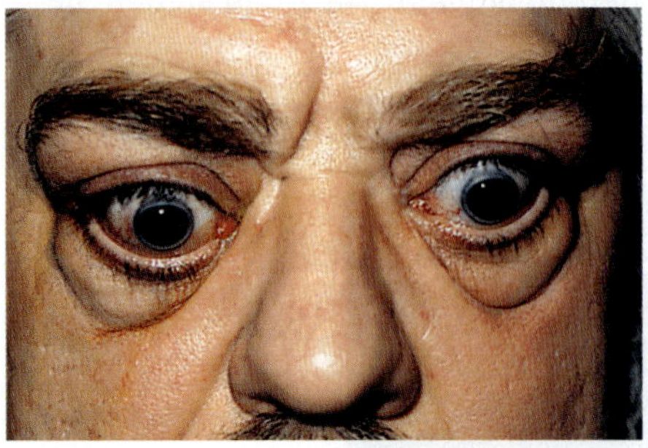

**Abb. 49.2** [G040]

**Welche weitere Information hätten Sie gerne?**

Die geschilderten Symptome lassen an eine endokrine Orbitopathie denken. Obwohl diese auch ohne eine Schilddrüsenfunktionsstörung auftreten kann, haben doch die meisten Patienten eine Hyperthyreose. Entsprechend sollte man nach Symptomen wie Gewichtsveränderungen, Appetit, Wärmeintoleranz, Tremor, Palpitationen etc. fragen. Es müssen die Schilddrüsenlaborparameter (TSH, $T_4$) kontrolliert werden. TRAK und MAK (TSH-Rezeptor-Antikörper, mikrosomale Antikörper) liefern weitere Hinweise.

**Warum sieht der Patient Doppelbilder?**

Die extraokulären Muskeln sind entzündet und ödematös geschwollen, was Schwäche und mechanische Blockade bewirkt. Sind mehrere Muskeln beider Augen betroffen, kann eine komplizierte Motilitätsstörung mit Doppelbildern in verschiedenen Blickrichtungen resultieren. Oft ist der M. rectus inferior zuerst betroffen, was vertikale Doppelbilder entstehen lässt.

**Verlust des Sehens bei diesem Krankheitsbild ist eine seltene und zu verhindernde Komplikation. Wie kann es dazu kommen?**

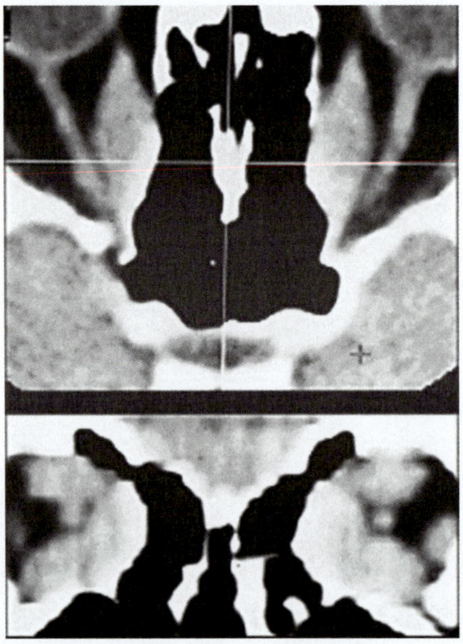

**Abb. 49.3** [E394]

Die Hauptursache für einen Verlust des Sehens ist eine Kompression des Sehnervs (→ Abb. 49.3) durch die geschwollenen Augenmuskeln und orbitales Fettgewebe. Durch den Exophthalmus kann es auch zu einem Austrocknen der Hornhäute mit Ulzerationen kommen.

### Nennen Sie einige einfache Tests, die Sie durchführen können, um diese drohende Komplikation zu erkennen.

Einfache Tests der Sehnervenfunktion sind:

- Sehschärfe
- Vergleich der Farbwahrnehmung beider Augen (roter Stift oder Ishihara-Tafeln)
- Pupillenreaktion (Störung des afferenten Schenkels)
- Orientierende Überprüfung des Gesichtsfelds

In frühen Stadien kann die Sehnervenpapille geschwollen sein, später folgt eine Papillenatrophie. Eine akute Kompression des Sehnervs bei Morbus Basedow erfordert sofortiges therapeutisches Handeln. Dieses umfasst systemische Gaben von Kortikosteroiden, bei Nichtansprechen Orbitaspitzenbestrahlung und operative Dekompression des Sehnervs.

## Fallbeschreibung

Am selben Tag stellt sich ein 60-Jähriger vor, der auch dieselben Symptome hat wie der erste Patient. Als der Patient am späten Nachmittag in die Augenklinik kommt, haben sich die Symptome verschlimmert; Doppelbilder treten jetzt auch beim Blick nach rechts auf. Er gibt an, dass ihm gegen Ende des Tages immer die Augenlider zufielen, besonders, wenn er müde sei. Der Abdecktest ergibt ein alternierendes divergierendes Schielen. Beidseits findet sich eine Ptosis von etwa 2 mm und forcierter Blick nach oben für 1 min (Simpson-Test) verstärkt die Ptosis.

### Was ist wahrscheinlich die Ursache und welcher pharmakologische Test ist indiziert?

Die Anamnese und der klinische Befund legen eine okuläre Myasthenie nahe, die in ihren Symptomen Nervenlähmungen und endokriner Orbitopathie ähneln kann. Die Diagnose lässt sich mit dem Tensilontest, unter dem sich die Symptomatik vollständig zurückbildet, sichern.

### Welche Blutuntersuchung ist indiziert?

Antikörper gegen die Azetylcholinrezeptoren finden sich bei den meisten Patienten mit Myasthenia gravis. Eine weitergehende Untersuchung durch einen Neurologen beinhaltet bildgebende Verfahren (Veränderungen des Thymus?) und zusätzliche immunologische Untersuchungen.

### Was ist in → Abb. 49.4 zu sehen? Welche anderen Augensymptome würden Sie erwarten?

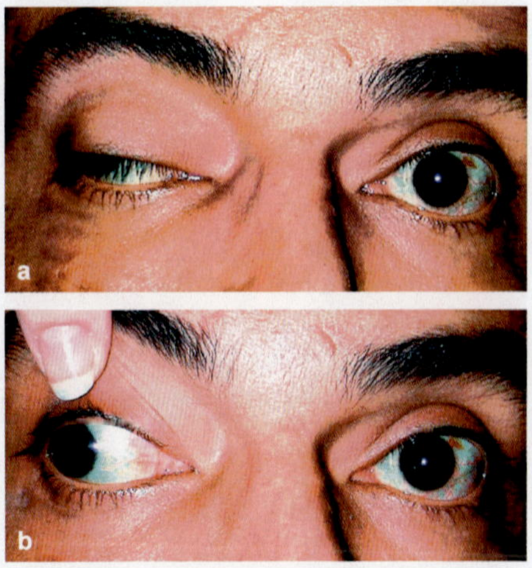


**Abb. 49.4** [E853]

Dies ist das klinische Bild einer Okulomotoriuslähmung rechts! Bei vollständiger Lähmung sieht der Patient wegen der Ptose keine Doppelbilder. Das Auge ist abduziert, die Pupille ist erweitert (nicht bei isolierter äußerer Okulomotoriuslähmung).

**Doppelbilder**

- Doppelbilder treten meist bei Erwachsenen auf und sind durch ein inkomitantes Schielen bei Lähmung des dritten, vierten oder sechsten Hirnnervs verursacht.
- Endokrine Orbitopathie: allmählicher Beginn, Exophthalmus, Lidretraktion („starrer Blick"), Augenmotilitätsstörungen
- Bei der Myasthenia gravis treten Augenmotilitätsstörungen auf, die sich keinem Hirnnerv eindeutig zuordnen lassen; zusätzlich findet sich eine Ptosis.
- Ptosis: Lähmung des dritten Hirnnervs (mydriatische Pupille, abduzierter Bulbus); Horner-Syndrom (miotische Pupille); altersbedingt; Trauma; Myasthenia gravis

# Anhang

BASICS

## Leukokorie

- Katarakt
- Retinoblastom
- Retinopathia prämaturorum
- Persistierender hyperplastischer primärer Glaskörper (PHPV)
- Morbus Coats

## Allmähliche Sehstörung

- Katarakt, Nachstar
- Primäres Weitwinkelglaukom
- Altersbezogene Makuladegeneration
- Diabetische Makulopathie
- Intraokuläre Tumoren

## Plötzliche, schmerzlose einseitige Sehstörung

- Retinaler Venenverschluss
- Retinaler Arterienverschluss
- Anteriore ischämische Optikusneuropathie
- Glaskörperblutung
- Makulablutung
- Optikusneuritis

## Pigmentierte Fundusläsionen

- Nävus
- Malignes Melanom
- Veränderungen des retinalen Pigmentepithels mit Pigmentumschichtungen
- Chorioretinale Degeneration, Entzündung oder Infektion
- Blutung einer chorioretinalen Neovaskularisation
- Aderhautmetastasen
- Altersbezogene Makuladegeneration

## Pupillenstörungen

**Tab. 50.1** Ursachen von Pupillenstörungen

| Störung | Ursache |
|---|---|
| • Anisokorie<br>• Keine direkte Lichtreaktion<br>• Keine Naheinstellungsreaktion | Störung des efferenten Pupillenbahnschenkels z. B. bei:<br>• Pupillotonie (verlangsamte Licht- und Naheinstellungsreaktion)<br>• Schädel-Hirn-Trauma<br>• Hirndruckerhöhung<br>• Okulomotoriusparese (Tumor, Aneurysma, Schädelbruch, Entzündung, Hämatom) |
| • Keine indirekte Lichtreaktion<br>• Pathologischer Swinging-flashlight-Test | Störung des afferenten Pupillenbahnschenkels z. B. bei:<br>• Schädigung des Sehnervs (Trauma, Entzündung) |

## Gerötetes Auge

- Konjunktivitis
- Keratitis
- Akute Iritis
- Episkleritis
- Skleritis
- Trauma, Keratoconjunctivitis photoelectrica
- Akutes Winkelblockglaukom
- Intraorbitale Tumoren mit venöser Stase, Orbitavarizen, Karotis-Sinus-cavernosus-Fistel

## Doppelbilder

- Lähmung eines okulomotorischen Hirnnervs (III, IV, VI)
- Myasthenia gravis
- Vergiftungen (Botulinus-Toxin)
- Endokrine Orbitopathie
- Orbitabodenfraktur
- Orbitatumor
- Monokulare Doppelbilder bei Keratokonus, Iridodialyse, Katarakt, Linsenluxation

# Differenzialdiagnosen

## Sehen von „schwarzen Flecken“

- Glaskörperblutung wegen Gefäßruptur durch Netzhautforamen (Lichtblitze!)
- Hintere Glaskörperabhebung (auch hier treten Lichtblitze auf)
- Glaskörperblutung (z. B. bei Diabetes, Z. n. Gefäßverschluss, Makulablutung)
- Uveitis posterior

## Chronisch gereizte Augen

- Blepharitis
- Trockene Augen
- Chronisch-allergische Konjunktivitis
- Trichiasis
- Entropium, Ektropium
- Rezidivierende infektiöse Konjunktivitis (z. B. Chlamydien)
- Endokrine Orbitopathie (Schilddrüsenfehlfunktion)
- Tragen von Kontaktlinsen
- Allergische Reaktion auf topische Augenmedikamente

## Exophthalmus

- Endokrine Orbitopathie
- Orbitatumoren, Orbitahämatom, Orbitaphlegmone
- Orbitavarizen (→ intermittierender Exophthalmus)
- Karotis-Sinus-cavernosus-Fistel (→ pulsierender Exophthalmus)

## Enophthalmus

- Blow-out-Fraktur
- Horner-Syndrom (scheinbarer Enophthalmus durch schmale Lidspalte)
- Atrophie des retrobulbären Fettgewebes

## Metamorphopsien

- Altersbezogene Makuladegeneration
- Retinopathia centralis serosa
- Epiretinale Gliose
- Diabetische Makulopathie

## Ptosis

- Paralytisch
- Sympathisch (Horner-Syndrom)
- Traumatisch
- Altersbedingt
- Pseudoptosis/Dermatochalasis (überschüssige Haut am Oberlid)

## Blutungen am Augenhintergrund

- Uveitis posterior
- Diabetische Retinopathie
- Retinaler Venenverschluss
- Hypertensive Retinopathie
- Ablatio Retinae (rhegmatogen)
- Stauungspapille → Blutung peripapillär
- AION → Blutung peripapillär

# Quellenverzeichnis

Der Verweis auf die jeweilige Abbildungsquelle befindet sich bei allen Abbildungen im Werk am Ende des Legendentextes in eckigen Klammern.


[A400] Reihe Pflege konkret. Elsevier/Urban & Fischer.
[E282] Kanski, J.: Clinical Ophthalomology. A Systematic Approach. Elsevier/Butterworth-Heinemann, 5. Aufl. 2003.
[E282-7] MacKeen L in: Kanski J, Bowling, B. Clinical Ophthalmology – A Systematic Approach. Elsevier Saunders, 7. Aufl. 2011.
[E361] Yanoff, M./Sassani, J. W.: Ocular Pathology. Elsevier/Mosby, 6. Aufl. 2008.
[E387] Zitelli, B./Davis, H.: Atlas of Pediatric Physical Diagnosis. Elsevier/Mosby, 5. Aufl. 2007.
[E394] Yanoff, M./Duker, J.: Ophthalomology. Elsevier/Mosby, 3. Aufl. 2009.
[E426] Kanski, J.: Clinical Diagnosis in Ophthalmology. Elsevier/Mosby 2006.
[E428] Albert, D. M./Miller, J. W./Azar, D. T./Blodi, B.: Albert & Jakobiec's Principles & Practice of Ophthalmology. Elsevier/Saunders, 3. Aufl. 2008.
[E430] Kanski J.: Klinische Ophthalmologie. Elsevier Urban & Fischer, 6. Aufl. 2008.
[E431] Pane, A/Simcock, P.: Practical Ophthalmology. Elsevier/Churchill Livingstone 2005.
[E438] Swartz, M.: Textbook of Physical Diagnosis. History and Examination. Elsevier/Saunders, 6. Aufl. 2009.
[E508] Swartz, M. H.: Textbook of Physical Diagnosis. History and Examination. Elsevier/Saunders, 5. Aufl. 2005.
[E570] Colledge, N. R./Walker, B. R./Ralston, S. H.: Davidson's Principles and Practice of Medicine. Elsevier/Churchill Livingstone, 21. Aufl. 2010.
[E791] Krachmer, J./et al.: Cornea. Elsevier/Mosby. 2. Aufl. 2004.
[E811] Webb, L.: Manual of Eye Emergencies. Elsevier/Butterworth-Heinemann, 2. Aufl. 2004.
[E847] Krachmer, J. H./et al.: Cornea. Elsevier/Mosby, 3. Aufl. 2010.
[E850] Scully, E.; Cawson, R. A.: Medical Problems in Dentistry. Churchill Livingstone, 5. Aufl. 2005.
[E853] Rosenfield, M./Logan, N.: Optometry. Elsevier/Butterworth-Heinemann, 2. Aufl. 2009.
[E882] Yannuzzi, L. A.: The Retinal Atlas. Elsevier/Saunders 2010.
[E940] Kanski, J./Bowling, B.: Clinical Ophthalmology. A Systematic Approach. Elsevier/Saunders, 7. Aufl. 2011.
[E942] Nerad, J. A.: A Personal Tutorial. Techniques in Ophthalmic Plastic Surgery. Elsevier/Saunders 2010.
[E943] Kanski, J.: Clinical Ophthalomology. A Systematic Approach. Elsevier/Butterworth-Heinemann, 6. Aufl. 2007.
[F218-002] Gordon: Large vessel vasculitides. In: Medicine. Elsevier, Volume 34, Issue 11, Nov 2006.
[F531-001] Chun/et al.: Iris and trabecular meshwork pigment changes after posterior chamber phakic intraocular lens implantation. In: Journal of Cataract & Refractive Surgery. Elsevier, Volume 32, Issue 9, Sept 2006.
[F531-002] Moshirfar/Mirzaian/Feiz/Kang: Fourth-generation fluoroquinolone-resistant bacterial keratitis after refractive surgery. In: Journal of Cataract & Refractive Surgery. Elsevier, Volume 32, Issue 3, Mar 2006.
[G039] Duderstadt, K.: Pediatric Physical Examination. Elsevier/Mosby, 1. Aufl. 2006.
[G040] Batterbury, M./Bowling, B.: Ophthalmology. An Illustrated Colour Text. Elsevier/Churchill Livingstone, 2. Aufl. 2005.
[G041] Ghosh, S./et al.: Fundoscopy Made Easy. Elsevier/Churchill Livingstone, 1. Aufl. 2010.
[G042] Gates, P.: Clinical Neurology. A Primer. Elsevier/Churchill Livingstone, 1. Aufl. 2010.
[G043] Huang, D./et al.: Retinal Imaging. Elsevier/Mosby 2006.
[G096] Ryan, S./et al.: Retina. Elsevier/Oxford, 4. Aufl. 2008.
[G097] Currie, G./Douglas, G.: Flesh and Bones of Medicine. Elsevier/Mosby 2010.
[K183] Eckhard Weimer, Würselen.
[L106] Henriette Rintelen, Velbert.
[L141] Stefan Elsberger, Planegg.
[M651] Eckhard Weimer, Würselen.
[P164] Dr. Cordula Dahlmann, Berlin.
[S007-22] Putz, R./Pabst, R.: Sobotta. Atlas der Anatomie des Menschen. Elsevier/Urban & Fischer, 22. Aufl. 2007.
[S007-3-23] Paulsen, F./Waschke, J.: Sobotta. Atlas der Anatomie des Menschen. Elsevier/Urban & Fischer, 23. Aufl. 2010.
[S147] Bing, R.: Kompendium der topischen Gehirn- und Rückenmarksdiagnostik. Urban & Schwarzenberg, 11. Aufl. 1940.
[S148] Mehrle, G.: Augenheilkunde für Krankenpflegeberufe. Urban & Schwarzenberg, 5. Aufl. 1991.
[T407] Institut für medizinische und pharmazeutische Prüfungsfragen (IMPP).
[T619] Department of Ophthalmology at Columbia University Medical Center.
[T632] Dr. med. Marcus-Matthias Gellrich, Kellinghusen.
[V554] OCULUS Optikgeräte GmbH, Wetzlar.
[V555] Carl Zeiss Meditec AG, Jena.